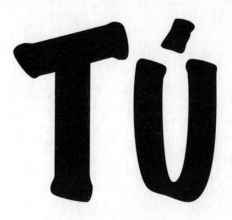

a dieta

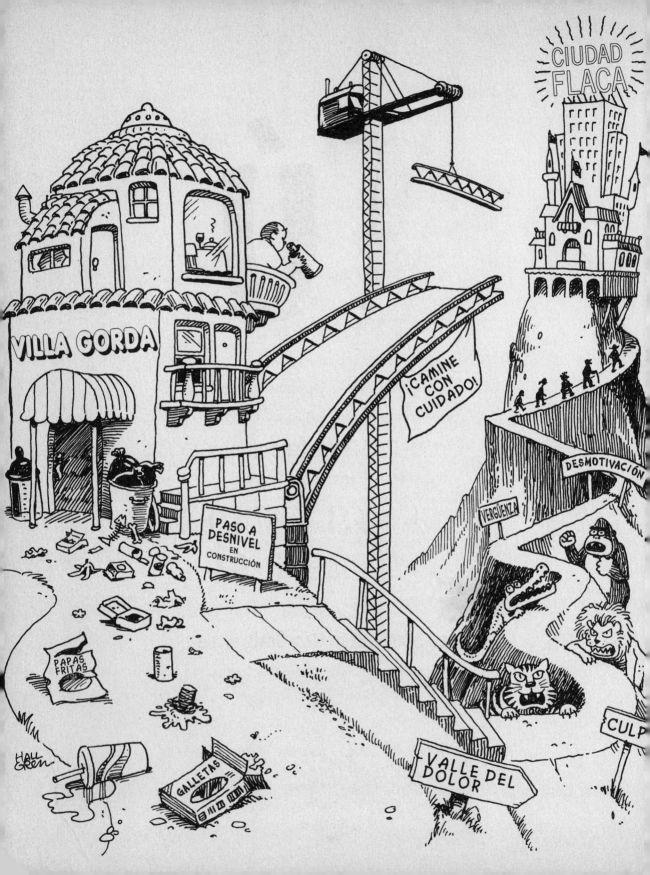

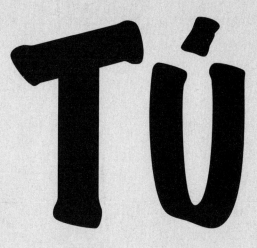

Tú

a dieta

El manual de instrucciones para reducir tu cintura

Dr. MICHAEL F. ROIZEN
Dr. MEHMET C. OZ

con Ted Spiker, Lisa Oz y Craig Wynett

Ilustraciones por Gary Hallgren

Vintage Español
Una división de Random House, Inc.
Nueva York

A los millones de personas que han hecho dietas severas,
para que aprendan a hacer dietas inteligentes.

Responsabilidad

Esta publicación contiene las opiniones e ideas de los autores. Su intención es proporcionar material útil e informativo acerca de los temas mencionados en la publicación. Se vende en el entendido de que los autores y editores no están comprometidos a proporcionar servicios profesionales personales médicos, de salud o de cualquier otro tipo en el libro. El lector deberá consultar a su médico o a otro profesional competente antes de adoptar cualquiera de las sugerencias contenidas en este libro o en cualquier referencia al mismo.

Los autores y editores se deslindan de manera específica de cualquier responsabilidad por cualquier tipo de obligación, pérdida o riesgo, personal o de otro tipo, en el cual se incurra como consecuencia, directa o indirecta, del uso y aplicación de cualquier parte del contenido de este libro.

Contenido

Parte 3
La ciencia de la mente

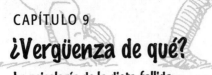

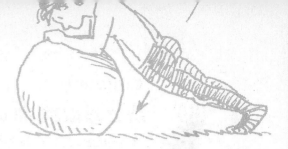

Parte 1

¡Qué cintura!

Cómo se supone que debe lucir y funcionar tu cuerpo

Introducción:
Tú: a dieta

Que tu trabajo sea más inteligente, no más duro

La mayoría de las dietas promete soluciones basadas en el sentido común para el problema de los pantalones ajustados: come menos y pesarás menos. Mantén la boca cerrada y así mantendrás las libras lejos de ti. Suda como luchador de sumo o como un habitante perpetuo de un sauna y serás más delgado que una hoja de papel. Demasiado directo. Pero si así funcionara en la realidad, entonces nuestros cuerpos no serían lo bastante grandes para ser detectados por Google Earth. Si así funcionara en la realidad, entonces la mayoría de las dietas no fallaría. Si así funcionara en la realidad, entonces todos debemos ser una bola de personas problemáticas y rebeldes con los labios embarrados de mayonesa y barrigas reventadoras de cinturones, y a quienes no les da la gana de seguir las más sencillas instrucciones.

También puede ser que la mayoría de las dietas sean erróneas.

Nosotros creemos que es esto último.

¿Sabes por qué? Porque la mayoría de las dietas te instruye a enfrentarte a las palomitas de maíz, las albóndigas especiales y las bandejas de postres con fuerza bruta. Eres tú contra la comida en una lucha de peso completo de por vida. Pero en ese escenario, la competencia siempre está arreglada, y no a tu favor. Eso es porque la batalla contra las libras adicionales no se gana con fuerza ni sudor ni con intentar hacer una dieta. Se gana con elegancia, inteligencia y elecciones saludables, que se vuelven tan automáticas como el sarcasmo de Simon Cowell.

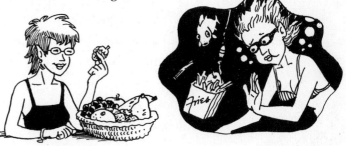

Por lo que a las dietas se refiere, el hecho de intentar evitar la grasa con la fuerza de tu voluntad es el equivalente alimenticio a contener la respiración bajo el agua: puedes hacerlo durante algún tiempo pero, sin importar lo decidido que te encuentres, en un momento dado tu cuerpo —tu biología— te obligará a subir a la superficie a tomar aire. Con la mayoría de las dietas, tu cuerpo te obliga a tragar comida. No importa cuánto te esfuerces por no comer, pues una fuerza oculta de tu interior siempre logra abrirte la boca, lo cual hace imposible que gane tu voluntad. En lugar de luchar contra tu cintura, es momento de convertir a tu cuerpo en un aliado en la lucha contra la grasa.

Nuestro proceso es mirar nuestros cuerpos como lo haría un científico: identificar la biología subyacente del problema y encontrar la cura. ¿Por qué? Porque somos lo bastante afortunados para estar en el momento y en el lugar precisos; un momento en el cual el mundo científico ha comenzado a desentrañar los misterios biológicos que han causado que almacenemos grasa y ganemos peso. Por primera vez en nuestra historia, la comunidad científica descubre la evidencia médica acerca de la comida, el apetito y la saciedad, que nos permitirá atacar los problemas de peso con el arma real que combate la grasa: el conocimiento. Al hacer este conocimiento simple y accesible, te proporcionaremos herramientas y acciones para decodificar la clave de la verdadera y duradera administración de cintura. De hecho, nuestro plan te permitirá evitar el peligroso ciclo del yo-yo de ganar y perder peso. Vamos a ayudarte a reprogramar tu cuerpo para alejar de ti el peso que ya has perdido, para siempre.

A lo largo de los años, muchos de nosotros hemos sido orientados a creer que nuestro problema con el peso está relacionado con dos factores: conteo de calorías y rigidez mental. Mientras algunos de nosotros decimos que gran parte del problema del sobrepeso radica en la lasaña de doce quesos, el problema real es que la mayoría de nosotros sabemos tanto acerca del funcionamiento de nuestros cuerpos como de nuestros automóviles. Es seguro que conocemos la información principal y, en general, lo que se supone que deben hacer. El peligro real de creer que conocemos todas las respuestas es que dejamos de hacer las preguntas. Si somos honestos, ¿en verdad comprendemos los sistemas que aceleran a nuestros cuerpos hacia una vida de gordura y los que accionan el freno en la peligrosa colisión de galletas y pasteles que tiene lugar todos los días? Es probable que no, y eso es lo que vamos a ayudarte a aprender.

Sobre todo, vamos a enseñarte que, por lo que a dietas se refiere, necesitas que tu trabajo sea más inteligente, no más duro.

Al seguir nuestro plan puedes esperar perder 2 pulgadas de cintura (o de talla de tu ropa) en dos semanas, y ver resultados constantes después. A pesar de que la meta final es lo que la mayoría de nosotros tenemos en mente, creemos que el camino que elijas para llegar allá es lo que en verdad dicta si lo lograrás o no. Nuestro camino luce así:

Parte 1: ¡Qué cintura! Al iniciar aquí, hablaremos sobre nuestros principios acerca de cómo está diseñado el funcionamiento del cuerpo y la manera en que nuestro programa se basa en esas funciones. También comentaremos los ideales biológicos del cuerpo humano; es decir, cómo lucían y funcionaban nuestros cuerpos según su concepto original. Además te proporcionaremos algunas herramientas de autoevaluación para descubrir los ideales de tu propio cuerpo. Una vez que sepas hacia dónde te diriges, tendrás una idea más clara de cómo llegar.

Parte 2: La biología de la grasa. Aquí seguirás cada bocado desde la cocina hasta el mueble de porcelana, y todo el proceso intermedio. Comenzaremos por explorar la psicología del apetito y después navegaremos en la ciencia de la grasa: cómo la almacenamos, cómo la quemamos, cómo la combatimos. Aprenderás lo sorprendente que es el sistema de tu cuerpo cuando lo orientas hacia la dirección correcta mediante una nutrición sabia y opciones de actividades.

Parte 3: La ciencia de la mente. Por lo que se refiere a comer en exceso, la mayoría de nosotros ponemos el mayor énfasis en lo que comemos en lugar de en lo que pensamos. Pero es imposible hablar del peso sin explorar las razones científicas y químicas (incluso espirituales) por las cuales tus hormonas cerebrales y tus emociones te conducen a las ocho enchiladas especiales. Lo más importante es que te enseñaremos las estrategias para lograr que tus emociones y los químicos que las producen trabajen a favor de tu cintura y no en contra de ella.

Parte 4: La dieta Tú y el plan de actividades. Después de leer y aprender acerca de las complejidades de tu cuerpo, encontrarás el plan de alimentación y actividades que le enseñarán a éste a comer y funcionar de manera inteligente. Tu cuerpo se convertirá en tu gimnasio mientras adquieres fuerza en los músculos fundamentales, sin utilizar pesas. También aprenderás a tomar las decisiones correctas en el pasillo del supermercado y en la ventanilla de comida rápida. El plan de catorce días contiene recetas, ejercicios y acciones que puedes realizar para vivir más delgado y saludable.

(En nuestros apéndices exploraremos las opciones médicas para enfrentar problemas de sobrepeso para cuando te atores y para las personas cuyos problemas de peso han provocado complicaciones médicas mayores.)

En la actualidad, con toda la información sobre dietas que circula por todas partes, a veces es difícil saber qué es lo correcto y otras veces resulta difícil recordar lo que debes hacer, incluso si es lo correcto. Ésa es la razón por la cual creemos que el programa es importante. Cómo lo aprendas y cómo lo integres a tu estilo de vida es vital. Mientras recorreremos las cuatro partes de este libro detectarás varias maneras de adquirir conocimientos acerca de tu cuerpo y cómo transformarlo. Éstos son los cinco elementos principales que utilizaremos a lo largo del camino:

MOMENTOS ¡EUREKA!

Momentos ¡Eureka!: Así como Einstein de pronto se dio cuenta de que $E=mc^2$, tú tendrás momentos de revelaciones profundas que desafiarán tus preconcepciones acerca de las dietas, de la grasa y de tu cuerpo. En los márgenes encontrarás nuestra imagen ¡Eureka!, y ésa será la señal de que estamos a punto de llegar a un momento de iluminación al destruir un mito o al explicar algo sobre las dietas que tal vez parezca encontrarse a 180 grados de lo que tú creías que era cierto.

Tu cuerpo: En las partes 2 y 3, mientras exploramos la biología de tu cuerpo, comenzaremos cada capítulo con lecciones breves de biología acerca de lo que en realidad sucede dentro de tu cuerpo. Te pediremos, a manera de metáfora, que te pongas tus guantes y tu bata quirúrgica mientras recorres tus arterias, viajas por tus intestinos y paseas por tu estómago. Nos acercaremos a tu grasa para ver cómo se enfrenta a ella tu cuerpo y cómo ella lo manipula. Creemos que al aprender cómo funciona el interior de tu cuerpo, tú desarrollarás la inteligencia que necesitas para cambiar tu aspecto exterior.

Pruebas Tú: A través de cuestionarios y evaluaciones interactivas establecerás bases para estadísticas vitales, como el tamaño ideal de tu cuerpo y tu personalidad para comer. También podrás aplicar pruebas a los alimentos secretos que podrían contribuir a un problema de peso (échale un vistazo a nuestra Prueba de lengua en la página 55). Puedes comenzar unas páginas más adelante, donde se encuentra el Cuestionario de los hechos de la grasa, en la página 17.

Consejos Tú: Después de explorar la biología de tu cuerpo para demostrarte las cosas malas que pueden suceder si tomas la decisión errónea o tienes los cables genéticos cruzados, de inmediato te daremos acciones que pueden ayudar a que tu cuerpo cambie por completo. Al final de cada capítulo diseñaremos estrategias inteligentes, grandes y pequeñas, para vivir, comer y avanzar dentro de un camino más saludable.

La dieta Tú y el plan de actividades: En la parte 4 (en la página 191) detallaremos las estrategias, recetas, y ejercicios específicos y sencillos que te conducirán al cuerpo que tú deseas, durante el resto de tu vida. La dieta Tú de catorce días (en realidad es tan simple que hicimos un plan de siete días que harás dos veces) y el plan de ejercicios Tú, que no requiere pesas, proporcionan todas las herramientas e instrucciones que necesitarás. Lo mejor de todo es que no te tomarán mucho tiempo y son tan fáciles que puedes incorporarlos hoy mismo a tu vida diaria.

Así que, ¿por dónde comenzamos? Con nuestro primer **momento ¡Eureka!:** Por naturaleza, tu cuerpo desea alcanzar su peso óptimo siempre y cuando tú no interfieras en ello.

Es verdad. En casi todos los casos y sin importar la genética, los sistemas, órganos y procesos de todo el cuerpo quieren que funciones en un peso y talla ideales. Con los principios que desarrollaremos a lo largo del libro, te enseñaremos cómo puedes lograr que así suceda sin que tengas que cortarte las venas con un cuchillo para mantequilla a causa de la frustración. Éstos son nuestros principios más importantes para lograr el mejor y más saludable cuerpo.

PREFERIRÁS la elegancia sobre la fuerza

La mayoría de los dietistas intenta vencer sus tentaciones de Oreo/aritos de queso/pay horneado con fuerza de voluntad, privaciones, sudor y una actitud de "mi mente es más poderosa que tu cubierta". Pero el hecho de intentar doblegar a tu cuerpo con sólo el poder de tu mente puede resultar más doloroso que pasar un cálculo renal del tamaño de una sandía. En lugar de eso, debes aprender sobre los sistemas y acciones que influyen en el hambre, la saciedad, el almacenaje y el consumo de grasa para afinar tu vehículo corporal de manera que funcione en piloto automático y te conduzca hasta tu destino final: un cuerpo ideal y saludable. (Para aquéllos que les guste adelantarse, es probable que ya hayan echado un vistazo a la parte 4; sin embargo, conocer las peculiaridades de tu anatomía es lo que te ayudará a lograr y mantener un cuerpo de dimensiones saludables.)

SABRÁS cómo PIENSA tu cuerpo

La verdadera mejoría del cuerpo depende de la ciencia. Es dar el paso que separa a la brujería de la información precisa; a la alquimia de la química; a la especulación sobre lo que le funciona a tu cuerpo, de la explicación acerca de cómo funciona tu cuerpo en realidad. La única manera de comprender cómo viajan las calorías y la grasa desde ese filete encebollado de 2000 calorías hasta la parte trasera de tus brazos es estudiar la fisiología de las hormonas, sangre, órganos y músculos; es explicar el proceso de digestión, hambre, almacenaje de grasas y movimientos musculares. Cuando comprendas la magia de la fisiología y la diversión de la biología, sabrás qué acciones deberás tomar y por qué para reprogramar tu cuerpo hacia lo que desea ser. Justo como cuando intentas ayudar a un bebé berrinchudo o reiniciar una computadora trabada, no puedes arreglar el problema a menos que sepas de qué se trata. Conoce el porqué y así te resultará más fácil aplicar el cómo, cada vez que lo necesites. Enfrentémoslo: no estaremos sentados junto a ti a las 10:30 de la noche cuando le quites la envoltura a un pastelillo, de manera que necesitas estar equipado con el conocimiento sobre el funcionamiento y las reacciones de tu cuerpo a ese pastelillo para que puedas defenderte contra el pequeño demonio cubierto de azúcar.

DESAFIARÁS tus CREENCIAS acerca de las DIETAS

A lo largo de nuestras vidas hemos sido condicionados a creer que, si algo es bueno para nosotros, más de lo mismo será mejor. Si eliminas 100 calorías de tu dieta diaria, entonces eliminar 400 debe servir para llegar a la talla 2. Si caminas para perder peso, entonces correr un maratón debe expulsar la grasa de tu cuerpo de inmediato. Bueno, ninguna de esas ideas es verdadera. Peor aún, no sólo son falsas sino que muchos de los mitos perpetuados en nuestros días en realidad lastiman a nuestro cuerpo. La privación de alimentos, por ejemplo, disminuye tu metabolismo y hace que tu cuerpo desee almace-

nar grasas. Muchas de las reglas, ideas y principios que tal vez creas acerca de las dietas, es decir, que tú asumes que funcionan, son falsos y bien pueden contribuir a los problemas de peso porque mantienen el círculo vicioso de pérdida y recuperación de grasas a una mayor velocidad que la rueda frontal de Lance Armstrong.

De alguna manera vivimos en uno de los dos extremos de un péndulo. A veces nos balanceamos hacia una dirección (estrictas, tediosas y draconianas dietas con baja ingesta de calorías), o nos balanceamos hacia la dirección contraria (esponjosos bagels rellenos de queso crema que consumimos como si fueran uvas). Debemos dejar de columpiarnos tanto y comenzar a vivir en el medio de ese péndulo por medio de alcanzar un equilibrio y evitar los periodos extremos de "encendido" y "apagado".

Una de las razones por las cuales fallan las supuestas dietas son los defectos psicológicos y conductuales que tienen muchos dietistas. Queremos creer con desesperación en las simples y reconfortantes promesas que hacen las dietas, como que hacer A siempre tendrá como efecto B. Dado que una vez que vemos que A (comer germen de trigo 24 horas al día, los siete días de la semana) no siempre produce B (la portada de una revista), entonces nos frustramos, nos enojamos y nos rendimos a los dioses de los panes rellenos con crema.

Por desgracia, tu cuerpo y tu grasa no tienen una relación lineal de dos pasos. En cambio, piensa en tu cuerpo como si fuera una orquesta. Todos sus sistemas, órganos, músculos, células, fluidos, hormonas y químicos tocan distintos instrumentos, generan diferentes sonidos (tus intestinos tienen el talento de una tuba principal) y producen resultados distintos según los utilices. Trabajan de manera independiente, pero sólo cuando tocan al mismo tiempo es que puedes apreciar la magnífica sinfonía de tu biología. Como director de tu orquesta biológica, tú controlas la interacción de tus instrumentos y lo que será el resultado final.

HARÁS que la DIETA sea automática

A pesar de que queremos que "no pienses" acerca de comer alimentos buenos, también sabemos que tal vez el hecho de "no pensar" fue lo que te llevó a este desorden de los pantalones ajustados en primer lugar. Cuando no piensas en las consecuencias de ordenar tortas del tamaño de un balón de futbol, el resultado son bellezas como alto LDL (colesterol malo), bajo HDL (colesterol bueno), inflamación de tus arterias y un alto riesgo de envejecimiento de arterias que causan pérdida de la memoria, enfermedades cardiacas e incluso arrugas, así como una corriente constante de cupones de oferta para el departamento de tallas extragrandes. Queremos que tu cuerpo te guíe hacia las decisiones correctas sin pensar en ellas, de manera que te conduzcan a los resultados que tú deseas. Tendrás que hacer un esfuerzo al comenzar a reentrenar tus hábitos, paladar y músculos, pero este programa servirá como un plan de alimentación, actividades y comportamiento de por vida que se convertirá en una rutina, como ir al baño antes de acostarte.

A menos que correspondas a esa extraña clase de personas que responden a los sargentos dietéticos, no encontrarás soluciones de largo plazo a través de los métodos tradicionales de pérdida de peso: voluntad, privación, modas, fases o sellar la tapa de la mantequilla. En cambio, al aplicar este plan, te entrenarás a nunca pensar cuánto comes, nunca pensar en someterte a una dieta o preocuparte por haberla abandonado y nunca tener que descifrar fórmulas, zonas o, por el amor de (escribe aquí la deidad de tu preferencia), colocar una pechuga de pollo sobre una báscula.

Te CONCENTRARÁS en la administración de tu cintura

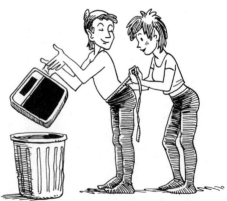

Nuestra sociedad parece tan obsesionada con las libras como lo está por las separaciones de las celebridades, pero ya es momento de cambiar tu manera de pensar: Ciertos estudios han de-

Saca la cinta

Algunas personas no se han subido a una báscula desde que Laverne & Shirley se transmitía en horario estelar. Y eso es bueno. Para nuestros propósitos, no necesitas saber cuánto pesas (pero si deseas llevar un registro de tus progresos con este programa, adelante, echa un vistazo). Todo lo que necesitas es una cinta métrica. Mide la circunferencia de tu cintura a partir del ombligo y anota el resultado aquí. (Según como esté distribuido tu peso, tal vez necesites hacer ajustes en el sitio donde coloques la cinta. Si eres obeso, mantén la cinta métrica paralela al suelo durante la medición.)

TU MEDIDA: _____

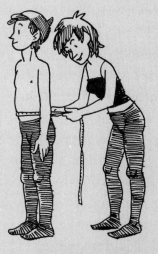

Para tener una salud óptima, la medida ideal de cintura en una mujer es de 32.5 pulgadas; una vez que llegues a las 37 pulgadas se incrementará el riesgo contra tu salud. Para hombres, la medida ideal es 35 pulgadas y el riesgo contra tu salud se incrementa a partir de las 40 pulgadas.

A pesar de que enfatizaremos la cintura sobre el peso en este libro, también sabemos que muchos de ustedes no resistirán la tentación de la báscula. Por lo que se refiere al peso real, no necesitas pensar en un número específico ("Quiero bajar a 130 libras"). Todos tenemos un peso ideal en mente, no un peso para correr maratones, para ser corredor estrella de un equipo de futbol americano o para ocupar las páginas centrales de una revista. Este peso ideal es un rango en el cual vives feliz y sano, que además reduce los riesgos de enfermedades asociadas con el sobrepeso (más información en la parte 2).

mostrado que la circunferencia de tu cintura, y no tu peso general, es el indicador más importante de mortalidad relacionado con el exceso de peso. Desde luego que perderás libras con este plan, pero queremos que cambies tu enfoque de un número que mide tu peso a otro número que mide tu cintura. Dada su proximidad con tus órganos, la grasa de tu barriga es la grasa más peligrosa que puedes cargar.

Además de ayudarte a reducir tu cintura por medio de la dieta, también te enseñaremos ejercicios que te ayudarán a lograr y mantener una medida saludable de cintura. Ahora, no queremos que pienses que el ejercicio debe implicar sudar como catarata o jadear como un obsceno telefónico, porque no es así. Pero debes comenzar a pensar en tu cuerpo como un tablero de dardos: lo importante es lo que está en el centro. Te enfocarás en las actividades físicas que te ayudarán a controlar la medida de tu cintura; en particular la caminata y el entrenamiento de los músculos fundamentales para todo tu cuerpo (sin desarrollar músculos de tamaño de un iglú). Te enseñaremos movimientos sencillos que desarrollarán todos tus músculos fundamentales y también te enseñaremos cómo fortalecer tu abdomen, mejorar tu postura y desarrollar los músculos que te permitirán caber mejor en tu ropa. Todo lo anterior se traduce en una cintura más esbelta que, según demuestran los estudios, te hace más atractivo para los demás.

Pero no quitemos importancia a la parte de la administración en la ecuación de administración de cintura. Todos sabemos cómo trabajan los buenos administradores: planean con anticipación y crean sistemas de acuerdo con las fortalezas de las personas; establecen metas realistas, miden los progresos y no obligan a los empleados a realizar actividades diseñadas para concertar citas de "empaca tus pertenencias" con el departamento de recursos humanos. Necesitas entrenarte para ser un buen administrador de cintura a través de un plan diseñado para ayudarte a convertirte en el director general de tu cuerpo.

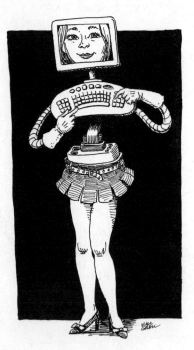

Te ENFOCARÁS en TI, pero no dependerás de TI

No importa si te fijas en presidentes (Lincoln o Taft), músicos (Usher o Heavy D) o tenistas (Sharapova o Serena); está claro que todos tenemos diferentes constituciones así como tenemos distinta genética, rangos metabólicos e interacciones químicas. Sin embargo, existen algunos hechos biológicos fundamentales que son reales tanto si tu constitución es la de una rama o la de un tronco. Como especie, estamos programados para ganar y mantener el peso correcto. Eso es lo que nuestros cuerpos están diseñados para hacer (más información al respecto más adelante). El truco es descubrir tus configuraciones de fábrica. Después te daremos todas las herramientas aseguradoras importantes que te ayudarán a reiniciar esas configuraciones de fábrica de manera que tu cuerpo mantenga su tamaño y forma ideales.

No obstante que éste es un desafío individual, no tiene que ser solitario. La vida es un juego de equipo; tenemos equipos deportivos y equipos quirúrgicos, personal de restaurantes y personal de oficinas, clubes de hip-hop y clubes de calculadoras. Y, desde luego, tú cuentas con el equipo más importante: tu familia. Los equipos más exitosos funcionan de la misma forma: todo el mundo desempeña un papel distinto y contribuye a su manera. Tal vez tengas a un Shaq, Kobe o LeBron en tu equipo, pero éste no puede ganar el campeonato a menos que todos, no sólo las estrellas, trabajen por la meta común.

Sin embargo, de alguna manera, cuando se trata de controlar tu peso, tú crees que eres el único responsable de bajar esas libras de más y de cambiar tus hábitos. Para empeorar las cosas, cuando subes de peso, incluso tus fanáticos comen a tu lado; el mundo a nuestro alrededor quiere que subamos de peso y lo manifiesta con grandes porciones, ventanillas de atención al público en vehículos y comidas familiares que servirían para alimentar a todo un municipio. Después, cuando intentas bajar de peso, es como si todo el mundo estuviera en tu contra: la gente lleva comida chatarra a tu casa, sugiere que todos vayan a comer un helado y celebran el guisado de cerdo mientras tú masticas una coliflor.

Debes dejar de pensar que este juego es entre tú y un estadio lleno de adversarios amantes de las costillas. Es cierto que tú tienes que ser el mariscal de campo de tu equipo de control de cintura, pero no alcanzarás el éxito sin un equipo que pueda

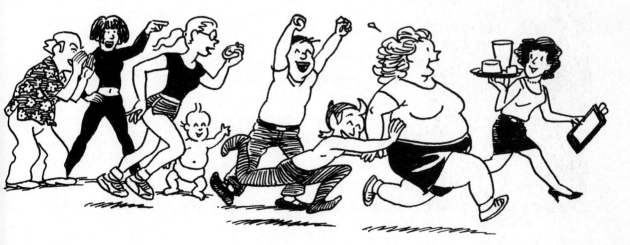

defenderte, animarte cuando lo hagas bien y te dé una palmadita motivante en el trasero cuando no sea así. Tu línea de partida debe incluir a tu médico, tal vez a un nutriólogo, quizás a un entrenador personal, y filas y filas de fanáticos como tu familia y amigos (en línea o en persona) que te impulsen, te apoyen y quiten de tu vista el recipiente de palomitas con caramelo. Pero no sólo tú debes depender de otras personas, puedes aprovechar esta oportunidad para encontrar un compañero de apoyo que te necesite tanto como tú a él. Después de todo, la mejor clase de satisfacción no debe provenir de la sexta cucharada de pastel, sino de compartir conocimiento y apoyo, además de ayudar a otras personas a perder centímetros.

DEJARÁS de CULPARTE

La psicología clásica sobre la gordura es la siguiente: si eres delgado, entonces crees que los gordos deben hacer algo mal para ser gordos. Pero si eres gordo, entonces culpas al ambiente, a tu genética o a cualquier otra cosa. Bueno, vamos a intentar eliminar esa culpa y a utilizar información médica para explicar la saga épica de los problemas relacionados con el peso. Queremos transformar la dieta de un sistema activado por la culpa a un sistema basado en la ciencia.

Desde luego, no todo el mundo puede lucir como Cameron Díaz o Brad Pitt. Para tener una idea de cuál sería tu peso, cintura y forma saludables, necesitas tomar en cuenta detalles como estructura ósea, masa muscular, genética y factores de riesgo asociados con tu peso. Existe un factor que casi nunca se menciona: hay personas obesas en términos clínicos que viven sin riesgo de sufrir problemas de salud, y hay personas tan delgadas como discos compactos cuyo riesgo de morir de modo prematuro es mayor que el de un paracaidista. Nuestra meta es llevarte al punto en el cual pierdas pulgadas y riesgos de vivir con sobrepeso, además de que pierdas culpas asociadas con el proceso de intentarlo una y otra vez.

NUNCA sentirás HAMBRE

Sabemos con exactitud cómo te has sentido cuando has estado a dieta en el pasado. Hambriento. Débil. A tres segundos de distancia de arrojarte sobre un cono triple de helado con trocitos de chocolate. Esa receta de dieta es del tipo que puedes romper. De hecho, el único lugar en donde el hambre desaparece es en un par de pantalones que pueden doblarse como cortinas. Al comer y esforzarte de manera inteligente, tu meta es nunca sentirte hambriento y nunca llegar al estado de angustia alimenticia, en la cual tu única salvación es el menú de 99¢ en una ventanilla de servicio en el auto. Al mantener tu hambre (y tus químicos internos) bajo control, evitarás los comportamientos impetuosos que envían a la grasa por mensajería express hasta tu barriga.

COMETERÁS ERRORES

Mira, no nos importa cuán motivado estés, cuán poderosa sea tu voluntad o cuán inspirado te sientas por el cuerpo de Eva Longoria. Algún día, que será muy pronto, un *muffin* del tamaño de un balón de voleibol recibirá lo mejor de ti y encontrará su camino hasta tu estómago. Eso está bien. ¿Escuchaste? Eso está bien. Habrá momentos en los cuales tus ojos, cuerpo y dedos curiosos no serán capaces de apagar el radar para detectar aderezos de queso. Tienes que olvidar el concepto de que las dietas tienen efectos secundarios; es decir, consecuencias negativas inesperadas. En cambio, date cuenta de que los planes alimenticios tienen

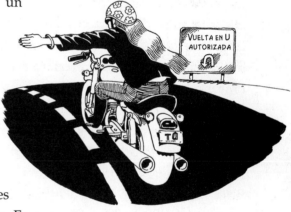

efectos: acciones derivadas, comportamientos y emociones que son parte de la vida cotidiana. Uno de esos efectos es que en alguna ocasión cometerás actos que son como cigarrillos nutricionales; mientras uno tal vez no te haga daño, puede hacerte adicto a algunos comportamientos negativos. A causa de lo anterior, la administración de cintura se refiere a desarrollar un plan de contingencia que te permita cometer errores y después regresar al camino correcto. Te enseñaremos a dar vuelta en U cuando cometas errores con pastelillos, papas fritas o cualquier otra comida que sea mala para tu cintura. De esa manera, los saboteadores de tu dieta no se convertirán en una carambola de autos chocados.

SERÁS flexible y te divertirás

La mayoría de nosotros queremos que nuestras dietas sean un poco como tener el control remoto del televisor: queremos tener el poder de tomar varias decisiones que dependan de todo, desde nuestro estado de ánimo hasta la hora del día. La investigación ha dejado claro que los planes alimenticios más exitosos son aquéllos de bajo mantenimiento: puedes cumplirlos con tu familia y no serás acosado por los antojos. Si puedes lograrlo, obtendrás resultados. Pero intenta comenzar una dieta en un lugar donde te sientas más aislado que un fanático de los Yankees en el parque Fenway; las probabilidades indican que el resultado será que te sientas como los índices de ventas de una película mala de terror: un miserable fracaso.

Comer bien no debe significar que te sientas mal. Debe significar que sientas más energías, que vivas mejor, que te sientas más saludable y que te diviertas más que un fanático de rock en primera fila. Debe significar que comas sin pensar y sin obsesionarte con cada bocado. Desde luego, todos tenemos motivos para comer en exceso o comer los tipos equivocados de comida (estrés, aburrimiento, comodidad, ofertas baratas). Pero nuestra meta no es que sólo hagas sustituciones de acuerdo con lo que indica el libro o que llegues a los puños con tus perros diabólicos. Debes sonreír, no gruñir, refunfuñar o rugir, mientras las pulgadas se derriten de tu cintura, y carcajearte mientras mejora tu nivel de lípidos. Comprenderás cómo actúa el tenedor en tu orquesta corporal después de que te mostremos cómo funciona la conexión entre tu mente y tu estómago, y te expliquemos cómo los químicos cerebrales y estomacales controlan lo que la mente piensa; y cómo esa relación puede convertirse en una cacofonía en las manos equivocadas.

Así que, ahora que estamos a punto de comenzar, es probable que te preguntes qué vamos a hacer y cómo lo haremos. Bueno, vamos a proporcionarte todo lo que necesitas para hacer un cambio de cuerpo a través de una serie de cambios elegantes y efectivos basados en la ciencia dura y que se quedarán contigo durante el resto de tu vida. En términos simples, este libro te servirá como tu plan de administración de cintura y transformación de cuerpo de por vida.

Lo mejor de todo es que, cuando lo juntas todo e integras acciones automáticas en tu vida, vivirás según los principios que necesitarás para mantenerte en forma y saludable, de manera que puedas lograr y mantener aquello que has luchado por obtener: TU cuerpo ideal.

EL CUESTIONARIO DE LOS HECHOS DE LA GRASA

¿Qué es lo que sabes acerca de la grasa, las dietas y otras soluciones de pérdida de peso en realidad?

Para ayudarte a determinar tu nivel de conocimientos sobre dietas, resuelve este cuestionario de los hechos de la grasa. En menos tiempo del que te toma mirar la audición de un aspirante rechazado de *American Idol*, tal vez puedas aprender más acerca de tu cuerpo y barriga de lo que nunca has sabido.

1. *¿Cuál es el primer suceso histórico que podríamos señalar como contribución al aumento de libras en exceso?*
    a. El desarrollo de la agricultura.
    b. El desarrollo de la crema batida para el café.
    c. El desarrollo de más empleos de oficina.
    d. El desarrollo de la comida rápida.

2. *¿Cuál es la causa de que fallen la mayoría de las dietas?*
    a. Están diseñadas para que resulte imposible cumplirlas a largo plazo.
    b. Son tan complicadas que necesitas una maestría en matemáticas para cumplirlas.
    c. Existe un número limitado de varitas de zanahoria y apio que una persona puede consumir.
    d. Los palitos de queso *mozzarella*, ¡mmm!

3. **¿Cuál de las siguientes estrategias es la más recomendable para las personas que intentan bajar de peso?**

    a. Pesarte una vez a la semana.

    b. Hacer dos o tres comidas ligeras al día.

    c. Comer nueces todo el día.

    d. ¡Licuados de laxantes para todos!

4. **¿Cuál es el número más importante para determinar si un tamaño grande de cintura te pone en riesgo de sufrir complicaciones de salud?**

    a. La talla del brassier.

    b. La presión sanguínea.

    c. El colesterol.

    d. El ritmo cardiaco.

5. **¿Qué es la ghrelina?**

    a. El nombre de un personaje de Harry Potter.

    b. Una hormona que te hace desear comer más.

    c. El nombre de las células de grasa en tu barriga.

    d. El químico en tu cerebro que te hace sentir bien.

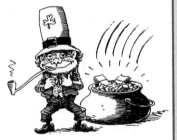

6. **¿Qué es la leptina?**

    a. El nombre del personaje que aparece impreso en las cajas de cereal.

    b. La proteína que forma los músculos y que ayuda a quemar grasas.

    c. El nutriente de la fruta que trabaja en conjunto con la fibra.

    d. Un químico de la grasa que le avisa a tu cerebro que ya estás satisfecho.

7. **¿Cuál especia se ha demostrado que es útil para controlar el peso?**

    a. Canela.

    b. Tomillo.

    c. Orégano.

    d. La que está casada con David Beckham; es Posh, ¿no?

8. **Completa la siguiente frase con la respuesta más adecuada. La fructosa:_____.**

   a. Es responsable de disminuir el número de calorías en muchos alimentos.

   b. Engaña a tu mente para que te sientas hambriento durante más tiempo.

   c. Es responsable de incrementar la cantidad de grasas malas para ti en los alimentos.

   d. Hace que mi cereal sepa muy rico.

9. **¿Qué es lo que tu cuerpo más desea hacer en periodos de estrés extremo?**

   a. Mantenerse alejado de la comida.

   b. Devorar comida.

   c. Buscar alimentos crujientes.

   d. Arrojarse a una tina de jalea y tomar un baño caliente.

10. **¿Cuál opción es la más recomendable para cortar tu apetito?**

    a. Alimentos a base de granos enteros.

    b. Pasillos enteros de fruta.

    c. Montones de refresco de dieta.

    d. Montones de cajas de galletas de niñas exploradoras.

11. **De las siguientes opciones, ¿cuál es la menos peligrosa para una estrategia de administración de cintura, de largo plazo?**

    a. Una dieta de mil calorías por día.

    b. Más lavados de colon para retirar toda la grasa.

    c. Entrenar para un maratón.

    d. Jugar videojuegos.

12. **¿Cuál es el órgano más responsable del metabolismo?**

    a. El corazón.

    b. El estómago.

    c. El hígado.

    d. Los riñones.

13. **¿Cuál es la condición responsable del aumento de peso en alrededor de 10 a 20 por ciento de las mujeres jóvenes?**

    a. Vulvodinia.

    b. Hipertiroidismo.

    c. Síndrome de ovario poliquístico.

    d. Tuve seis hijos, así que dame un respiro, ¿sí?

14. **Caloría por caloría, ¿qué es lo que más te llena durante más tiempo?**

    a. Grasa.

    b. Fibra.

    c. Fructosa.

    d. Papas a la francesa.

15. **¿Cuánto tiempo es lo menos que debes caminar a diario para un control óptimo de cintura?**

    a. Treinta minutos.

    b. Dos horas.

    c. Cualquier tiempo del cual dispongas.

    d. Cualquiera siempre y cuando no te refieras a ir y volver del refrigerador.

16. **¿Cuál es el propósito principal de la liposucción?**

    a. Ayudar a la gente a perder peso.

    b. Atacar partes problemáticas del cuerpo.

    c. Que algunos doctores de Hollywood tengan trabajo.

    d. Asegurar otra temporada exitosa de *reality shows* en la televisión.

17. **¿Qué es el oméntum?**

    a. Una palabra mal escrita.

    b. La parte de tu cerebro que se estimula para almacenar grasa.

    c. Un químico que controla el hambre.

    d. Un tejido que almacena grasa.

18. En términos de salud, ¿cuál es la medida óptima de cintura para una mujer?

   a. Tan pequeña como sea posible.

   b. 32.5 pulgadas.

   c. Menos de 35 pulgadas.

   d. La que sea que se deslice en ese pequeño vestido negro, querida.

19. ¿Qué parte de tu cuerpo involucrada en el aumento de peso funciona más como tu cerebro?

   a. Tu estómago.

   b. Tu corazón.

   c. Tu intestino delgado.

   d. Tus innombrables.

20. ¿Qué es la CCQ?

   a. La ex Unión Soviética.

   b. Una hormona que regula los niveles de insulina al cambiar el nivel de azúcar de tu sangre.

   c. Creaciones Coloniales de Queta.

   d. Colecistoquinina, un químico que le dice a tu cerebro que deje de comerse ese *waffle*.

21. De las siguientes opciones, ¿cuál es la que más contribuye al aumento de peso?

   a. Periodos de niveles bajos de voluntad.

   b. Cortos periodos de estrés de alta intensidad.

   c. Largos periodos de estrés de baja intensidad.

   d. Periodos de alta intensidad de bandejas de postres.

22. ¿Qué es un interruptor duodenal?

   a. Una técnica quirúrgica efectiva para perder peso.

   b. Un transplante intestinal.

   c. El grupo musical de moda de Seattle.

   d. Un programa para limpiar toxinas de tu colon.

23. ¿Cuál de las siguientes puede ser una opción médica efectiva para perder peso?

    a. Aspirina.

    b. Beta-bloqueadores.

    c. Estatinas.

    d. Antidepresivos.

24. ¿Cuál es la actividad más efectiva para controlar el peso?

    a. Abdominales.

    b. Entrenamiento cardiovascular, como correr.

    c. Entrenamiento de resistencia, como levantar pesas.

    d. Bailar salsa desnudo un martes sí y otro no.

25. ¿Cuál es el peor efecto secundario de perder peso?

    a. Incremento de riesgo de carencia de chocolate.

    b. Incremento de riesgo de dolores musculares y de articulaciones.

    c. Incremento de riesgo de dieta de yo-yo

    d. Incremento de riesgo de una factura astronómica del sastre.

Respuestas

1. a. El desarrollo de la agricultura significó que ahora podemos tener los alimentos que deseamos, no que necesitamos. Eso fue lo que provocó la fundación de la indulgencia.

2. a. La mayoría de las dietas no te reprograma para pensar y comer de manera automática, de manera que en un momento dado dejarás la dieta con tanta seguridad como la comenzaste.

3. c. Comer un puñado de nueces ha demostrado ayudarte a mantenerte satisfecho, mientras que saltarte comidas puede ser en tu detrimento porque tu cuerpo almacenará grasa al sentir hambre cuando no recibe suficientes calorías.

4. b. De esos riesgos, la presión sanguínea es el principal indicador de riesgos de salud asociados con tener sobrepeso.

5. b. La ghrelina hace que quieras comer más.

6. d. La leptina te mantiene satisfecho.

7. a. La canela incrementa la sensibilidad a la insulina, la cual ayuda a desarrollar el centro de saciedad en tu cerebro (también reduce los niveles de azúcar en la sangre así como los niveles de colesterol).

8. b. La fructosa, como en la miel de maíz alta en fructosa, no parece apagar tus químicos del hambre, así que no te sientes lleno; por tanto, comes más.

9. a. El estrés extremo (como en el caso de un accidente de auto o incluso de ejercicio) apaga tu hambre. El estrés crónico (como una larga sucesión de fechas de entrega o problemas familiares) pueden provocar que desees carbohidratos que te hagan sentir bien.

10. a. Los alimentos de granos enteros tienen abundantes fibras llenadoras.

11. d. Jugar videojuegos funciona porque mantiene tus manos ocupadas, así que no puedes comer. (De hecho, entrenar para un maratón es destructivo para tu cuerpo porque pone en riesgo tus articulaciones y, para la mayoría de la gente, mil calorías es una ingesta baja y peligrosa al día. ¿En verdad necesitamos explicar los lavados de colon?)

12. c. Tu hígado es responsable de la mayoría de las funciones metabólicas.

13. c. El síndrome de ovario poliquístico es responsable del aumento de peso en al menos 10 por ciento de las mujeres menores de cincuenta años. En la actualidad se le conoce como exceso de andrógenos, en términos clínicos; andrógenos se refiere a hormonas masculinas.

14. b. La fibra te llena. Se ha demostrado que una taza de avena por la mañana impide que te mueras de hambre por la tarde.

15. a. Camina al menos treinta minutos diarios, de corrido o por intervalos.

16. b. La liposucción debe utilizarse para esculpir algunas áreas problemáticas, no para retirar mucha grasa.

17. d. Localizado junto a tu estómago, tu oméntum es grasa que puede dañar a los órganos cercanos.

18. b. Mientras 32.5 pulgadas o menos es lo ideal, al llegar a las 37 pulgadas es cuando una mujer puede tener alto riesgo de sufrir desórdenes relacionados con el peso.

19. c. Tu intestino delgado, con 100 millones de neuronas, tiene una anatomía similar a la de tu cerebro.

20. d. La CCQ es un químico que, de manera directa e indirecta, envía un mensaje a tu cerebro desde tus vísceras de que estás satisfecho.

21. c. El estrés crónico hace que tu cuerpo almacene más grasa.

22. a. Un interruptor duodenal es una de muchas opciones quirúrgicas para personas con obesidad mórbida.

23. d. Se ha demostrado que el bupropión, un antidepresivo, controla la ansiedad y produce una pérdida de alrededor de 7 por ciento de peso. Otros antidepresivos, como los tricíclicos o inhibidores selectivos de serotonina de reabsorción (ISSR), pueden asociarse con el aumento de peso.

24. c. El hecho de desarrollar un poco de músculos a través del entrenamiento de resistencia ayuda a tu cuerpo a quemar más grasas a lo largo del día.

25. c. Las dietas de yo-yo no sólo tienen efectos fisiológicos porque al final ganas más peso después de haberlo perdido, sino que también tienen efectos psicológicos.

Resultados

Anótate un punto por cada respuesta correcta.

20 y más: Felicitaciones, doctor. Eres un experto en anatomía.

De 11 a 19: Estás dentro del promedio pero, una vez más, la persona promedio tiene sobrepeso, así que este resultado tal vez no sea tan bueno. Quizá debas continuar con la lectura.

10 y menos: No te preocupes, estás a punto de entrar al curso máximo de biología, historia y anatomía de la grasa, que es la mejor manera de transformar tu cuerpo.

Capítulo 1

El cuerpo ideal

Cómo se supone que debe lucir tu cuerpo

Mitos sobre las dietas

- ❖ Tu cuerpo no necesita grasa.
- ❖ La comida rápida es responsable de la mayoría de los problemas de sobrepeso.
- ❖ Una dieta debe ser severa.

La pregunta más común entre la gente con sobrepeso no es "¿Puede darme más crema agria?", sino "¿Por qué no puedo perder peso?". Aunque tal vez creas que conoces la respuesta (severa adicción a los *hot-cakes*), la razón verdadera es biológica: en realidad estamos programados para almacenar grasa.

Nuestro cuerpo tiene más sistemas diseñados para almacenar grasa que para perderla. En términos históricos, como ya veremos más adelante, eso nos sirvió mucho. Sin embargo, en la actualidad hemos envenenado los sistemas que nos ayudan a perder peso y hemos activado aquéllos que nos permiten aumentarlo; hemos alterado nuestra anatomía y hemos convertido a nuestro cuerpo en una máquina de almacenamiento de grasa. Una de nuestras metas será reprogramar tu cuerpo para que tus sistemas internos puedan funcionar como lo hacían cuando el mayor enemigo al cual enfrentábamos era una bestia salvaje a la carga y no un rollo de cerdo ahogado en queso.

Nuestros ancestros sobrevivieron hambrunas periódicas gracias a que ganaron y almacenaron peso. Debido a lo anterior, nuestro cuerpo aprendió a almacenar grasa y ganar peso, mismas tendencias que no es seguro que la voluntad por sí misma pueda vencer. Para comprender cómo nuestro cuerpo ha mutado de roca dura a suave esponja, echemos un vistazo al interior de los cuerpos del hombre y la mujer primitivos. Parecían estereotipos de superhéroes: fuertes, firmes, musculosos, capaces de saltar sobre mamíferos gruñones al primer intento.

A medida que evolucionamos, creamos sistemas y conductas para sobrevivir cuando las sequías y la vista débil hicieron que fuera menos exitosa la recolección y la cacería. Aprendimos a prosperar y aprendimos a comer. En la antigüedad, nuestra dieta consistía en frutas, semillas, vegetales, tubérculos y carne cruda; es decir, alimentos que, en su mayor parte, eran bajos en calorías. Esto no significa que nuestros ancestros no hayan disfrutado de su comida. Consumían azúcares de las frutas e incluso consideraban que era un lujo encontrar un panal de abejas: un *Cinnabon* paleolítico. ¿Cuál es la diferencia entre sus lujos y los nuestros? Ellos se encontraban con las golosinas dulces en contadas ocasiones; no es que se toparan con una bomba de azúcar y 900 calorías cada vez que salían a buscar un nuevo escondite de búfalos. Agreguemos a ello el hecho de que, para ellos, "buscar comida" significaba caminar, acosar

La lucha del sobrepeso: genética contra ambiente

Es fácil decir que las elecciones del estilo de vida y la falta de voluntad son responsables de los problemas del peso (es el argumento que la gente indolente suele utilizar). Pero esto no explica el rango de error de que el 95 por ciento de la gente que ha perdido 50 libras o más en los últimos dos años haya fallado. Esa gente tuvo la voluntad de perder ese peso, pero lo recuperó de cualquier manera. Los investigadores señalan que la obesidad está más ligada a la genética que a cualquier otro aspecto excepto la altura, y al menos 50 por ciento de los casos de obesidad tienen claros componentes genéticos. Nuestro punto de vista: el juego de control de cintura requiere de dos jugadores, que son la genética y el ambiente. Incluso si tus genes te han predestinado a una vida de ocupar dos asientos, eso no significa que debas renunciar a tener control sobre tu cuerpo. Cuando realizas los cambios adecuados que te indicamos, en términos de conducta y biología, serás capaz de permanecer saludable y evitar los efectos colaterales del exceso de peso, como la diabetes, la presión arterial alta (hipertensión) e inflamación arterial. Mientras 10 por ciento de la población obesa tiene desafíos genéticos que harían imposible un contrato como supermodelo, el mayor riesgo con esos genes no radica en el peso mismo sino en la predisposición al riesgo asociada con la obesidad. Por ejemplo, un problema genético asociado con tener sobrepeso se llama deficiencia de leptina (la leptina es una hormona relacionada con la saciedad, la cual discutiremos en el siguiente capítulo). Los individuos que no producen leptina o que bloquean sus señales por lo regular se convierten en obesos mórbidos y es casi seguro que el problema sea genético. A pesar de que algunas personas tienen estas anormalidades, tienden a ser minoría en la población. Si necesitas preocuparte por perder 25, 35 o hasta 50 libras, no es probable que tu problema sea genético. Sólo cuando tu exceso de peso sobrepasa las 100 libras es que la mayoría de los médicos te sometería a exámenes para detectar anormalidades genéticas. Sin embargo, el ejemplo de la leptina sólo es la punta del *iceberg* científico en lo que se refiere a la genética y la obesidad. A medida que avanza la lucha contra la obesidad, veremos más y más compañías farmacéuticas que acusan a las razones genéticas en cuanto al aumento de peso; es decir, medicamentos que atacan los problemas genéticos bioquímicos que podrían contribuir a tu exceso de peso. Dicho lo anterior, la responsabilidad de la administración de cintura aún depende de ti en cuanto a que mejores tu ambiente y tus conductas para que tu genética pueda trabajar a tu favor, no en tu contra.

y perseguir, no mover el bote de leche para encontrar el recipiente de pudín. Costaba mucho trabajo conseguir comida así que, de manera natural, ellos quemaban muchas de las calorías que consumían a través de la actividad física de cazar y recolectar.

Dado que la sal y el azúcar eran escasos, nuestros ancestros se alimentaban de granos, vegetales y carne, por una buena razón. La carne les proporcionaba las proteínas, vitaminas, minerales y ácidos grasos para crecer más y desarrollar cerebros más grandes, mientras los demás les aportaban nutrientes como la glucosa, un azúcar simple de las frutas, y los carbohidratos complejos de las plantas que necesitaban para crecer y desarrollarse, además de tener energía para moverse. La comida siempre era fresca pues no existía el enlatado ni la refrigeración para almacenar alimentos para una fiesta del Súper Tazón ni para comerse un tazón entero de avena cubierta de azúcar a las once de la noche.

Otra diferencia era que la carne que nuestros ancestros comían no es como la que ahora conocemos. La suya era baja en grasa y alta en proteínas; la nuestra con frecuencia proviene de vacas alimentadas con maíz y engordadas para producir cortes más sabrosos y grasosos. Incluso la hamburguesa de búfalo de la actualidad fue alimentada con maíz. La carne de animales salvajes tenía alrededor de 4 por ciento de grasa mientras el filete comercial disponible en nuestros días tiene nueve veces esa cantidad. (La teoría detrás de las dietas altas en proteína como la Atkins es que la proteína reduce el consumo general de comida y también podría reducir las calorías. El error es que el hecho de comer proteínas llenas de grasas saturadas, como el tocino, no es lo mismo que comer las formas más puras y saludables de proteína, como el pollo y el pescado.)

El resultado: tus ancestros tribales podían comer cada vez que podían cosechar o cazar algo, y aun así no aumentaban de peso.

La lección: nuestros ancestros jamás pensaron en hacer una dieta como nosotros, y sus cuerpos tenían la densidad aproximada del granito. ¿Nosotros? Estamos más obsesionados con las dietas que un reportero en la alfombra roja con los vestidos de diseñador, y nuestros cuerpos tienen la consistencia del yogurt.

Sin embargo, no podemos culpar al advenimiento de la comida rápida y los conos de *waffle* por todos nuestros problemas con el peso. La decadencia comenzó en la era previa a los arcos dorados (de McDonald's), hace alrededor de 10 mil años, cuando apareció la agricultura por primera vez. La agricultura nos permitió lograr más avances que un chico de 17 años en un cine, pero pagamos un precio por ello. Además de salvar la vida de incontables mamuts, el crecimiento de la agricultura nos aseguró que siempre contaríamos con un suministro constante de alimento, lo cual fue una ventaja durante las temporadas de hambrunas, pero también es una desventaja en el buffet para comer todo lo que quieras en la Cocina de Mamá por $6.99. Con una fuente constante de alimento, la gente se hizo menos nómada y las comunidades crecieron unas cerca de las otras. Mientras se incrementaba la expectativa de vida (gracias a la

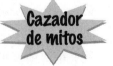
Cazador de mitos

eliminación del deporte extremo de perseguir tigres, además de, tal vez, algo de ayuda de la inmunización y la salubridad), la agricultura también trajo su parte de desventajas: más infecciones bacteriales, estatura más baja y dientes podridos, que resultan de comer azúcar refinada, y alimentos de granja menos nutritivos (el abuso en el uso del suelo les resta nutrientes a los alimentos). La dieta de nuestros ancestros cambió de los vegetales y la carne a los granos de las granjas, lo cual los privó en esencia de la mezcla diversa de proteínas y micronutrientes necesarios para el desarrollo del cerebro.

La agricultura inició también el cambio sociológico que alteró nuestra manera de vivir y de comer. Ahora podíamos producir comida y lo que quisiéramos, no lo que necesitáramos. En lugar de producir alimentos que complementaran a nuestros cuerpos y fueran agradables a nuestras papilas gustativas, comenzamos a crear otros que fueran más amables con nuestras lenguas y nuestros bolsillos que con nuestras cinturas.

No es nuestra intención convencerte de vivir como hombre de las cavernas ni ayudarte a aparecer en un anuncio de jeans o motivarte a adelgazar tanto que puedas escapar entre dos barrotes de la cárcel. Lo que debemos reconocer es que vivimos en un mundo de libre albedrío, con tentaciones y con más opciones para comer que el *Mall* de América. En términos biológicos, nuestro cuerpo quiere que comamos bien, pero en la sociedad actual (los hombres de las cavernas no tenían jefes malignos ni fechas de entrega para los reportes anuales) nuestro impulso biológico de tener el peso correcto y de comer bien puede ser superado por el estrés o la tentación. Y eso ha cambiado muchas decisiones alimenticias de necesidades biológicas a reacciones psicológicas. Lo que haremos es enseñarte a reprogramar tu cuerpo para funcionar como se supone que debe funcionar, de manera que comas para satisfacerte y para consumir combustible en lugar de consolarte o excitarte. Controlar tu grasa no significa exiliarte con una sentencia perpetua de floretes de brócoli. Significa enseñarle a tu cuerpo un poco del estilo para comer de nuestros ancestros: de manera natural y automática.

FACTOIDE

Durante la celebración musulmana del Ramadán, la gente sólo come después de la puesta de sol, de manera que consume todas las calorías por la noche. ¿Podrán perder peso? La evidencia anecdótica, reunida por médicos que observan a los residentes que cubren turnos de toda la noche, indica que la gente que consume sus dos mil calorías diarias en una sola comida aumenta más de peso que la gente que reparte esas calorías en las tres comidas. ¿Por qué? Porque la gente que hace una sola comida está programada para el hambre y hace que su cuerpo almacene más grasa en lugar de quemarla.

¡CONSEJOS TÚ!

Automatiza tu comida. Si tu plan de administración de cintura va a funcionar de verdad para toda tu vida, entonces comer bien debe convertirse en un acto tan automático como lo fue para nuestros ancestros. No es tan imposible como parece. Sólo lee un estudio del *Journal of the American Medical Association*. A dos grupos se les asignaron dos dietas distintas. Uno de ellos se sometió a una dieta rica en alimentos buenos para ti, como granos enteros, frutas, vegetales, semillas y aceite de oliva; es decir, alimentos que se encuentran en la comida típica mediterránea. Al otro grupo no se le dieron instrucciones específicas en términos de comida, pero se le indicó consumir a diario porcentajes determinados de grasa, carbohidratos y proteínas. En resumen, este grupo tenía que pensar mucho para preparar sus alimentos y dividir cantidades, mientras el primer grupo sólo tenía indicaciones sobre los alimentos que comía.

A ninguno de los grupos se les instruyó acerca de las cantidades que debían comer; permitieron que sus niveles de hambre dictaran sus patrones al comer. Cuando lo hicieron, ¿qué sucedió? Sin intentarlo, el primer grupo consumió menos calorías, perdió centímetros y bajó de peso.

¡Eureka! El punto: Las personas del grupo de la comida buena comieron los alimentos que las satisfacían de manera natural, razón por la cual sus cuerpos alcanzaron su peso ideal.

❖ El grupo que consumió alimentos buenos para ti comió más fibra que el grupo de control (32 gramos contra 17 gramos).

❖ El grupo que consumió alimentos buenos para ti comió mayores cantidades de omega-3, que también es buena para ti, en forma de aceitunas, pescado y semillas (en especial nueces). Esas grasas ayudan a incrementar los niveles de químicos que te hacen sentir saciado.

❖ El grupo que consumió alimentos buenos para ti superó el doble del consumo de frutas y vegetales.

El grupo que consumió alimentos buenos para ti comió los alimentos que recomendamos en la dieta Tú, no se obsesionó con las calorías y permitió que su cuerpo hiciera lo que se supone que debe hacer: regular los químicos que son responsables del hambre y de la saciedad (más al respecto en el capítulo 2).

No comas en exceso: Cuando nuestros ancestros no podían encontrar comida y pasaban por largos periodos sin ella, sus cuerpos actuaban como conservadores de vida y acumulaban grasa en anticipación a las inevitables etapas de hambruna. El mismo sistema funciona hoy.

¡Eureka! Cuando intentas hacer "dieta" con largos periodos sin comer o al comer pocas calorías, tu cerebro siente la privación del alimento y envía una señal de alerta a tu cuerpo de que almacene grasa porque la hambruna está por llegar. Ésa es la razón por la cual la gente que se somete a severos ayunos y a dietas muy bajas en calorías no pierde el peso que esperaba. Almacena grasa como mecanismo natural de protección. La única manera de lograrlo es comer alimentos y bocadillos saludables con frecuencia.

Planea tus comidas: Comienza cada día con el conocimiento de cuándo y qué vas a comer. De esa manera, evitarás el cambio de 180 grados entre el hambre y el atragantamiento que ocurre cuando te saltas comidas. Nuestra dieta de catorce días (en el capítulo 12) te mostrará cómo planear tus comidas para que alimentes a tu cuerpo con regularidad, evitarndo así los periodos extremos de comer en exceso o dejar de comer que pueden conducirte a subir de peso y aumentar tus medidas.

Prueba Tú

Recuerda a tus ancestros

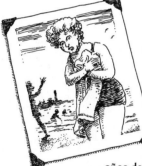

Algunas personas dicen que su familia tiene huesos o células grandes. Algunas dicen que su familia tiene gran apetito. Algunas dicen que su familia tiene grandes refrigeradores para cervezas. Si subiste de peso al llegar a la edad adulta, puedes tener una imagen más o menos acertada de la que debería ser tu talla ideal si recuerdas cómo lucías a los 18 años de edad (mujeres) o 21 (hombres); es una edad en la cual te encontrabas en tu estado metabólico más eficiente y no estabas clavado a una silla de oficina durante sesenta horas a la semana. La mayoría de la gente aumenta de peso entre los 21 y los 60 años de edad, de manera que al recordar tu talla a los 18 o 21 años, obtendrás una idea clara, aunque no científica, de tus programaciones de fábrica. No es perfecta, pero es una aproximación burda al lugar a donde quieres llegar. Puedes registrar la medida de tu cintura (o la suposición más cercana) a los 18 años de edad, pero lo más importante es que pienses en tu figura. Pregúntales a tus padres sus tallas corporales o busca fotografías de ellos cuando tenían 18 años para darte una idea de cómo se supone que debes lucir.

Prueba Tú

Colócate frente al espejo. Desnudo.
Sin sumir la barriga.

Para algunas personas, esta prueba puede parecer natural pero, para otras, el ejercicio es tan incómodo como un asiento de clase turista en un avión. Tenemos que hacer esto no para beneficiar a los vecinos mirones sino por otras razones. Primera, queremos que te des cuenta de que hacemos énfasis en el peso saludable. No en el peso de revista de modas, no en el peso de una pluma, sino en el peso saludable. Y creemos que eso significa que tienes que comenzar por sentirte cómodo con el hecho de que ninguna mujer es tan ligera como un cometa y que no cualquier hombre tiene el físico de Matthew McConaughey. A donde tú quieres llegar puede no ser justo el lugar a donde tu cuerpo quiere llegar. No queremos decir que necesitas aceptar una barriga que parece cuatro galones de helado derretido, sino que queremos que te acerques a tu salud ideal, y eso significa a nivel físico y emocional.

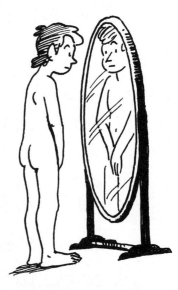

Segunda, queremos que mires tu cuerpo. Ahora dibuja el contorno de la forma de tu cuerpo (tanto de frente como de perfil). Pídele a un amigo cercano o a tu pareja que observe la figura que dibujaste y te diga con honestidad si se aproxima al aspecto de tu cuerpo. (En este punto ya puedes haberte vestido de nuevo.) Ésta sólo es una revisión de control de calidad para asegurarte de que tienes una imagen corporal adecuada. (Las personas con desórdenes alimenticios tienen imágenes corporales distorsionadas, lo cual es un obstáculo para recuperar el peso saludable.) Tal vez ésta sea la primera vez que hayas tenido que enfrentarte al aspecto real de tu cuerpo, y eso es bueno.

Parte 2

La biología de la grasa

La comida desde el principio hasta el fin.
Por qué la desean nuestros cuerpos, cómo
la almacenamos y cómo la quemamos

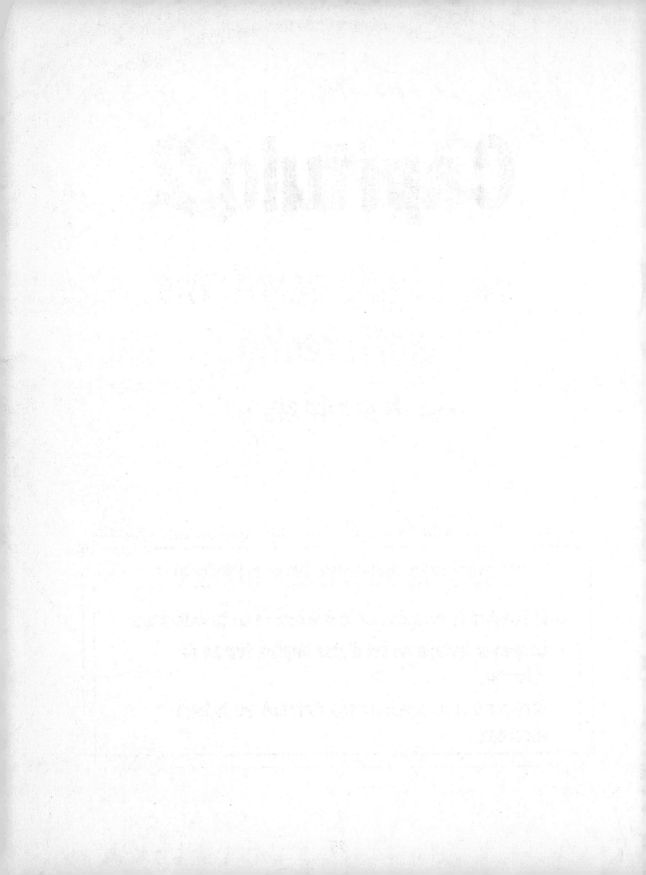

Capítulo 2

No puedo sentirme satisfecho

La ciencia del apetito

Mitos sobre las dietas

- ❖ El hambre es dictada por lo que ocurre en tu estómago.
- ❖ La mayor batalla en las dietas implica fuerza de voluntad.
- ❖ Siempre que un alimento sea dietético, no te hará engordar.

Tanto como un audífono de iPod en la oreja, la grasa se ha convertido en una parte común de nuestro panorama. La vemos por todas partes. La vemos incrustada en un trozo de filete de primera. La vemos enmascarada en una barra de chocolate. La vemos presa en vestidos de noche o rebosada sobre los cinturones. Hemos visto celebridades cazadas por los *paparazzi* que la adquieren o la pierden, la pierden y la adquieren. Y, si podemos soportar seis minutos de tortura a nuestra confianza desnudos frente a un espejo, la mayoría de nosotros hemos visto a nuestra carne escurrirse, colgarse o rebotar. Dado lo anterior, lo razonable sería decir que deberíamos saber tanto de la grasa como sabemos de la vida privada de Angelina Jolie, pero no es así.

Claro, sabemos cómo luce, cómo se siente y que puede ser tan mala para nuestra salud como un cuchillo de carnicero en nuestras manos, pero muy pocos sabemos cómo funciona la grasa en términos biológicos; es decir, cómo los submarinos se transforman, de ser un rico y esponjoso sándwich, en el tejido flácido que se acumula en la parte interior de nuestros muslos o cómo nuestro amigo, delgado como una paja, puede devorarse un pedazo gigantesco de carne mientras nosotros nos sentimos gigantescos si sólo olemos cuatro zanahorias.

A partir este capítulo y a lo largo de la parte 2 te mostraremos el camino que recorre la comida desde el momento en que tu cuerpo desea comerla, el instante en que ésta declara derechos de propiedad sobre tus caderas y hasta el momento en el cual te olvidas de ella. ¿El mejor lugar para comenzar? Con tu apetito. En realidad el apetito se presenta de dos maneras: señales psicológicas que te hacen sentir hambriento y persuasiones emocionales que te atraen hacia la comida.

En este capítulo exploraremos esas señales psicológicas porque comprender y controlar tu hambre y tus señales de saciedad te ayudará a adoptar un plan saludable de alimentación. (Exploraremos los aspectos psicológicos y emocionales en la parte 3.) Una vez que comprendas que esos mecanismos tienen un control mucho más poderoso sobre tu manera de comer que tus papilas gustativas, podrás hacer los ajustes en tu conducta, actitudes y biología que necesitas para vivir con tu peso ideal.

Sobre todo, existe una señal que te indicará si te has convertido en un procesador efectivo de alimentos. Es la señal de que tú, y no un paquete de gomitas, eres quien tiene el control sobre tu peso. Es la señal de que tú, sin tener que esforzarte por ello, has sido promovido a capitán de tu navío de administración de cintura. Es la señal

El rap "La grasa es mala"

Cierto, a nadie le gusta la grasa, en especial cuando te hace atorarte en una puerta cinco o seis segundos. Pero, a pesar de la seriedad de sus consecuencias potenciales, la grasa, por naturaleza, es buena (no es un error tipográfico). Además de ayudar a Santa Claus en su trabajo terrestre decembrino, también ayuda al funcionamiento de las células y les proporciona protección. La mayor parte de tu grasa está almacenada en reservas a lo largo de tu cuerpo. Tienes montones y montones de ella, y esperan pasiva a que la quemes. Pero también tienes otro tipo de grasa. Se le conoce como tejido adiposo marrón y por lo regular se encuentra en la parte trasera de tu cuello y alrededor de tus arterias (y no tiene nada que ver con la cantidad de chocolate que consumas). Este tejido se incrementa en los trabajadores a la intemperie durante las temporadas frías para protegerlos del clima y aísla nuestros órganos vitales. A pesar de que tienes un porcentaje bajo de tejido adiposo marrón como adulto, cerca de la tercera parte de la grasa de los bebés es de este tipo y su función principal es mantenerlos calientes. ¿Qué es lo que hace distinto al tejido adiposo marrón? **¡Eureka!** El tejido adiposo marrón está vivo. Tiene fibras nerviosas, como cualquier otro órgano, y también tiene receptores de leptina. Cuando se eleva el nivel de esta hormona, enciende el consumo de energía en el tejido adiposo marrón y lo quema. Esto es importante porque demuestra que los niveles adecuados de leptina pueden darte la señal inmediata para que te deshagas de esa grasa. También es simbólico de la bondad inherente de la grasa corporal, cuando se encuentra en las cantidades adecuadas.

de que por fin has reprogramado tu biología de manera que tu cuerpo utilice la comida como medicina para permanecer saludable y puedas vivir el tiempo suficiente para ver el final de *Lost*.

¿Cuál es ese signo? La saciedad.

A medida que cambies de siempre pensar en la dieta a nunca pensar en ella, tú reprogramarás tu cuerpo de manera que no sean tus ojos ni tu lengua ni tus utensilios los que te guíen.

¡Eureka! En cambio, serán los químicos en tu cerebro y en tu cuerpo los que lo hagan. Al cambiar tu atención a las señales de tu cuerpo, permitirás que tu anatomía funcione como debe hacerlo para que nunca desfallezcas de hambre, para que no se te salten los botones y para que nunca llegues a los extremos del hambre. En cambio, te sentirás un poco hambriento, comerás y te detendrás. Satisfecho.

La anatomía del apetito

Tal vez pienses que el primer lugar desde el cual deberíamos comenzar a hablar sobre la influencia del apetito en la grasa es el sitio

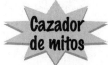

cubierto por una camisa talla XXXL. Pero, para comprender el apetito, debes navegar un poco más hacia el norte, hacia el lugar que tal vez albergue la menor cantidad de grasa. En tu cerebro encontrarás el hipotálamo, un centro de comando fundamental de tu cuerpo. Entre las funciones biológicas que controla se encuentran la temperatura, el metabolismo y el impulso sexual. Localizado en el centro de tu cerebro, el hipotálamo (consulta la figura 2.1) también coordina tus comportamientos que incluyen el apetito no sólo por la comida, también por la sed e incluso por el sexo. Así que, aunque parezca que las señales para entrar en acción provienen de los gruñidos de tu estómago, o de los retortijones de tus vísceras como choque estático, en realidad es tu cerebro el que envía las señales de que sientes deseos de una *quiche* o de un "rapidito". (Al menos una persona que conocemos logró superar un problema de alimentación mediante sexo regular, monógamo y saludable. Cuando la función de apetito por el sexo estuvo satisfecha, la función de apetito por la comida disminuyó.)

Oculto en tu hipotálamo tienes un centro de saciedad que regula tu apetito. Está controlado por dos químicos contrabalanceados que se localizan lado a lado (consulta la figura 2.2).

❖ Los químicos de saciedad guiados por el TRAC (Transcriptor Regulatorio de Cocaína y Anfetamina. Estas drogas aceleran dichos químicos). El TRAC estimula el hipotálamo circundante para incrementar el metabolismo, reducir el apetito e incrementar la insulina para llevar energía a las células musculares en lugar de ser almacenadas como grasa.

❖ Los químicos de comer guiados por el NPY (una proteína llamada neuropéptido Y). El NPY tiene el efecto contrario en el hipotálamo; disminuye el metabolismo e incrementa el apetito.

Piensa en estos dos químicos comandantes como cualquier juego o deporte que implique ofensiva y defensiva, como el futbol soccer, las damas inglesas o incluso las citas. La ofensiva siempre intenta hacer avances, anotar puntos y atacar mientras la defensiva protege su territorio.

Figura 2.1 **La lucha por la comida** En tu hipotálamo tienes químicos de hambre y de saciedad. La hormona leptina va hacia tu centro de saciedad para hacerte sentir satisfecho, mientras la señal de la hormona ghrelina te hace querer comer, atragantarte y salivar sobre cada uno de tus festines.

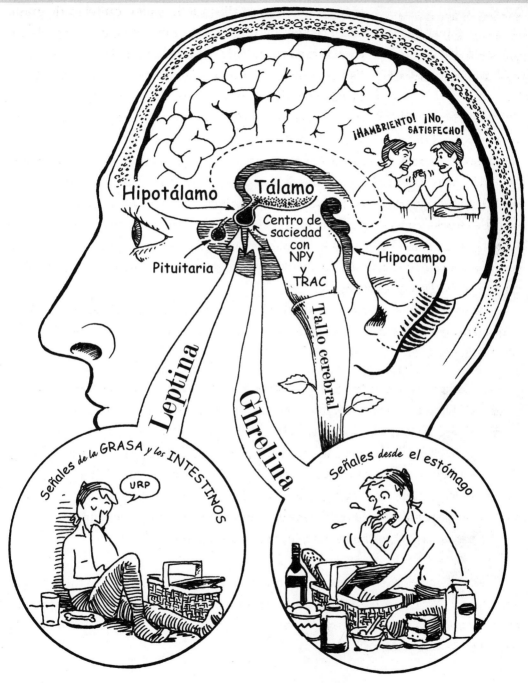

Figura 2.2 **Reacción química** Si miramos al hipotálamo de cerca, veremos que un pequeño núcleo en su base alberga TRAC y NPY, los cuales pelean la batalla del yin y el yang para controlar la bioquímica cerebral del hambre. Cada químico viaja a otros núcleos en el hipotálamo. El NPY causa que nuestra temperatura y nuestro metabolismo desciendan a medida que nos sentimos hambrientos. El TRAC estimula la influencia contraria. El cuerpo mamilar cercano (con forma de pezón) forma parte de nuestro sistema límbico en el cual almacenamos recuerdos y emociones; es decir, la combinación perfecta para crear una ansiedad por tu comida favorita. El tálamo es la estación de relevos del cuerpo y transmite órdenes a través del cerebro basadas en los deseos del centro de comida.

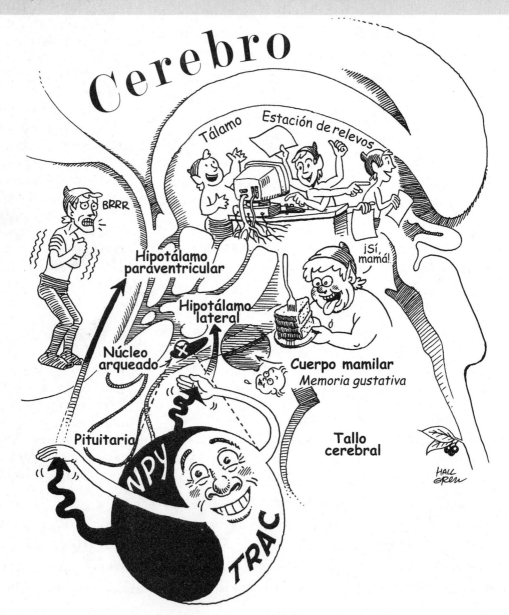

Tus químicos de comer juegan a la ofensiva. Quieren anotar tantos puntos como les sea posible, de manera que disparan todas esas señales para que tu cuerpo anote: comer, comer, comer, calorías, calorías, calorías, chimichanga, chimichanga, chimichanga. El mensaje biológico es: interrumpe la inanición y come. Mientras tanto, tus químicos de saciedad juegan a la defensiva, como un portero, la última fila de las damas inglesas o un padre protector. Éstos envían mensajes a tu cerebro de que estás satisfecho para impedir que bombardees tu esófago con más escalopas envueltas en tocino. ¿Cómo sabemos que esos centros funcionan así? Al contemplar los extremos y ver lo que sucede cuando el sistema alimentario está encendido o apagado por completo. Cuando estudiamos modelos animales, vemos que, si se destruye el sistema alimentario de una rata, por ejemplo, olvidará comer para siempre. La severa anorexia priva al cuerpo de toda la energía y los nutrientes necesarios y adelgaza hasta alcanzar un perfil semejante al de un sobre. En las ratas cuyos centros alimentarios están sobreestimulados, la comida siempre está en la pantalla de sus radares. En términos literales, esas ratas comen hasta morir al incrementar las enfermedades relacionadas con la ingesta extrema de grasa, como la diabetes, la hipertensión y la artritis.

En un sistema perfecto, tu ofensiva y tu defensiva se complementan; tú ingieres los alimentos que necesitas y dejas de comer cuando ya es suficiente. Por desgracia para todo el mundo, excepto para los fabricantes de las bandas elásticas para la cintura, muchas cosas pueden alterar esos sistemas (algunos de los cuales discutiremos más adelante). Pero esos obstáculos no son insalvables. Puedes consolarte y motivarte con el hecho de que tu cuerpo quiere que alcances tus metas. Tu cuerpo no quiere ser más gordo de lo que debería ser. Tu cuerpo no quiere montones de grasa sobrante. Tomemos el caso de las ratas que se hicieron obesas por alimentación

FACTOIDE

El TRAC (Transcriptor Regulatorio de Cocaína y Anfetamina, para aquéllos que toman notas en casa) es la razón por la cual los adictos a la cocaína no engordan. La cocaína y la anfetamina estimulan este químico y te proporcionan un doble aliado cerebral para ayudarte a controlar tu apetito e incrementar el metabolismo. No está claro aún si el TRAC podría ser una base útil para tratamientos efectivos de pérdida de peso, pero los investigadores estudian los efectos neurológicos que estas drogas tienen en el apetito para ver si pueden generar soluciones farmacéuticas de largo plazo para la pérdida de peso (desde luego, sin los peligrosos efectos colaterales de las drogas ilícitas). Por cierto, la mariguana tiene sus propios receptores que saturan la leptina, la cual es una gran razón de que a los fumadores de mariguana les dé los *munchies*. También es un área que podría ser una perspectiva prometedora hacia los medicamentos para perder peso. Al descubrir cómo la droga apaga el gen que produce leptina, podremos idear cómo encenderlo de nuevo para mantener la leptina alta (y, por tanto, los niveles de saciedad). El medicamento prototipo ha dado grandes resultados en pruebas y simboliza una nueva generación de medicamentos para la pérdida inteligente de peso que funcionan a nivel hormonal.

forzada. Cuando se les permite comer con libertad, recuperan el control de su peso. Comen lo que deben comer, sin pensarlo. Lo mismo sucede con las ratas hambrientas. Cuando se les permite comer de nuevo, no se atragantan. Por naturaleza recuperan el control de su peso. Y sabemos, por años y años de investigación, que lo que hacen las ratas es una clara señal de lo que harían los humanos en las mismas circunstancias. (Los humanos, desde luego, harán lo que hacen las ratas cuando sólo están motivados por la biología. Una rata no está agobiada por el estrés en casa o en el trabajo, razón por la cual el control del aspecto emocional del acto de comer juega un papel tan importante en la administración efectiva de cintura, como veremos en la parte 3.)

¡**Eureka!** Si puedes permitir que tu cuerpo y tu cerebro hagan el trabajo de controlar tu manera de comer de forma inconsciente, por naturaleza gravitarás hacia tu peso ideal. Lo logras al desarrollar una defensiva bien entrenada que se equilibre con tu ofensiva. Al hacerlo, ganarás el juego de la dieta cada vez, tanto si tienes voluntad como si no.

A pesar de que tal vez no siempre suceda igual en el futbol o en el Scrabble, cuando enfrentas a la ofensiva contra la defensiva en tu cuerpo, es típico que la ofensiva ataque con más agresividad. Es más fácil darte por vencido ante un suculento aderezo que dejarlo para que lo disfruten los demás.

Los interruptores de apagado y encendido del hambre

Colocarte una cinta adhesiva en la boca no es la manera a través de la cual tu cuerpo controla el consumo de comida. Tu cuerpo lo hace de manera natural a través de la comunicación de sustancias controladas por tu cerebro. A pesar de que existen muchas hormonas relacionadas con el hambre y la obesidad a la espera de ser descubiertas, existe suficiente evidencia que sugiere que dos de estas hormonas tienen tanta influencia al dictar los niveles de hambre y saciedad como un entrenador en la ofensiva y defensiva de un equipo, hora tras hora y año tras año.

La amable leptina: la hormona de la satisfacción

En los campeones de sumo, un poco de exceso de grasa puede dar buenos resultados. Pero también pensamos que la grasa tiene un injusto sello negativo en su contra. A la grasa la tratamos como si fuera sospechosa de un crimen, pero a veces es víctima de una acusación falsa. La grasa produce una señal química en tu sangre que te indica que dejes de comer. Si la dejamos que actúe según sus funciones, la grasa es autorreguladora; el problema ocurre cuando contradecimos nuestro sistema interno de automonitoreo y continuamos rellenándonos mucho tiempo después de habernos sentido satisfechos. Tu cuerpo sabe cuando ya está saciado y te impide desear más comida. ¿Cómo es que la grasa inhibe el apetito? A través de uno de los químicos más importantes en el proceso de reducción de peso: la leptina, una proteína secretada por la grasa almacenada. De hecho, si la leptina

trabaja como debería, te proporciona un doble conjuro en la lucha contra la grasa. La estimulación de leptina (el término proviene de la palabra griega para "delgado") apaga tu hambre y te motiva a quemar más calorías al estimular el TRAC.

Pero nuestros cuerpos no siempre son perfectos y la leptina no siempre funciona como debería. En algunas investigaciones, cuando se dio leptina a las ratas, su apetito disminuyó, según lo esperado. Cuando se administró a personas, en un inicio adelgazaron pero después ocurrió algo extraño: anularon el incremento de leptina y dejaron de perder peso. Esto indica que nuestro cuerpo tiene la habilidad de anular el mensaje de la leptina de que nuestro tanque está lleno. ¿Cómo? Cuando la leptina le dice a nuestra defensiva –los químicos de la saciedad- que se apresuren a protegerte contra los bombones, el centro de placer de tu cerebro dice: "¡Oh, sí, tres más de éstos!". Ese deseo del centro de placer, el cual discutiremos con más detalle en la parte 3, puede anular los mensajes de la leptina de que ya estás satisfecho. Eso se llama resistencia a la leptina (también existe otra forma de resistencia a la leptina, el cual ocurre cuando las células dejan de aceptar los mensajes de ésta). Por cierto, la mayoría de la gente obesa tiene niveles altos de leptina; lo que sucede es que su cuerpo tiene la segunda forma de resistencia a la leptina: no recibe ni responde a las señales de ésta.

Eso no significa que la leptina se encuentre siempre en el extremo perdedor de esta batalla química. **¡Eureka!** El desafío consiste en permitir que la leptina haga su trabajo de manera que el cerebro exija menos comida. Una manera de lograrlo es caminar treinta minutos diarios y hacer un poco de músculo (ésta es una parte de nuestro plan de actividades en la parte 4). Cuando pierdes algo de peso, tus células se hacen más sensibles y responden mejor a la leptina.

La ghrelina es un gremlin: la hormona del hambre

Tu estómago e intestinos hacen mucho más que guardar comida y producir eructos dignos de la escala de Richter. Cuando tu estómago está vacío, libera un químico beligerante llamado ghrelina. Cuando te gruñe el estómago, es esta hormona gremlin que controla la ofensiva de tu cuerpo y envía mensajes desesperados de que necesitas más puntos, necesitas anotar, necesitas enviar por mensajería express los *hot-dogs* a tu tracto gastrointestinal de inmediato. La ghrelina hace que desees comer al estimular el NYP. ¡**Eureka!** Para empeorar las cosas, cuando haces dietas de inanición, la secreción aumentada de ghrelina envía más mensajes de que comas, lo cual anula tu voluntad y causa reacciones químicas que te dejan pocas opciones excepto preparar tu lengua para recibir bocados de carne deliciosa.

La ghrelina también promueve que comas al incrementar la secreción de la hormona del crecimiento (*ghre* es la palabra raíz indoeuropea para "crecimiento"). Así que cuando se incrementan los niveles de ghrelina, se estimula también la hormona del crecimiento, y esa hormona te hace crecer no sólo hacia arriba sino hacia los lados.

Tu estómago secreta ghrelina en pulsos cada media hora y envía impulsos químicos sutiles a tu cerebro, casi como mensajes subliminales biológicos (pastel de zanahoria, pastel de zanahoria, pastel de zanahoria). Cuando estás muy hambriento o a dieta, esos mensajes llegan más pronto –cada veinte minutos más o menos- y también se amplifican, de manera que tú recibes señales más abundantes y poderosas de que tu cuerpo quiere comida. Después de largos periodos, tu cuerpo no puede ignorar esos mensajes. Ésa es la razón por la cual las galletas destruyen el poder de la voluntad y las dietas de inanición no funcionan: ¡**Eureka!** Es imposible luchar contra la biología de tu cuerpo. El ciclo vicioso químico se detiene cuando comes; cuando tu estómago se llena es cuando reduces tus niveles de ghrelina y, por tanto, tu apetito se reduce. Así que si piensas que tu trabajo es resistirte a la biología, vas a perder esta batalla una y otra vez. Pero si puedes reprogramar para impedir que los gremlins de la ghrelina no hagan mucho ruido, entonces tienes la oportunidad de lograr que tu tanque siempre sienta que está lleno.

La lucha de la comida: el enfrentamiento entre la ghrelina y la leptina

Ahora volvamos a aquello de la ofensiva y la defensiva. El estado natural es que tengas una relación de dar y tomar entre tus químicos de comer y de saciedad; es decir, entre tus niveles de ghrelina y leptina con el fin de influir en el NPY y el TRAC, respectivamente. Es la relación entre el impulso que dice: "Yo quiero una pizza grande de pepperoni con queso extra" y el que dice: "No más pasajeros. Esta barriga está llena".

Esta batalla acerca del acto de comer no es entre tu voluntad y los *waffles*; es entre tus químicos cerebrales. El NPY es el villano que te motiva a comerte los *waffles*, te lleva a la alacena y señala con su dedo químico las tiendas de conveniencia, mientras el TRAC es tu ángel guardián dietético que alienta a una cascada de aliados para que te mantengan lleno, satisfecho y para nada interesado en nada que contenga crema. Piensa en estas dos sustancias (NPY y TRAC) como competidores por el mismo lugar para estacionarse, que es el que determinará en última instancia si comerás o no (consulta la figura 2.3). Ambos llegan al mismo tiempo y quieren el mismo espacio. Más TRAC o más NPY se infiltrarán en él y enviará las señales importantes de avanzar o detenerse a tu cerebro para influir en las hormonas que te hacen sentir satisfecho o hambriento.

Así es como trabajan: la ghrelina funciona a corto plazo y envía todas esas señales de hambre dos veces cada hora. La leptina, por su parte, funciona a largo plazo, de manera que si tú puedes mantener altos tus niveles de leptina, tendrás más habilidad para mantener tu hambre y apetito bajo control. ¿No es genial? La leptina puede superar a la ghrelina para impedir que te sientas en ayunas cada pocos minutos. Si te concentras en las estrategias para influir en tus niveles de leptina y, aún más importante, en los efectos de la leptina (a través de la sensibilidad a la leptina), tu cerebro (a través del TRAC) te ayudará a controlar tu hambre.

Figura 2.3 Un embotellamiento El centro de saciedad espera que el NYP lo apague o que el TRAC lo estimule. Cualquiera de los dos receptores que lo llene primero será el que controle si tú querrás comer más o no. Además, estas dos proteínas reciben la influencia de la falta de sueño, agua e incluso sexo. También reciben la influencia de la ghrelina que proviene de tu estómago, la cual estimula al NYP para que sientas hambre, y de la leptina de tu grasa, la cual también es estimulada por un químico llamado CCQ, liberado por tus intestinos después de una comida.

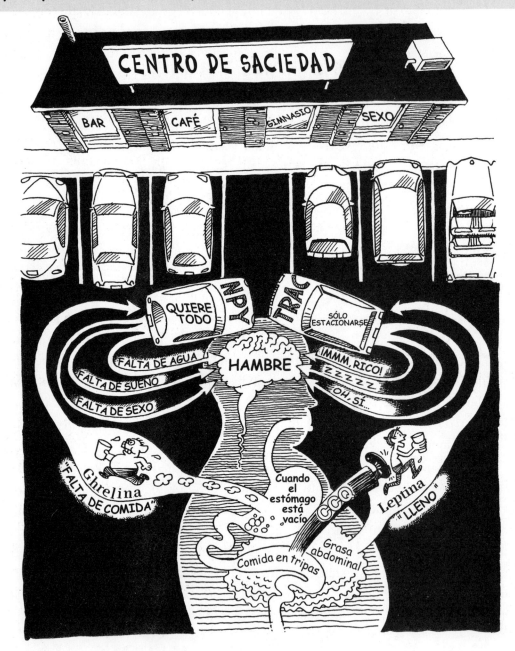

En ocasiones, tal parece que no tenemos control sobre las reacciones químicas en nuestras arterias o dentro de nuestro cerebro. Pero si puedes controlar el colesterol y la presión arterial al modificar tus conductas, también puedes controlar el centro de saciedad de tu cerebro. ¿Cómo? A través de la elección de tus alimentos.

Al menos en lo que a tu cuerpo se refiere, la comida es una droga; es un conjunto de sustancias extrañas que ingresan a él y encienden todos esos procesos químicos naturales que se encargan de sus asuntos respectivos dentro de tu cuerpo. Cuando éste recibe comida tienen lugar diferentes reacciones químicas y se envían mensajes a través de todo tu sistema: unas cosas se encienden y otras se apagan. Mientras tu cuerpo da órdenes en tu interior, tú estableces el tono y la dirección de dichas órdenes a través de la comida con la cual lo alimentas. Come los alimentos adecuados (como las nueces) y tus hormonas te mantendrán satisfecho. Come los alimentos equivocados (como azúcares simples) y ocasionarás que tu cuerpo se desequilibre a nivel hormonal y termine con una lonja más en tu cintura como resultado.

Un importante líder mafioso contra tu cuerpo es la fructosa, que se encuentra en el jarabe de maíz alto en fructosa (JMAF), un endulzante utilizado en muchos alimentos procesados. Así es como funciona: **¡Eureka!** Cuando consumes calorías de fuentes saludables, apagan tu deseo de comer al inhibir la producción de NPY o al producir más TRAC. Pero la fructosa en los JMAF, el cual endulza nuestras bebidas y nuestros aderezos para ensaladas, no es percibida por el cerebro como un alimento regular.

Dado que el cerebro no percibe a la fructosa de ninguno de los miles de alimentos que contienen JMAF como supresora de NPY, tu cuerpo quiere que comas más (lo cual significa que incluso los alimentos dietéticos pueden tener consecuencias muy negativas en términos de calorías y apetito). Los estadounidenses han cambiado de consumir cero de esta sustancia por persona, en 1960, a comer más de 63 libras por persona al año (que son 128 000 calorías).

Cazador de mitos

El JMAF ha contribuido a la obesidad dado que la fructosa contenida no apaga tus señales de hambre. Los alimentos con fructosa, que pueden estar etiquetados como dietéticos, te hacen sentir hambriento e incapaz de apagar tu apetito. También existen fuentes ricas de calorías: la tormenta perfecta del aumento de peso. Debido a lo anterior, tú recibes la señal constante de que tienes hambre, incluso después de haber llenado tus tripas con dos canastas de bizcochos llenos de calorías y fructosa.

CONSEJOS TÚ

Supera tus limitaciones con las etiquetas: Debes leer las etiquetas de los alimentos con tanta atención como lees los horóscopos. No consumas alimentos que contengan los siguientes componentes como uno de los cinco primeros en la lista:

❖ Azúcares simples.
❖ Harina enriquecida, blanqueada o refinada (significa que han eliminado sus nutrientes).
❖ JMAF (jarabe de maíz alto en fructosa, una palabra muy fea…).

Colocar estas sustancias dentro de tu cuerpo es como sumergir a tu teléfono celular en un vaso con agua: ocasionará que tu sistema disminuya tus hormonas y envíe mensajes confusos a tu cuerpo sobre el impulso de comer. La ingesta per cápita actual de azúcar es 150 libras anuales, comparados con 7.5 libras en el año 1700. ¡Ha crecido veinte veces! Cuando la típica gente común un poco pasada de peso come azúcar, almacena 5 por ciento como energía lista para aprovecharse de inmediato, metaboliza 60 por ciento y almacena otro 35 por ciento más como grasa que puede convertirse en energía más tarde. ¿Adivinas de dónde proviene 50 por ciento del azúcar que consumimos? Del JMAF que comemos en alimentos libres de grasas, como los aderezos para ensaladas y los refrescos comunes.

Elige grasas no saturadas en lugar de saturadas. Los alimentos con abundantes grasas saturadas (es uno de los tipos de grasas del envejecimiento) producen niveles más bajos de leptina que los alimentos bajos en grasas con las mismas calorías. Esto indica que puedes incrementar tu nivel de saciedad y disminuir tu hambre al evitar las grasas saturadas que encuentras en las carnes muy grasosas (como la salchicha), los alimentos horneados y los productos a base de leche entera.

No confundas sed con hambre. La razón por la cual mucha gente come es porque sus centros de saciedad suplican atención. Pero, a veces, esos centros de apetito quieren apagar la sed, no llenar el estómago. La sed puede ser causada por hormonas en las tripas o puede ser una respuesta química al acto de comer; ingerir comida incrementa el espesor de la sangre y tu cuerpo siente la necesidad de diluirla. Un método grandioso para contraatacar tu reacción hormonal a la comida es asegurarte de que tu respuesta a la activación de la sed no contenga calorías innecesarias y vacías, como las de los refrescos o el alcohol. A tu centro de sed no le importa si obtiene agua con cero calorías o una malteada mega-calórica. **¡Eureka!** Cuando te sientas hambriento, tómate uno o dos vasos de agua primero para ver si eso era lo que tu cuerpo necesitaba en realidad.

Evita la tentación del alcohol. Para perder peso, evita beber alcohol con exceso, no sólo por las calorías que contiene sino por las calorías que te llevan a consumirlo más adelante. El alcohol disminuye tus inhibiciones, de manera que terminas por sentir que podrías comer cualquier cosa o todo lo que veas. El hecho de limitarte a una bebida alcohólica por día tiene un efecto protector en tus arterias pero, aun así, el costo será ganar algunos kilos porque inhibe la leptina.

Cuida tus carbohidratos. Ingerir una dieta muy alta en carbohidratos incrementa el NPY, el cual te hace sentir hambre, así que deberás asegurarte de que menos de 50 por ciento de tu dieta provenga de los carbohidratos. Asegúrate de que la mayoría de tus carbohidratos sean complejos, como los granos integrales y los vegetales.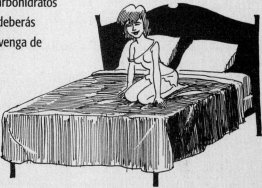

Permanece satisfecho. En cualquier plan de administración de cintura puedes permanecer satisfecho. No con una hamburguesa doble con queso sino con sexo saludable, monógamo y seguro. El sexo y el hambre se regulan a través del químico cerebral NPY. Algunos científicos han observado que tener una vida sexual saludable ayuda a controlar la ingesta de comida; tal parece que, al satisfacer un centro de apetito, satisfaces también al otro.

Controla tus rebeliones hormonales. Habrá momentos en los cuales no siempre puedas controlar tus niveles hormonales; es decir, cuando la ghrelina le gane a la leptina y te sientes más hambriento que un león a dieta de "sólo insectos". Haz una lista de alimentos de emergencia para satisfacerte cuando los antojos roben lo mejor de ti; cosas como el jugo V8, un puñado de nueces, rebanadas de fruta, vegetales picados o incluso un poco de guacamole.

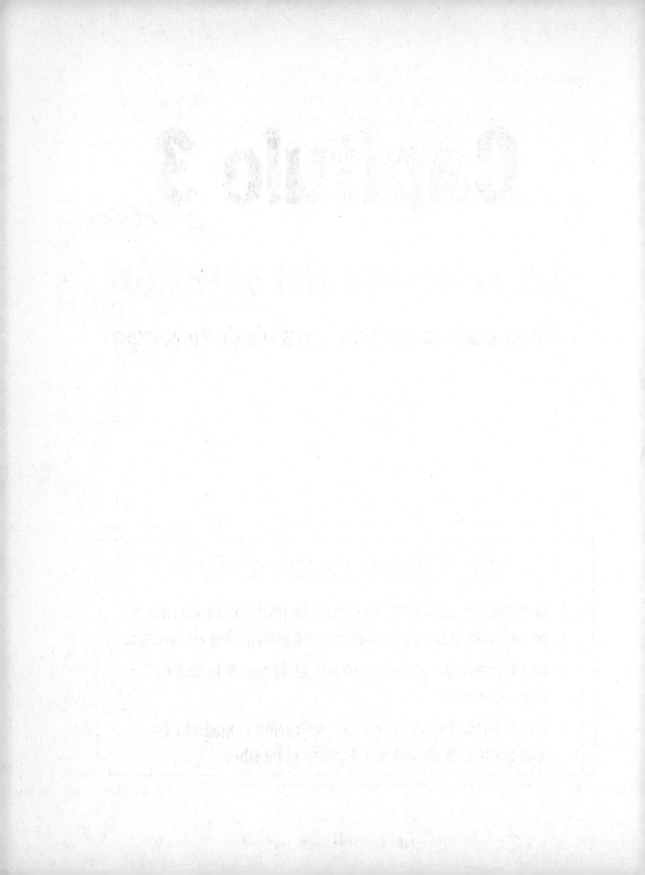

Capítulo 3

La selección del comelón

Cómo viaja la comida a través de tu cuerpo

Mitos sobre las dietas

- ❖ La grasa se convierte en grasa, la proteína se convierte en músculo y los carbohidratos se convierten en energía.

- ❖ La satisfacción de tu estómago es lo que te indica que dejes de comer.

- ❖ El azúcar te proporciona una inyección inmediata de energía que te ayuda a combatir el hambre.

Una vez que tu cerebro te dice que comas, eso es justo lo que haces. Comes. Tal vez te atragantes. Tal vez mordisquees. Y después quizá te olvides de esa generosa porción de macarrones con queso, hasta que se aloja en tus caderas. Sin embargo, entre la boca y las caderas existe un maravilloso sistema de digestión que tiene lugar; un sistema que determina si esa comida se quemará, se almacenará o será expulsada más pronto que un delincuente estudiantil.

Ahora que ya conoces las razones bioquímicas por las cuales llenas tu boca de comida, es momento de comenzar a explorar la biología de lo que le sucede a esa comida una vez que está adentro. En este capítulo discutiremos lo que sucede en la primera parte de tu sistema digestivo y en el siguiente capítulo hablaremos acerca de los efectos de la comida al interactuar con el resto de tus órganos digestivos.

Tu vía digestiva rápida: la entrada

En tu carretera interestatal gastrointestinal todo entra a través de un dispositivo de entrada: tu boca. Los transformadores nutricionales se deslizan a través de dicho dispositivo para darte el poder, la energía, el vigor y la fuerza que necesitas para vivir tu vida. Los alimentos tóxicos (aunque sean sabrosos) también pueden entrar, pero pagarás una tarifa mayor más tarde por el daño que causan a lo largo del camino y aun después. A lo largo de su viaje, tu comida y todos sus nutrientes (y toxinas) se estacionarán en varios órganos, bajarán la velocidad en los caminos sinuosos, acelerarán, se mezclarán con otros nutrientes e incluso serán detenidos por la brigada de las tripas por violaciones nutricionales (consulta la figura 3.1).

Durante cada viaje, tu comida llega a un camino que se divide en tres opciones:

❖ Se descompondrá y entrará a formar parte de tu torrente sanguíneo y de tu hígado para ser utilizada como energía.
❖ Se descompondrá y se almacenará como grasa.
❖ Será procesada como desperdicio y dirigida al caldero de reciclaje de la naturaleza: el tiradero de basura de porcelana.

Figura 3.1 El camino de las tripas La comida se estaciona en varios puntos del tracto intestinal, de manera que las enfermedades en estas áreas pueden ocasionar deficiencias nutricionales incluso si dos personas comen los mismos alimentos. No todos los nutrientes que provienen de los alimentos y de los suplementos se absorben en el mismo lugar; en realidad se absorben en diferentes sitios de tu tracto digestivo. Éstas son las estaciones donde se absorben los nutrientes:

Estómago: Alcohol.

Duodeno (primera parte del intestino delgado; parte del estómago): Calcio, magnesio, hierro, vitaminas A y D solubles en grasa, glucosa.

Yeyuno (parte media del intestino delgado): Grasa, sacarosa, lactosa, glucosa, proteínas, aminoácidos, vitaminas A y D solubles en grasa, vitaminas solubles en agua, como el ácido fólico.

Íleo (última parte del intestino delgado; conduce al intestino grueso): Proteínas, aminoácidos, vitaminas solubles en agua, como el ácido fólico, vitamina B12.

Colon (también conocido como intestino grueso): Agua, potasio, cloruro de sodio.

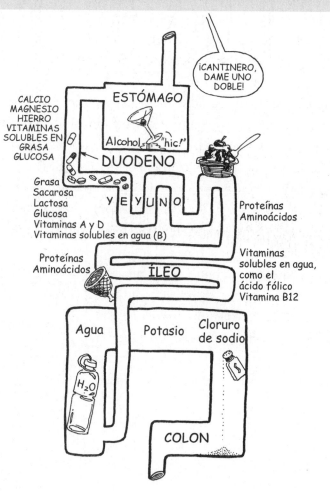

Así es como inicia el sistema: Antes de que un bocado llegue a tu boca, tu cuerpo cuenta con un radar que te permite saber que la comida está por llegar. Este radar se activa por cuestiones como el olfato, la vista y el hecho de que salives como un San Bernardo ansioso por una botana de queso asado. En respuesta a esa información sensorial, las glándulas de tu boca comienzan a secretar enzimas para ayudarte a descomponer tus alimentos; entonces tu estómago pronto construye su versión de un centro de bienvenida en un sendero alterno al bombear ácido estomacal para ayudar al cuerpo a prepararse para el proceso digestivo.

Ahora, no debes quitar importancia a tu lamedor de estampillas como un jugador primordial en este proceso. En aquellos tiempos de los vestidos de coctel de pieles de búfalo, la gente dependía de su lengua (y su nariz) para sobrevivir; si algo tenía buen sabor, entonces era seguro; si sabía a vómito de dinosaurio, entonces podía ser venenoso o tóxico.

Ahora hacemos lo mismo pero de manera un poco distinta. Dado que nuestro cuerpo utiliza a nuestros sentidos para procesar información, dependemos de nuestra lengua para generar datos acerca de la comida. La información que recolectamos envía mensajes al cerebro y después este último envía mensajes a nuestros tenedores: come o deja de comer. Ese mensaje proviene en gran medida de nuestros cinco sabores (dulce, agrio, salado, amargo y mixto, el cual reconoce la delicia inherente a un filete miñón), pero también proviene de lo que olemos. Algunos investigadores dicen que tres cuartas partes de lo que "saboreamos" en determinados alimentos en realidad dependen de cómo los olemos. ¿Qué relación tiene todo esto con el crecimiento de nuestra cintura? Por una parte, está lo obvio: mientras más te guste una comida mala para ti, más probable será que la comas. Pero es probable que la genética del sabor y las papilas gustativas jueguen un papel más sutil y fascinante. Como verás en el recuadro de la página 70 ("¿Eres un gran degustador?"), la disposición fisiológica de tu lengua puede hacerte más o menos proclive a comer alimentos buenos o malos.

Figura 3.2 **Probador de sabor** El músculo más poderoso del cuerpo, la lengua, saborea la comida con papilas sensibles a los químicos en los alimentos y te informa si merecen tu atención continua.

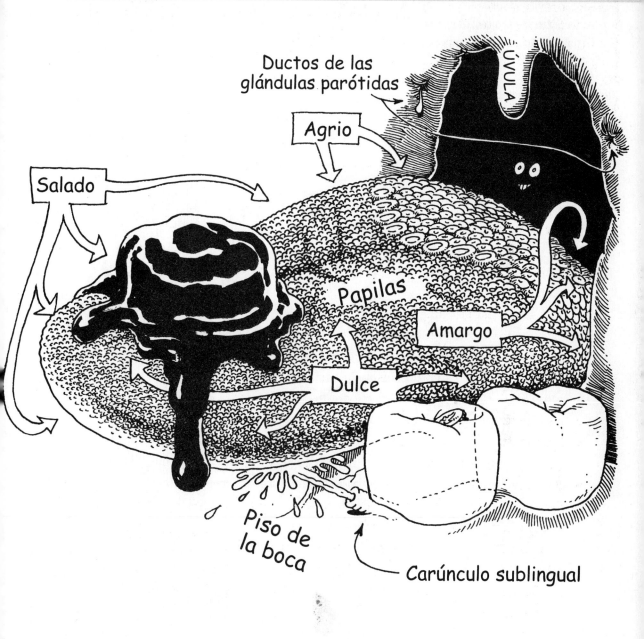

Figura 3.3 **Masticar la grasa** Una de las razones por las cuales aumentamos de peso tan pronto es la deficiencia de nuestros dientes, los cuales coinciden unos con otros a la perfección para asegurarse de que cada bocado de comida sea triturado por completo. Las glándulas salivales cercanas a los dientes inferiores y en la parte trasera de la boca secretan enzimas para facilitar la digestión antes de tragar. La vista y el olor de la comida advierten a estos sistemas de lo que está por llegar.

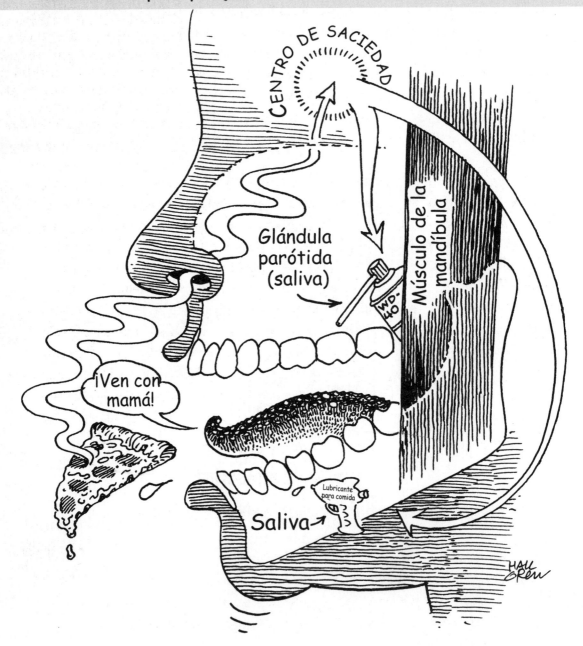

A diferencia de otros animales, nosotros desperdiciamos muy poca energía en el acto de comer gracias a los muy eficientes molares opuestos (consulta la figura 3.3). El poderoso movimiento de trituración nos ayuda a extraer cualquier posible caloría del filete de lujo. Otros animales utilizan o queman muchas calorías al comer porque sus dientes no trituran la comida de manera eficiente mientras llevan la presa a la barriga. En los seres humanos, una vez que la comida pasa la estación dental, se acelera hacia la entrada de la vía rápida del esófago, que es el tubo que conecta tu boca con la carretera interestatal de tu sistema gastrointestinal.

Después de que tu gigantesca hamburguesa se desliza hacia la entrada de la vía rápida, tiene que hacer una audaz vuelta en U para entrar al estómago. Ese ángulo, que es la unión gastroesofágica, es lo que impide que los ácidos estomacales regresen a tu esófago y hagan que tu pecho se sienta como el de una víctima de incendio. (Cuando tienes grasa adicional en la barriga, ese ángulo se abre por presión y permite que el ácido suba y cause agruras. Consulta "La palabra del reflujo" en la página 64.) Una vez que la chatarra de tu hamburguesa llega a tu estómago, comienza la digestión en serio. La comida permanece en tu estómago hasta que tu cuerpo la dirige hacia tu intestino delgado, en donde se absorbe la mayoría de los nutrientes y pasan al resto de tu cuerpo a través de tu torrente sanguíneo (hacia el hígado, que es la siguiente parada de los nutrientes), o hacia el intestino grueso en su camino hacia la evacuación.

Procesador de alimentos: cómo descompone los nutrientes tu cuerpo

Cazador de mitos

En términos de aumento de peso, una caloría es una caloría. Las calorías que tu cuerpo no utiliza de inmediato para producir energía son eliminadas como desperdicio o almacenadas como grasa. ¡**Eureka!** Pero esto no significa que todas las calorías reci-

Oh, la vesícula

Tu vesícula puede parecerte tan innecesaria como la barba de chivo, pero una de sus funciones es ayudar a almacenar bilis, ese jugo digestivo que ayuda a tu cuerpo a absorber nutrientes. Las personas obesas tienen más de 50 por ciento de probabilidades de desarrollar cálculos biliares. ¿Por qué? Un hígado sobrecargado de trabajo causado por el sobrepeso genera bilis, que es más espesa que el líquido y predispone a la vesícula a crear cálculos. También es más probable que desarrolles cálculos cuando pierdes peso rápido, como después de una cirugía para perder peso, porque la vesícula no se vacía lo suficiente cuando no detecta grasa. Así que no es raro que un cirujano extirpe la vesícula durante un procedimiento de *by pass* gástrico. Los factores de riesgo al desarrollar los dolorosos cálculos son fáciles de recordar porque son femeninos, fértiles, grasientos y cuarenta. (No queremos implicar que se trata de un asunto de género, pero el hecho es que es más frecuente que las mujeres desarrollen síntomas de cálculos biliares que los hombres.)

ben el mismo tratamiento de tu cuerpo. Por ejemplo, la proteína y la fibra con alto contenido de agua tienen un gran efecto para la saciedad, y los carbohidratos simples tienen el menor efecto en este mismo sentido. (La grasa, por cierto, tiene un efecto similar al de la proteína y la fibra en lo que se refiere a la saciedad, razón por la cual las dietas bajas en grasa hacen que la gente se sienta hambrienta todo el tiempo.) En cuanto a convertir las calorías, tu cuerpo procesa la grasa con más eficiencia, lo cual significa que conservas más de ella porque tu cuerpo no necesita invertir tantas calorías en intentar almacenarla. Por otra parte, tu cuerpo trabaja mucho para procesar las proteínas y hacerlas inflamables para el horno metabólico de tu cuerpo.

Contrario a la creencia popular, no todas las proteínas ingeridas se convierten en músculo y no toda la grasa de tu comida se almacena en tus caderas. Todo tiene el potencial de convertirse en grasa si no es utilizado por tu cuerpo para producir energía en el momento justo en que es absorbido por tus intestinos. Y la energía es energía (consulta las figuras 3.4a y 3.4b). Así es como se procesan los diferentes nutrientes:

Azúcares simples (como en un refresco de cola): El azúcar se absorbe de inmediato y llega al hígado en el proceso digestivo; entonces, el hígado le dice a tu cuerpo que convierta esa azúcar en grasa si no se utiliza de inmediato para producir energía.

Carbohidratos complejos (como en los alimentos hechos a base de granos integrales): El cuerpo tarda más tiempo en digerirlos, de manera que hay una liberación más lenta de los carbohidratos que se han convertido en tu intestino en azúcar para

Figura 3.4a Departamento de energía Los tres tipos principales de energía están contenidos en los carbohidratos, proteínas y grasas, que pueden provenir de alimentos saludables o destructores de cintura. Los carbohidratos complejos entran despacio a la sangre, así que no afectan a las hormonas. Los aminoácidos se convierten en azúcares de manera ineficiente, y las grasas no se convierten en absoluto. Las grasas vienen en formas que nuestro cuerpo reconoce (como las nueces) y en formas naturales menos comunes que nos envenenan (como las grasas trans). La mayoría de los alimentos, como la carne, son una combinación de fuentes energéticas; mientras la comida se digiere (y a veces se pudre) en tus intestinos, los nutrientes se absorben en distintos lugares. Por cierto, a pesar de que el hígado es el centro simbólico del universo metabólico, los intestinos, según ha quedado en evidencia por tu horario para ir al baño, no son un circuito cerrado.

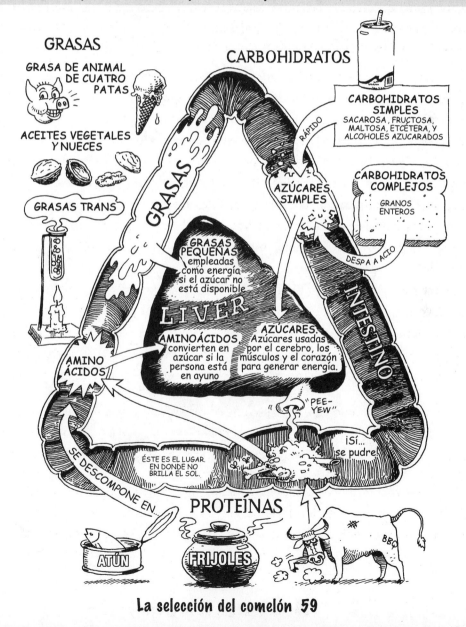

Figura 3.4b **El uso de la comida** Los azúcares simples de los carbohidratos son la fuente más versátil de energía, así que su uso es preferente para nuestros órganos, en especial para el quisquilloso cerebro, el cual se niega a tolerar cualquier otra fuente. Las grasas son un sistema de respaldo para proveer energía a los músculos; de hecho, ésta es la razón por la cual es necesario usar los músculos para perder grasa de manera selectiva y por la cual el ejercicio funciona tan bien. Los aminoácidos de las proteínas son cruciales para construir el cuerpo, pero sólo se utilizan como último recurso para la energía del ejercicio.

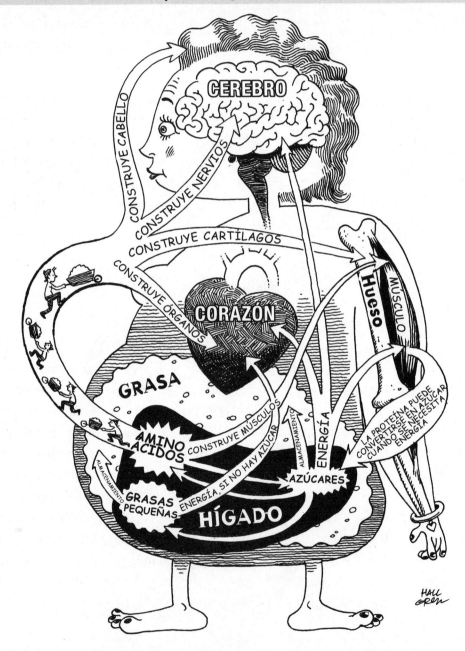

viajar como tal por tu torrente sanguíneo. Esto significa que tu sistema digestivo no está tan estresado. Sin embargo, si tu cuerpo no puede utilizar esta azúcar más lenta cuando se libera, la convierte en grasa.

Proteína (como en la carne): Se descompone en pequeños aminoácidos que después van hacia el hígado. Si el hígado no puede enviarlos a tus músculos (es decir, si no te ejercitas y no los necesitas para el crecimiento o mantenimiento de los músculos), entonces, sí, se convierten en glucosa que después se transforma en grasa si no puedes usarla como energía.

Grasa (como en un buñuelo): Se descompone en partículas más pequeñas de grasa y se absorbe como tal. Las grasas buenas (como las de las nueces y el pescado) disminuyen el proceso inflamatorio de tu cuerpo y las malas lo incrementan. Esa respuesta inflamatoria, que explicaremos en el siguiente capítulo, es un factor que contribuye a la obesidad y sus complicaciones. Si te ejercitas y utilizas todos los carbohidratos disponibles (azúcar), tus músculos pueden usar la grasa como energía, la cual es una excelente manera de reducir tus michelines.

Tu vía rápida digestiva:
la vía principal

En el fondo de tu estómago y en la parte superior de tus intestinos, tu comida se encuentra con una importante señal de tráfico: es la luz roja que le dice a tu cerebro que estás satisfecho y que no necesitas otra orden grande de aros de cebolla (o la salsa de queso como aderezo o la cerveza para bajar la comida). Esa luz roja es emitida por el nervio vago, que es un nervio largo que viene desde el cerebro y estimula la contracción del estómago (consulta la figura 3.5). El nervio vago también es el cable principal que controla el sistema parasimpático, el cual es la sección de relajación de tu sistema nervioso. ¡Eureka! El mensajero que enciende al nervio vago es un péptido producido en tu tracto gastrointestinal llamado CCQ, el cual se libera cuando tus intestinos detectan la grasa. En términos técnicos, CCQ significa colecistoquinina y su propósito principal es decir a tu cerebro que tu estómago está más lleno que un traje de baño de *Baywatch*.

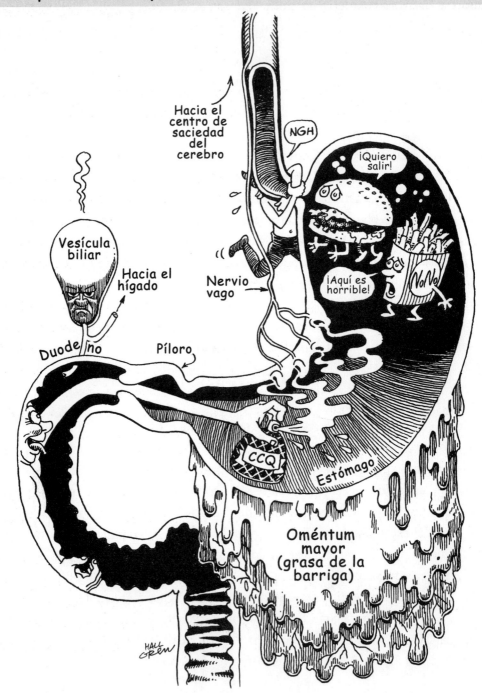

Como no tiene que atravesar los senderos químicos de tu cuerpo (tu torrente sanguíneo), el CCQ actúa como un mensaje e indicador muy directo de su saciedad. (Recuerda: la leptina es un indicador de más largo plazo de tu saciedad; el CCQ proporciona un mensaje muy intenso y de corto plazo.)

Cazador de mitos

Después de que la comida pasa algún tiempo en tu estómago, poco a poco abandonará ese lugar y viajará al intestino delgado a través del duodeno, la primera parte de tus intestinos que viene justo después de tu estómago. Ahí es donde el CCQ dispara una señal de mecanismo detector que te hace sentir lleno y hace que el píloro, que es la apertura al final de tu estómago, se cierre; eso impide que la comida avance hacia el intestino delgado. Así es como tu estómago se llena a nivel físico y tú te sientes satisfecho mentalmente. Una nota interesante: Las dietas altas en grasas saturadas producen una menor sensibilidad al CCQ, de manera que tú no te sientes tan lleno como deberías después de comerte un filete.

Después del estómago, tu comida pasa al intestino delgado y tiene una colisión de frente con la bilis. La bilis es el fluido digestivo espeso y verde que secreta el hígado, se almacena en la vesícula biliar y que se libera al intestino delgado. (El CCQ también tiene un tercer efecto: hacer que la vesícula biliar se contraiga.) Después de que la grasa se descompone en partículas más pequeñas llamadas lipasas, que son liberadas por el páncreas, estas pequeñas partículas interactúan con la bilis para formar un compuesto que se absorbe fácilmente en las células de tu cuerpo. La bilis rodea a la grasa de nuestros alimentos como el jabón rodea a la grasa de nuestras manos, de manera que pueda ser lavada de la pared intestinal y así se digiera y se absorba mejor.

Cazador de mitos

Una vez que llega al torrente sanguíneo, la comida continúa ejerciendo influencia sobre cuán hambriento te sientes. El nivel elevado de azúcar en la sangre envía un mensaje a tu cerebro de que es momento de llevar tu plato al fregadero y echarte en el sofá. El nivel bajo de azúcar en tu sangre estimula el hambre y hace que te sientas como una rata en el pasillo de los productos Kraft.

Muchos de nosotros estamos en problemas cuando comemos alimentos con azúcares simples (como los refrescos, el pastel, la gelatina). Los azúcares simples crean

Lo último sobre reflujo

La grasa no sólo causa problemas a tu barriga y a las vías subterráneas; también puede traer complicaciones a tu garganta. Alrededor de la mitad de las personas obesas tienen esa condición de ardor en el pecho llamada reflujo (reflujo gastroesofágico). La teoría dice que el exceso de grasa de la barriga empuja al estómago y, por tanto, abre el ángulo de la unión gastroesofágica y la oprime contra el pecho. (Recuerda: es un ángulo preciso para impedir que la comida se regrese a tu garganta cada vez que comes.) El ángulo abierto facilita que el ácido y la comida sean empujados hacia arriba. Además, la grasa adicional en la barriga ejerce presión sobre el contenido de tus intestinos. A más presión, más reflujo. ¿Cuál es el problema? Además de la desagradable sensación de saborear de nuevo tu comida en su camino ascendente, el reflujo quema tu esófago de la misma manera que el sol hace arder tu piel. Después de una quemadura, al esófago le toma un par de días recuperarse pero, si la quemadura ocurre una y otra vez, significa que quemas los tejidos y es más probable que desarrolles cáncer, justo como las asoleadas consecutivas incrementan el riesgo de contraer cáncer de piel. Si tomas la mitad de una aspirina normal o dos aspirinas para bebés (debes ingerir 162 miligramos) con un vaso de agua, disminuyes este riesgo en un 35 por ciento. Por cierto, el alcohol, el café, la pimienta, los alimentos ácidos como los tomates y el jugo de naranja y, en menor grado, el chocolate, incrementan los síntomas del reflujo. La mejor manera de lidiar con los síntomas hasta que pierdas peso es evitar comer tres horas antes de dormir y colocar ladrillos debajo de la cabecera de la cama para que duermas sobre una superficie con una ligera inclinación. (Por lo general las almohadas no funcionan porque tu cabeza rodará fuera de ellas.)

un efecto de rebote. Te sientes desganado, así que te comes una barra de chocolate. Esa ingesta de azúcar trabaja como un corrientazo eléctrico y de inmediato sientes más energía. Pero menos de dos horas después, esa energía se incrementa (en la forma de altos niveles de azúcar en la sangre), después decae y te sientes desganado de nuevo. ¿Tu conclusión? Necesitas una nueva barra de chocolate. Ese efecto de rebote (combinado con el deseo por el sabor que estimula el centro de placer de tu cerebro) puede poner tu cuerpo en un estado de desequilibrio biológico en el cual comes para sentirte mejor, a pesar de que lo que ingieres te haga sentir un tanto desbalanceado, así que giras y giras y siempre sientes que necesitas comer.

 ¡Eureka! En el extremo inferior de tu intestino delgado (antes de que se una con tu intestino grueso), la comida se encuentra con el freno del íleo, que es otra señal de que estás lleno. En esta unión existe una señal de tránsito que hace más lento el paso de los contenidos intestinales del intestino del-

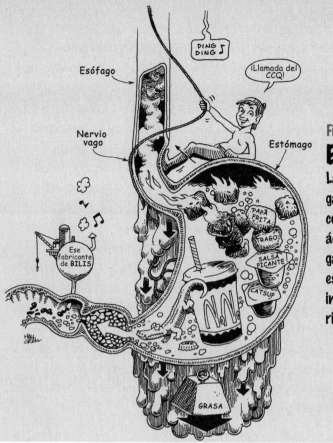

Figura 3.6

El viaje del ácido

La grasa oprime la unión gastroesofágica y abre esta conexión, lo cual permite que el ácido y el reflujo suban hacia la garganta. La presión en el estómago por la grasa intraabdominal incrementa el riesgo de que la comida se regrese.

gado al grueso. Se le conoce como válvula ileocecal. La contracción necesaria para pasar esta señal de tránsito con forma de válvula es reducida de manera natural por algunos alimentos, dado que tu cuerpo siente que aún estás en proceso de digestión y no estás listo aún para evacuar esos alimentos. En el colon ocurre muy poca absorción de nutrientes, así que, una vez que la comida pasa la válvula ileocecal, no sucede mucho más salvo que reabsorbes agua mientras consolidas el desperdicio que has formado. El resultado: tienes un embotellamiento en tu intestino y, si intentas enviar más autos por ese camino, se convertirá en una sensación de que estás más lleno. Ésta es una de las razones por las cuales la fibra aniquila los antojos, porque aminora el tránsito de comida desde tu intestino delgado hacia el grueso y mantiene esa sensación de que estás lleno. En el siguiente capítulo retomaremos el resto del trayecto digestivo en los intestinos, en donde tienen lugar algunos de los factores clave en el proceso de almacenamiento de grasa.

El sistema de satisfacción

A pesar de que parecen existir innumerables razones para comer (celebrar fiestas, combatir el estrés, pasar el tiempo entre comerciales del Súper Tazón), sólo existe una razón real por la cual necesitamos comida: energía. Esa energía permite que nuestros órganos funcionen, que nuestros músculos se muevan y que nuestros cuerpos se mantengan calientes. Desde una perspectiva más amplia, nuestro cerebro ayuda a controlar cómo convertimos la comida en energía. Para comprender el proceso por el cual atraviesa nuestro cuerpo para utilizar la energía, dividiremos el camino metabólico en dos fases:

Fase digestiva: Tu hipotálamo orquesta esta fase del metabolismo al recibir señales de todo tu cuerpo de si estás hambriento o no, de manera que tu cuerpo pueda utilizar energía para funcionar. Éste es el mecanismo: Tu cuerpo cuenta con una reserva de corto plazo de energía en forma de glicógeno, un carbohidrato almacenado principalmente en tu hígado y músculos. Después de comer, cuando tienes glucosa (azúcar) e insulina (la hormona producida en el páncreas para transportar glucosa), tu cuerpo utiliza toda la glucosa que necesita como combustible inmediato, pero toma el resto y lo almacena como glicógeno. Si los niveles de glucosa de tu sangre disminuyen, tu páncreas deja de secretar insulina y libera otra sustancia, el glucagón, el cual convierte la energía almacenada (glicógeno) en azúcar (glucosa). El efecto es que, cuando tu tanque de gasolina intestinal está vacío de azúcar (en otras palabras, cuando nuestros ancestros ayunaban entre cacerías de bisontes), tu cuerpo aún es capaz de suministrar la energía crucial a tu sistema nervioso central al convertir el glicógeno en glucosa.

Fase de ayuno: Mientras duermes o pasas largos periodos sin comer, tu cuerpo necesita tener un suministro de energía para mantener tus órganos en funcionamiento. Una vez que utilizas toda tu glucosa disponible durante la fase digestiva del metabolismo (tu cuerpo sólo almacena cerca de 300 calorías en la reserva de glicógeno de corto plazo), genera una reserva de largo plazo: tejido adiposo en forma de triglicéridos (moléculas que incluyen un glicerol que contiene carbohidratos). Este proceso continúa hasta que rompes el ayuno con el desayuno.

Figura 3.7 **Quemadura de primer grado** El acto de comer permite que nuestro hígado almacene el azúcar excedente como glicógeno, de manera que podamos consumir energía sin comer durante varias horas. Una vez que los almacenes de glicógeno están llenos, ahorramos el exceso de energía de un helado como grasa. Para descomponer la grasa, primero debemos utilizar el glicógeno, lo cual puede significar media hora de ejercicio. Es entonces cuando el cuerpo comienza a quemar grasa de manera automática.

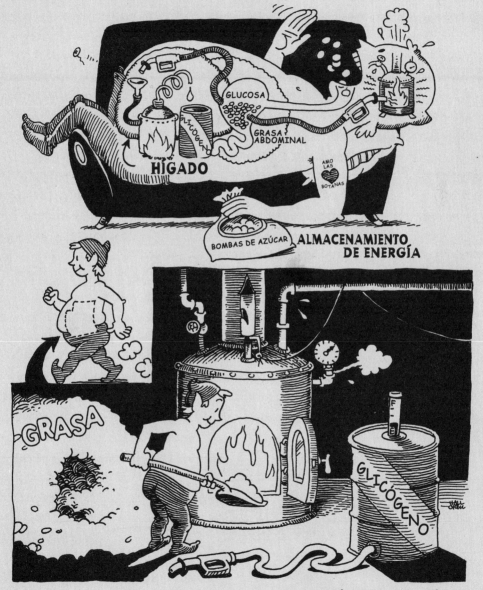

CONSEJOS TÚ

Haz más lento el proceso: En especial antes de comer. Si cuentas con un poco de las grasas buenas antes de comer, puedes engañar a tu sistema hormonal al enviar la señal a tu cerebro de que ya estás satisfecho. Si comes un poco de grasa unos veinte minutos antes de tu comida (más o menos 70 calorías de grasa en forma de seis nueces, doce almendras o veinte cacahuates), estimularás la producción de CCQ, el cual se comunicará con tu cerebro y hará más lento el proceso de vaciado de tu estómago, para que te sientas satisfecho. (La liberación de CCQ y la reducción de ghrelina se toman alrededor de 20 minutos en comenzar y necesitan alrededor de 65 calorías de grasa para estimularse.) De esa manera, serás capaz de sentarte a la mesa y comer por placer, no por hambre, la cual es una manera de que comas menos. Una persona promedio ha terminado de comer antes de que sus señales de saciedad se enciendan, lo cual impide cualquier posibilidad de que sus hormonas puedan ayudarle. Por la misma razón, debes comer despacio. Si comes más rápido que un auto deportivo, no permitirás que funcionen tus hormonas de saciedad.

Programa la alarma de la fibra temprana: Tal vez muchos de nosotros asociemos la fibra con una mejor salud y más tiempo en el baño, pero la fibra es el reductor de velocidad en tu vía rápida interestatal. La fibra hace todo más lento. En términos técnicos, el funcionamiento de la fibra es detener el tránsito de la comida a través de la válvula ileocecal y así mantiene lleno tu estómago durante más tiempo. El resultado: una mayor sensación de saciedad y un incremento de señales supresoras de apetito del CCQ. Debes ingerir alrededor de 30 gramos de fibra al día y la clave es hacerlo por la mañana. Algunos estudios demuestran que consumir fibra por la mañana (en el desayuno) te hace sentir menos hambriento por la tarde, que es el momento ideal del día para buscar caramelos y sabotear dietas. Entre las grandes fuentes de fibra para el desayuno se incluyen el cereal de avena, los granos enteros y la fruta. (Notarás que todos los desayunos en la dieta Tú —consulta la parte 4— incluyen mucha fibra, tanto en cereales como en los vegetales de un *omelette* de claras de huevo o en el pan de trigo integral. Y los bocadillos para la mañana, como una manzana, también contienen fibra.)

Además de controlar los niveles de azúcar en la sangre y de disminuir los niveles de insulina, la fibra también reduce la ingesta de calorías durante más de 18 horas por día. Comienza con 1 o 2 gramos de fibra dietética antes de las comidas y a la hora de dormir, y después aumenta lento hasta los 5 gramos. (Si la consumes toda desde un inicio producirás más gases que un campo petrolífero árabe.) El suplemento de raíz de konjac también parece tener un efecto similar al de la fibra. Un estudio demostró una pérdida de casi 6 libras de peso en ocho semanas para las personas que consumieron un gramo una hora antes de sus comidas.

Bájale al tamaño: Las porciones monstruosas son uno de los mayores enemigos del estómago: los estudios demuestran que cuando te sirves comidas malas en platos grandes, comerás una tercera parte más que si te sirvieras en un plato más pequeño. Al servirnos en cajas de palomitas, platos o tazas más grandes, de inmediato caemos en el engaño de creer que la disponibilidad de comida debe dictar cuánto comemos en lugar del hambre física. No tienes que realizar cambios drásticos para comer porciones más pequeñas. Para comenzar, cambia tus platos a una variedad más pequeña para darte la sensación visual y psicológica de que estás satisfecho una vez que has saciado tu apetito físico. Eso es importante porque los estudios demuestran que los mensajes visuales que registramos nos ayudan a determinar cuán satisfechos nos sentimos y el hecho de que no nos sentimos llenos a menos que el plato esté vacío, sin importar su tamaño. Ésta también es la razón por la cual nunca deberás comer directo del empaque y debes recordar siempre que una porción adecuada es del tamaño aproximado de un puño.

Más lento: Los ruidos estomacales estimulan el apetito, pero no te indican cuán hambriento estás. Te dicen que debes comer, pero no cuánto. Es por eso que el tamaño de la porción de comida es importante. Estás programado para comer, pero no para comer demasiado. Hacer una comida abundante y rápida no impedirá que desees comer pocas horas después, así que detente un poco y permite que actúe tu CCQ; se necesitan alrededor de 20 minutos después de comer nueces para que disminuya tu deseo de comer.

Agrega pimiento: El pimiento rojo, al consumirse temprano por la mañana, disminuye la ingesta de comida a lo largo del día. Démosle crédito al ingrediente capsaicina por ser el catalizador de la disminución de la ingesta general de calorías y por incrementar el metabolismo. También parece funcionar al inhibir la información sensorial de los intestinos al cerebro, lo cual es particularmente efectivo en el hecho de reducir el apetito en las dietas bajas en grasas. La capsaicina anula o al menos modera los mensajes de que estás hambriento, así que agrega pimientos rojos a tu *omelette* de claras de huevo.

Prueba Tú

¿Eres un gran degustador?

Todos sabemos que los alimentos que nos gustan pueden provocar que los demás corran a buscar máscaras antigás, pero la genética relacionada con tu lengua podría desempeñar un papel mucho más importante en la administración de tu cintura. Podría significar que no comes los alimentos apropiados o que seas más proclive a atascarte con un pastel de postre antes de que llegue la cuenta.

Si te clasificas como un "gran degustador", entonces tiendes a no comer frutas ni vegetales porque tal vez te parezca que su sabor es un poco amargo y, por tanto, te pones en riesgo de sufrir determinadas enfermedades y pólipos de colon porque no obtienes los nutrientes de estos alimentos. Debes enriquecer tu dieta con multivitamínicos para asegurarte de recibir los nutrientes apropiados, así como consumir frutas y vegetales para acompañar otros alimentos, como ensaladas, postres y aderezos para el pan (la salsa de tomate funciona muy bien). Si eres un "degustador pobre", tal vez te inclines más hacia el consumo de dulces porque hace falta más de un sabor para saciarte. Por cierto, los investigadores dicen que alrededor de 25 por ciento de nosotros somos grandes degustadores y otro 25 por ciento somos degustadores pobres. El resto de nosotros somos degustadores regulares. ¿Qué tipo de degustador eres tú?

La prueba de la sacarina: Mezcla un sobrecito de sacarina (Sweet'N Low) en dos tercios de taza de agua, que es del tamaño aproximado de una pelota de tenis. Ahora prueba el agua. Es probable que percibas una mezcla tanto de lo amargo como de lo dulce, pero intenta definir cuál es el sabor más fuerte. Si domina el dulce, significa que es probable que seas un degustador pobre, y si domina el amargo, es probable que seas un gran degustador. Si es un empate, eres como la mitad de la población, así que no te preocupes. Para estar seguro, tal vez tengas que hacer la prueba más de una vez para saborear la diferencia.

La prueba de la lengua azul: Pasa un cotonete de tintura azul para alimentos por tu lengua y observa el tejido de pequeños círculos rosados que configuran el lienzo ahora pintado de azul. Ésas son tus papilas gustativas. Ahora coloca un pedazo de papel con un agujero de 4 milímetros sobre tu lengua. Con una lupa, cuenta los puntitos rosados que ves en el agujero. Si cuentas menos de cinco puntitos, significa que eres un degustador pobre; más de treinta indican que es probable que seas un gran degustador.

Capítulo 4

Revisión de vísceras

Las peligrosas batallas de la inflamación en tu barriga

Mitos sobre las dietas

- Tu estómago es el lugar en donde almacenas la grasa abdominal.

- En su mayor parte, las dietas se refieren al control de las calorías.

- Tu cerebro es la única parte de tu cuerpo que reacciona emocionalmente a la comida.

Todos sabemos acerca de las pequeñas batallas diarias que conforman la guerra contra la obesidad. Tú contra el aderezo, tú contra la bandeja de postres y, en la lucha por el título, tu trasero contra los jeans que usabas cuando eras estudiante. Pero sería un error pensar que toda batalla para perder peso sucede en la mesa o en la privacidad de tu ropero. De hecho, millones de pequeñas luchas ocurren dentro de tus tripas cada vez que comes o bebes, y éstas son las batallas más influyentes en tu cruzada personal contra el exceso de peso. En el fondo de tus tripas, tienes células y químicos que reaccionan a la comida de dos maneras: como aliados o como enemigos.

Mientras avanzamos en tu viaje a la segunda parte de tu sistema digestivo, exploraremos esas batallas y cómo influyen en la medida de tu cintura. Aquí, tu cuerpo no sólo forma alianzas o combate enemigos de acuerdo con cuántas calorías contiene un alimento en particular, cuán grasoso es, o si su símbolo es un payaso de cabello rojo. Al interrogar a los nutrientes que pasan a través de tu sistema digestivo, tu cuerpo los clasifica según el tipo de efecto inflamatorio que tienen; los enemigos contribuyen a la inflamación y los aliados la apaciguan.

No sólo hablamos de la inflamación que ocurre cuando tu barriga crece al tamaño de un centro de convenciones o la que sucede en tus articulaciones si padeces de artritis. Hablamos de la reacción química de la inflamación que sucede en tu torrente sanguíneo y que es una causa subyacente del aumento de peso. Este proceso es como la oxidación de nuestro cuerpo. Así como el metal se oxida al estar expuesto al oxígeno, la inflamación es causada cuando los radicales libres del oxígeno (sin filiación política) atacan a los inocentes mirones en nuestro cuerpo.

La inflamación sucede en diferentes niveles y a través de distintos mecanismos, muchos de ellos relacionados con la comida. No sólo puedes inflamarte a causa de una reacción alérgica a la comida, sino también puede inflamarse el resto de tu cuerpo a través de la manera de responder del hígado ante las grasas saturadas y trans, y a través de la respuesta de tu cuerpo y tu grasa abdominal a toxinas como el cigarro y el estrés. Estas respuestas inflamatorias pueden causar trastornos como la hipertensión, altos niveles de colesterol y resistencia a la insulina, y esas respuestas inflamatorias influyen en todas las inflamaciones de tus arterias, lo cual provoca enfermedades cardiacas. (Discutiremos este tema a profundidad en el siguiente capítulo.)

¿Cuán tolerante eres?

Con más de 100 millones de neuronas en tu intestino, el dolor gastrointestinal es inmediato, pero el nivel de incomodidad depende de tu genética; en específico, de tu tolerancia o alergia a determinados alimentos y tu disposición genética a sentir los efectos de esas bombas gastrointestinales. A pesar de que existen ciertas soluciones farmacéuticas para enfrentar esas explosiones digestivas, también existen alimentos que producen un efecto antiinflamatorio que pueden acudir al llamado y controlar el fuego (consulta los Consejos Tú). Durante esas batallas inflamatorias, tus intestinos se contraen o se dilatan mucho; un doloroso proceso que opera a través del nervio vago. Demasiada estimulación o distensión de los intestinos es lo que causa el dolor. Algunos de nosotros somos menos sensibles a esos movimientos internos, así que no siempre recibiremos el aviso de nuestras entrañas. Éstas son algunas de las guerras más comunes que implican intolerancia alimenticia:

❖ *Deficiencia de enzimas:* Cuando tus intestinos carecen de enzimas para metabolizar alimentos específicos como la leche, los granos o los frijoles, la comida permanece sin digerirse y así comienzas a alimentar a las voraces bacterias intestinales. El resultado: mucha expansión intestinal y más gases que el tanque de combustible de una Hummer. La más común de éstas es la intolerancia a la lactosa (la falta de acuerdos gastrointestinales con los productos lácteos), y un segundo lugar bastante cercano es la alergia a la proteína gluten del trigo (y del centeno y de la cebada, buenos chicos nutritivos). Por ejemplo, cuando careces de la enzima lactasa, el azúcar lactosa de la leche, al llegar a tu intestino, no se metaboliza. Entonces se presenta a tus bacterias intestinales, las cuales metabolizan esa lactosa en tus intestinos y producen muchos gases.

❖ *Desórdenes gastrointestinales generales:* Los problemas como el síndrome de colon irritable, los cuales causan síntomas como la diarrea y el dolor abdominal, son causados por los nervios sensitivos y resultan en una inflamación en las paredes intestinales. Por ejemplo, por lo regular todos pasamos la misma cantidad de gases al día (alrededor de 14 veces o un litro en total), pero algunos de nosotros sentimos más incomodidad a causa de ese gas que otros.

❖ *Respuestas psicológicas*: Las aversiones a la comida pueden desarrollarse si, por ejemplo, una persona comió camarones que le provocaron vómito cierta noche. La respuesta será asociar a los camarones con los dolorosos efectos posteriores y los evitará en adelante.

Existen numerosos problemas gastrointestinales: infecciones, parásitos (los gusanos son la técnica de pérdida de peso más efectiva, pero nosotros no recomendamos la dieta del *Fear Factor*) y violentas e incluso letales reacciones alérgicas a la comida. El punto es que es probable que tengamos ciertos grados de intolerancia de maneras que incluso no reconozcamos. Necesitamos escuchar lo que nuestro intestino delgado intenta decirnos acerca de lo que comemos. Una vez que reconoces que la sensación de malestar puede ser causada por los alimentos que comes, puedes identificar la sustancia que hace que tus intestinos se retuerzan, y trabajar para eliminarla, reducirla o sustituirla.

Ahora analizaremos cómo sucede la inflamación al nivel de los intestinos y después, en el siguiente capítulo, cómo esa inflamación puede extenderse a nivel de todo el cuerpo.

Las tripas inflamadas: el combate al fuego intestinal

A nivel intestinal, los alimentos pueden causar inflamación en las paredes de los intestinos a través de fenómenos como las alergias, las bacterias u otras toxinas. Cuando la comida incita reacciones inflamatorias en tus tripas, es como si se hubiera arrojado una granada a tu sistema digestivo (consulta la figura 4.1 en la página 81). Después, en respuesta a esa dañina granada, tu cuerpo arroja más granadas hasta crear una Guerra de los Mundos digestiva apocalíptica. El efecto es que, mientras más inflamación haya en nuestros intestinos, más toxinas pueden entrar a nuestro torrente sanguíneo.

Durante este combate en la frontera digestiva, tu cuerpo percibe a un intruso y asigna a sus fuerzas especiales (mastocitos y macrófagos) para eliminar al culpable. Éstas son las células que inician un proceso de respuesta inmune a través de tu cuerpo después de ingerir elementos extraños y alertan al resto de las células protectoras de que hay intrusos en el área. Los alimentos que no concuerdan con las sensibilidades de tu cuerpo son percibidos como invasores extraños, de manera que los macrófagos atacan a estos alimentos y avisan a los demás que hay una batalla. Lo anterior ocasiona que todo tu cuerpo comience a combatir tanto a esos alimentos como a los inocentes mirones; por tanto, causan inflamación en tu torrente sanguíneo. De esa manera, comer alimentos no saludables es como tener una infección crónica que dispara una reacción inmune y que después causa inflamación.

Una de las metas de tu cuerpo es llevar glucosa a las células cerebrales para alimentarlas y que puedan funcionar. Pero la inflamación en tu cuerpo impide que el azúcar llegue a esas células y tú terminas por desear consumir más glucosa y más alimentos dulces, que incrementan la inflamación y dan inicio al ciclo de nuevo.

A pesar de que debemos preocuparnos por disminuir nuestra grasa corporal, también debemos preocuparnos por disminuir nuestra respuesta inflamatoria general para hacernos más eficientes en el manejo de las complicaciones potenciales en nuestra medida de cintura. Existe cierto componente genético hacia la inflamación (algunos tenemos más que otros, y los fumadores tienen niveles más altos de inflamación que los no fumadores). Lo más importante es saber que el proceso de aumentar de peso con frecuencia es un proceso de inflamación.

¡Eureka! Cuando disminuyes la respuesta inflamatoria de tu cuerpo, también disminuyes tu peso y tu cintura.

Mientras más inflamación tengas, menos eficiente será tu aprovechamiento de calorías y menos saludable te sentirás. Mientras más mal te sientas, más malos alimentos consumirás para intentar sentirte mejor. Mientras más malos alimentos consumas, menos podrás responder a las tensiones normales de la vida y más inflamación experimentarás. Y mientras más inflamación tengas, más alto será el riesgo de que desarrolles:

❖ Diabetes.
❖ Presión arterial alta.
❖ Malos índices de colesterol.
❖ Y todas las demás condiciones que contribuyen a que se incremente tu talla y disminuya tu salud.

Simple y llano: La inflamación hace envejecer tu cuerpo, hace que tus arterias sean menos elásticas e incrementa la arterioesclerosis (la oxidación de los vasos sanguíneos). La inflamación también causa que se dañe tu ADN y las células pueden hacerse cancerosas, además de que incrementa el riesgo de infecciones. Si los mediadores de inflamación luchan en las arterias, no pueden defender en ningún otro sitio

FACTOIDE

Los probióticos como el lactobacilo GG o el *Bifidus Regularis* permiten la reproducción de tus bacterias intestinales con bacterias saludables, en especial después de un tratamiento con antibióticos. Las bacterias buenas calman a las peligrosas, lo cual significa que pueden ayudar a que tengas menos irritación gastrointestinal, menos gases y menos riesgo de una guerra no civil inflamatoria.

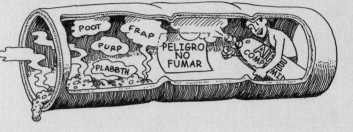
y eso incrementa el riesgo de que tu cuerpo se vuelva contra sí mismo y cause una enfermedad autoinmune, en la cual tú atacas a tus propios tejidos (por ejemplo, algunas formas de artritis reumatoide y enfermedades de la tiroides).

La inflamación estresa a tu cuerpo.

La inflamación engorda a tu cuerpo.

La obesidad no es sólo una enfermedad de *doughnuts* y pastelillos. La obesidad es una enfermedad de inflamación.

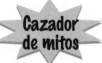
Cazador de mitos

Mientras viajamos por el resto de tu sistema digestivo, nos detendremos en tres puntos para ver cómo los alimentos influyen en la inflamación y cómo la inflamación influye en la grasa:

Tu principal carretera interestatal de comida: Tu intestino delgado. Este órgano de alrededor de veinte pies de largo (mide cerca de tres veces tu altura) funciona como tu segundo cerebro y decide cuáles alimentos concuerdan con tu cuerpo y cuáles causan que éste se rebele como niños de doce años con un maestro sustituto.

Tu estacionamiento de grasa: Tu oméntum. El oméntum, que se localiza junto al estómago, funciona como un establecimiento primario de almacenamiento de grasa en donde estacionas parte o todos los alimentos excedentes que consumes, en casos muy malos. En términos ideales, el estacionamiento debe estar vacío pero, a medida que ganamos peso, algunas barrigas albergan hasta cuatro niveles más de grasa. Lo más importante es

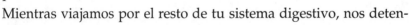
Cazador de mitos

El dolor abdominal es un FASTIDIO

Tu incomodidad abdominal puede ser causada no por lo que sucede dentro de tu barriga sino por lo que sucede afuera de ella. De acuerdo con un investigador, existe una cosa llamada Síndrome del Pantalón Ajustado, que es un dolor abdominal que persiste durante dos o tres horas después de comer. ¿La causa? Pantalones que están demasiado apretados. (El investigador dice que puede haber hasta tres pulgadas de diferencia entre el tamaño de la cintura y el cinturón.) Es chistoso, pero lo mismo les sucede a algunos hombres con la talla de las camisas. Dos tercios de los hombres compran camisas con una talla menor de cuello, de manera que sufren dolores de cabeza, cambios en la visión e incluso cambios en el flujo sanguíneo hacia y desde el cerebro.

 que el oméntum funciona como la vía férrea del estrés: ¡**Eureka!** Como en un momento explicaremos, las barrigas más grandes indican niveles más altos de estrés crónico mal manejado, lo cual causa niveles crónicos de inflamación.

Tu departamento de procesamiento de mensajería: Tu hígado. Tu hígado es el segundo órgano más pesado de tu cuerpo (el mayor, la piel, es dos veces más pesado) y es la máquina de metabolización de tu cuerpo. Tu hígado funciona como un centro postal urbano que alberga toda la correspondencia de llegada (en términos de nutrientes y toxinas), la separa, la libera de toxinas y la envía a los diferentes destinos de tu cuerpo para ser utilizada como energía.

Mientras esos tres órganos juegan diferentes roles, el punto crucial en su relación es el siguiente: El intestino delgado procesa primero la comida y tu oméntum ayuda a almacenarla. La inflamación ocurre en tu intestino delgado y en tu oméntum, pero la gran batalla ocurre en tu hígado, donde tiene lugar la respuesta inflamatoria más importante de todas. Es la que te hace almacenar grasa y experimentar sus efectos poco saludables.

Sí, ya sabemos que la fisiología de tus intestinos no siempre es hermosa, pero queremos que tengas en mente nuestra meta: al comprender cómo viaja la comida por esta sección de tu sistema digestivo, serás capaz de identificar los alimentos que te ayudarán a reducir la dañina y engordadora inflamación. Al hacerlo, firmarás un tratado de paz digestivo que puede dar fin a la guerra en tu cintura.

FACTOIDE

La grasa es como un órgano, pero el oméntum es la versión supercargada. La grasa del oméntum tiene más suministro de sangre que cualquier otro tipo de grasa y es la más rápida para movilizarse y alimentar al hígado.

Acumular inteligencia

Dicen que las mujeres piensan con el corazón y que los hombres piensan con su periscopio personal pero, en lo que respecta a la anatomía, el órgano más cercano a tu cerebro no es el que vibra ante una serenata nocturna o el que brinca ante un catálogo de lencería. Es el que se enrolla en tu barriga como una serpiente dormida.

Desde un punto de vista estrictamente fisiológico, tu intestino delgado funciona como un segundo cerebro y contiene más neuronas que cualquier otro órgano excepto el cerebro mismo (y tantas como tu espina dorsal); además, la estructura física del intestino delgado es la más semejante a la del cerebro. Después de tu cerebro, tu intestino delgado experimenta el rango más amplio de emociones; en este caso, tus sentimientos se manifiestan en forma de estrés gastrointestinal. En tu cerebro, tu reaccionas a las acciones: sientes amor cuando tu pareja toma tu mano, te enojas cuando olvida su aniversario y te sientes humillada cuando se quita la camiseta en un juego de los Osos y exhibe su boscoso pecho para una fotografía en una revista deportiva. Tu intestino delgado hace lo mismo: reacciona a los alimentos que entran a su territorio según su efecto antiinflamatorio o inflamatorio. Tu comida dicta si tu intestino delgado se siente un poco molesto (un poco inflamado), furioso (gas), incómodo (constipación) o emberrinchado (un caso de diarrea rampante).

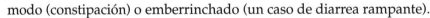

Cazador de mitos

Desde luego, tú eres quien decide qué alimentos comerás, pero tu intestino delgado trabaja como un agente encubierto: reúne información acerca de todos los nutrientes y toxinas que entran a tu cuerpo.

Tu intestino delgado siente. Tu intestino piensa. Y tu intestino realiza un trabajo crítico durante la digestión: ayuda a guiarte en todas las decisiones que tomas acerca de comer porque te dice cuáles alimentos concuerdan con tu cuerpo y cuáles no. ¿Cómo lo hace? A través de la absorción de dichos alimentos. Tu intestino delgado tiene una superficie de absorción que es mil veces mayor que su longitud de principio a fin a causa de todas las estructuras en forma de acordeón, grietas y dobleces que contiene. En esos espacios es donde tu cuerpo absorbe los nutrientes, de manera que tu área de absorción de nutrientes no es sólo de veinte pies de largo; es el

Por qué algunas personas se estancan

Nos gusta pensar que nuestro cuerpo funciona como un auto: oprimimos el acelerador para ir más rápido, pisamos los frenos para ir más lento; sin embargo, los interruptores metabólicos de nuestro cuerpo no funcionan así. Tal vez no aumentemos o disminuyamos de peso al ritmo que esperamos. Cuando tenemos una inflamación nuestro cuerpo es menos eficiente y esto significa que quemamos más calorías, como una estrategia para protegernos, incluso si aumentamos de peso. Al perder peso y disminuir la inflamación, nuestro cuerpo recupera su eficiencia y tal vez no quememos calorías al ritmo proporcional con que las consumimos. Por tanto, cuando comemos los alimentos adecuados y los metabolizamos de manera más eficiente, el peso puede estancarse de forma temporal. Lo anterior significa que tal vez nuestro peso sea elevado pero no estará asociado a tantos riesgos de salud.

equivalente a 20,000 pies de longitud. No es sorprendente que absorbas tanto de lo que comes. Cuando tienes inflamadas las paredes de tu intestino delgado (a causa de alguna alergia o intolerancia), esa superficie deja de realizar su trabajo de absorción de manera automática —desde alrededor de 2 millones de centímetros cuadrados a 2 000 centímetros cuadrados— a causa de la irritación y el envenenamiento de las células funcionales de la superficie. Y si el intestino no puede absorber nutrientes, tú experimentas malestar estomacal y diarrea.

Mientras nos familiarizamos con estas crisis intestinales emergentes, nuestras emociones intestinales también influyen en nosotros en maneras que por lo regular no asociamos con la comida. La razón por la cual podemos sentirnos débiles o con menos energía que un foco de nueve voltios es porque nuestros intestinos intentan decirnos que elegimos los alimentos erróneos. Si sacaras los intestinos de todos tus familiares y los extendieras en el patio trasero para compararlos (guantes de plástico, por favor), verías que todos se asemejan; son los clásicos tubos agusanados que se enrollan en tu interior.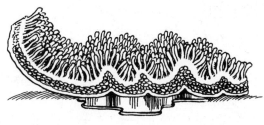

En términos fisiológicos, todos tenemos los mismos intestinos, así como tenemos la misma estructura cerebral básica.

Pero así como nuestros cerebros no funcionan igual a pesar de tener las mismas partes, nuestros intestinos tampoco funcionan de igual manera.

¡**Eureka!** Nuestros intestinos son tan diferentes como nuestras sonrisas, como nuestras carcajadas, nuestras perspectivas políticas y nuestros fetiches. Un alimento en particular puede hacer que una persona se sienta llena de energía, mientras que otra se sienta más letárgica que una muñeca de trapo.

En términos anatómicos, tu pared intestinal es tan ruda como Clint Eastwood. Con más de un billón de bacterias que viven en tu intestino en un momento dado (la mayoría de ellas útiles pero al menos 500 especies de ellas son letales en potencia), tu cuerpo se protege con una infraestructura fortificada para mantener a las bacterias fuera de tu torrente sanguíneo. Pero tu cuerpo, a pesar de que depende de ese fuerte semejante al de Fort Knox, debe tener una manera de dar entrada a los visitantes autorizados. Es decir, necesita permitir que los nutrientes atraviesen la pared hasta tu torrente sanguíneo para que puedas utilizar la comida como energía y así mantener tus órganos en funcionamiento, para ir a trabajar, para liberar a la aterrorizada rana de los dedos del niño. (Una de las maneras de funcionar de este sistema de penetración es a través de la bilis, la cual engaña a los guardias de seguridad de la pared de

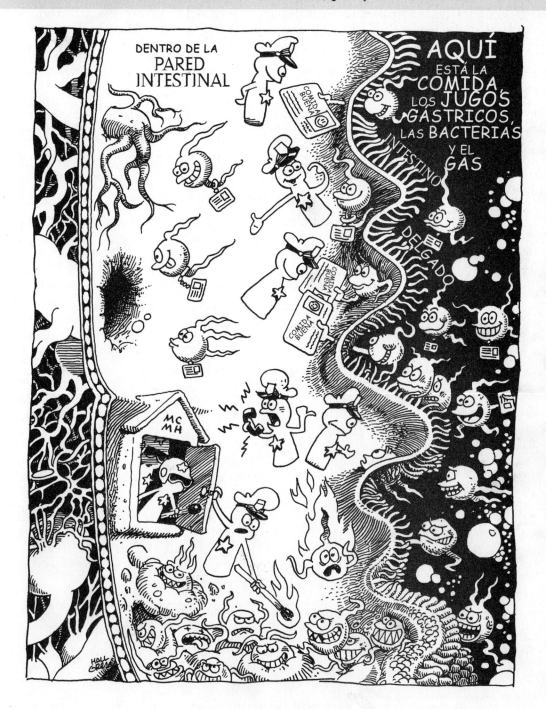

A pesar de que se ha dicho que miles de hierbas y suplementos te ayudan a bajar de peso, muchos no han sido estudiados lo suficiente y no están regulados por la autoridad competente. La seguridad puede ser un problema, como fue el caso de la efedrina. Ésta ayudaba a la gente a perder peso por su acción semejante a la de la adrenalina, pero sus consumidores corrían el riesgo de sufrir ataques cardiacos. Aquí presentamos algunos remedios herbales comunes y las razones por las cuales no son tan efectivos como se supone, para que no pongas tu fe de perder peso en ninguno de ellos:

❖ Calcio: Se le ha nombrado como ingrediente que apresura la pérdida de peso. Algunos estudios han demostrado que las personas con bajos niveles de calcio son más proclives a aumentar de peso. La gente que perdió peso al incrementar su ingesta de calcio estaba sujeta a dietas de corto plazo con calorías restringidas, así que la pérdida era más que predecible.

❖ Naranja agria: Se ha demostrado que ayuda a perder peso, pero tiene los mismos efectos colaterales que la efedrina, como aumentar el ritmo cardiaco y la presión arterial.

❖ Chitosan: Se extrae de las conchas de los crustáceos y la teoría dice que trabaja como algunos medicamentos para perder peso al bloquear la absorción de grasa. Pero los estudios demuestran que no produce pérdida de peso.

manera que las grasas puedan entrar al torrente sanguíneo.) Esta selección de lo que se queda en los intestinos y lo que puede cruzar la línea es uno de los procesos anatómicos menos comprendidos, pero es parte de la batalla inflamatoria que ocurre a diario en tu cuerpo. Cuando tu pared intestinal está inflamada, algunos visitantes no autorizados pueden entrar.

En esencia, bacterias forasteras viven en tu intestino e intentan ingresar a tu torrente sanguíneo para multiplicarse (que es su propósito) y causar problemas, pero son combatidas en la pared intestinal por las bacterias que la resguardan. (Tu tracto gastrointestinal, y en especial tus intestinos, es uno de los tres lugares en donde tu cuerpo interactúa con el mundo exterior; los otros dos son la piel y los pulmones.) En tu intestino delgado, tus mastocitos y macrófagos, que forman parte de tu sistema inmunitario, funcionan como la brigada de las tripas y luchan contra los forasteros invasores.

Cuando la comida entra al intestino delgado y es transportada a lo largo de la pared intestinal, se enfrenta con esta brigada de las tripas, que es una patrulla fronteriza que localiza a los nutrientes. La brigada permite la entrada del alimento porque cuenta con una identificación autorizada: es comida, y tu cuerpo la quiere. Pero si es del tipo inadecuado de comida o si contiene algunas toxinas, tu brigada responde con una llamada a más mastocitos y con la detonación de bombas a lo largo de tus intestinos. Así es como inicia el combate inflamatorio. ¿El resultado? Dolor, gas, náuseas o malestar gastrointestinal general.

¿Por qué es crucial? No sólo por las reacciones iniciales de inflamación, sino por el papel que juega en tus emociones al comer (tu intestino delgado es tu segundo cerebro y 95 por ciento de la serotonina de tu

Lo lechoso

Si sufres de alergia a la leche, puedes sentir tus intestinos como una lavadora de ropa en el ciclo de enjuague. Éstas son algunas estrategias para ayudarte con este problema:

❖ La leche es uno de los ingredientes más fáciles de sustituir al hornear y guisar, utilizando una cantidad similar de agua, jugo de frutas o leche de arroz o de soya.

❖ Mantente atento a las fuentes ocultas de lácteos; por ejemplo, algunas marcas de atún enlatado y otros productos no lácteos contienen caseína, que es una proteína de la leche. En la actualidad, la FDA (Foods and Drugs Administration —Administración de Alimentos y Medicamentos, en español) de Estados Unidos realiza esfuerzos para solicitar a los productores de alimentos que eliminen el término "no lácteo" de los empaques si contienen derivados de leche.

❖ En los restaurantes, informa al mesero de tu alergia. Muchos restaurantes agregan mantequilla (que proviene de la leche) a la carne y a otros alimentos después de ser asados en la parrilla o al prepararlos para darles sabor adicional, pero tú no podrás verla después de que se derrita.

❖ Algunos ingredientes parecen contener productos lácteos o derivados pero no es así. Es seguro consumirlos a pesar de ser alérgico a la lactosa: mantequilla de cacao, salsa tártara o calcio láctico.

Por cierto, existe una predominancia étnica más alta de intolerancia a la lactosa en aquellas personas de origen no europeo. Éste es sólo otro ejemplo de cómo los genes —y no la fuerza de voluntad— ayudan a determinar lo que puedes y no puedes comer.

cuerpo, que es una hormona que te hace sentir bien, está en tu intestino). Cómo te sientas influye en cómo comes, y cómo comas influye en cómo te sientes. Cuando consumes alimentos que te hacen sentir mal, tú te automedicas con alimentos que te hacen sentir bien a corto plazo, pero que contribuyen tanto a la inflamación como al aumento de peso. En última instancia, cuando te ves atrapado en un ciclo de sentirte mal y comer peor, crearás una respuesta química de estrés en tu cuerpo, que opera desde tu estacionamiento de grasa.

FACTOIDE

Alrededor de 2.5 por ciento de nosotros sufrimos alergia a la leche, lo cual la convierte en la más común de las alergias a los alimentos. Mientras que las alergias a los productos lácteos se incrementan con el tiempo, no ocurre lo mismo con las alergias al cacahuate (y son las más letales en potencia). Por cierto, tal parece que las alergias son más comunes mientras más temprano en la vida nos exponemos a dichos alimentos.

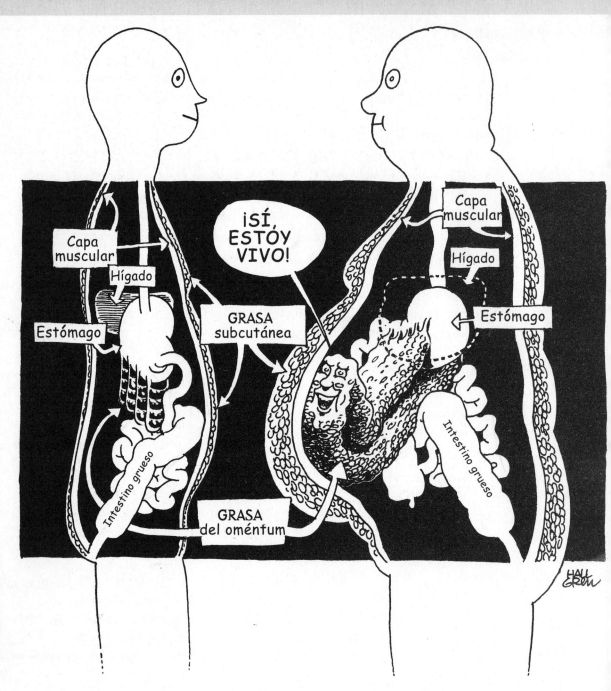

Figura 4.2 **Barriga arriba** No toda la grasa se queda al nivel de la piel. Debajo de tus músculos, el oméntum cuelga del estómago como las medias de un gancho de ropa. Al almacenar grasa, el oméntum forra el espacio y nos proporciona la maldita panza cervecera.

El almacenamiento de estrés en tu panza

La mejor manera de averiguar cuán estresado estás es observar cuánta grasa abdominal tienes. Mientras más grande sea tu cintura, más estresado te encuentras.

A lo largo de la vía rápida intestinal, el estacionamiento de grasa que es tu oméntum parece como una media colgada de un gancho para ropa (el estómago es el gancho), pero cambia según la cantidad de calorías que almacenes (consulta la figura 4.2). En una persona con poca grasa en el oméntum, su estómago luce como si tuviera medias de nylon colgadas de él: delgadas, permeables y con cierto tejido de red. Pero en una persona con mucha grasa en el oméntum, parece como si el gancho de ropa tuviera ropa interior térmica colgada de él y los glóbulos de grasa están tan gordos que no existe tejido de red alguno. (A pesar de que las células pueden convertirse en grasa en el hígado, aumentar de peso es más un caso de crecimiento de tus células existentes. Cuando agregas grasa corporal, no adquieres más células de grasa sino más grasa en cada célula.)

Es cierto que la genética ayuda a dictar si tendrás lleno el estacionamiento (saturado con grasa abdominal) o si estará vacío. Pero tu estilo de vida, en términos de estrés, con frecuencia juega un papel preponderante en la decisión de si tendrás grandes cantidades de grasa abdominal o no. Así es como funciona:

En términos históricos, la humanidad tiene dos tipos de estrés. El primer tipo es el que te hace sudar tu ropa interior (en otras palabras, el tigre dientes de sable busca comida y se acerca a gran velocidad). En ese escenario de pelear o huir, tu cuerpo produce el neurotransmisor norepinefrina para acelerar tu ritmo cardiaco y tu respiración para que puedas correr como bólido a tu cueva. Cuando eso ocurre, lo que menos piensas es en asar algunos tubérculos en la fogata, así que tus niveles de hambre están hasta el suelo. Eso es porque tu cuerpo inhibe el péptido NPY durante periodos de estrés imperante (razón por la cual el ejercicio inhibe el apetito, porque tu cuerpo siente que estás en estado de estrés imperante). Así que los niveles altos de estrés operan a favor de tu cintura: se llevan tu apetito y aceleran tu metabolismo.

El segundo tipo de estrés que el hombre primitivo enfrentó es la lucha crónica provocada por las sequías y las hambrunas. En contraste con los treinta o cuarenta segundos que sudaron ante los colmillos del tigre, nuestros ancestros se preocupaban todo el tiempo por su supervivencia y sus cuerpos tenían que lidiar con el estrés crónico. Al enfrentarse con la hambruna, ellos buscaban tantas calorías como pudieran y su metabolismo disminuía para ayudarles a conservar energía. A pesar de que nosotros no nos enfrentamos con la hambruna, experimentamos versiones modernas de estrés crónico que nos impulsan a buscar calorías y a disminuir nuestro metabolismo.

¡Eureka! Nuestro cuerpo responde al almacenar la energía excedente para recurrir a ella durante los periodos en los cuales tal vez no haya suficiente comida disponible. Esas calorías adicionales se almacenan en el oméntum, nuestro depósito abdominal de grasa, para tenerlas a la mano si se nos niega el alimento. El hígado, que es la estación de paso de circulación de energía en el cuerpo, tiene acceso inmediato a esa grasa del oméntum, a diferencia de las células depositadas en la parte trasera de nuestros muslos.

Cuando la gente se encuentra estresada, su cuerpo libera altas cantidades de esteroides a su torrente sanguíneo en forma de la hormona cortisol. En casos extremos (el tigre o un accidente de auto), los esteroides permanecen durante poco tiempo, pero cuando estás bajo estrés crónico (la sequía o las tareas abrumadoras), tu cuerpo necesita encontrar la manera de lidiar con esos altos niveles de cortisol de manera que tu oméntum limpia los esteroides del cortisol; tiene receptores que se unen a ellos y pueden extraerlos del torrente sanguíneo. (Por desgracia, esto no necesariamente reduce el nivel de estrés que sientes.) Los esteroides sobrecargan la habilidad del oméntum de almacenar grasa, así que tu grasa abdominal (y, por consecuencia, tu cintura) se convierte en el mejor indicador de tu manera de manejar el estrés, a pesar de lo que diga tu cerebro. Ese incremento de esteroides lleva a tu cuerpo a un estado de desequilibrio metabólico al hacer tu

Figura 4.3 Desechos tóxicos Todos los nutrientes que absorbemos en los intestinos pasan al hígado a través de la vena porta. El exceso de grasa y de químicos inflamatorios almacenados en el oméntum puede también arrojar desechos al hígado, lo cual puede provocar la liberación de una cascada de proteínas tóxicas en el cuerpo.

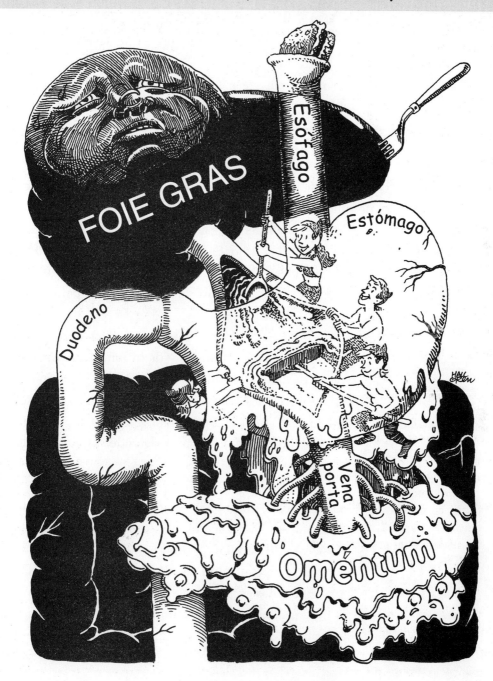

oméntum resistente a la insulina, de manera que el azúcar flota alrededor sin ser absorbida ni utilizada de manera apropiada por las células que la necesitan. Esto:

- ❖ Eleva el azúcar en tu sangre, lo cual daña tus tejidos.
- ❖ Sobrecarga a tu oméntum de químicos inflamatorios que desestabilizan el delicado equilibrio de tus hormonas.
- ❖ Obliga a tu oméntum a bombear grasa de altos octanos a tu hígado; lo anterior provoca que tu hígado produzca más químicos inflamatorios.

La lucha contra la inflamación

El hígado, órgano responsable de tu metabolismo, recibe su sangre y nutrientes de tus intestinos. Lo que no quiere es la grasa trans de la orden extragrande de papas fritas. Quiere los demás nutrientes: la proteína de la carne, los carbohidratos del pan, el licopeno de los tomates, el calcio del queso. El hígado siempre está ocupado procesando los bocadillos de medianoche y el café de las cinco de la mañana. Tu hígado toma cada químico de tu cuerpo y lo procesa al unirlo a una proteína para transformarlo en algo que el cuerpo pueda utilizar.

Así que tu explotado hígado también toma la grasa trans tóxica de tus intestinos y de tu oméntum a través de la vena porta que se conecta directo con él. Cuando tus intestinos envían ese convoy de grasa por la vena porta, el hígado lo percibe como un tren en fuga e intenta metabolizar los alimentos. Pero al intentar defender al cuerpo, libera más químicos inflamatorios.

En tu hígado, los nutrientes pueden encontrarse con dos sustancias. En tu pueblo digestivo, a lo largo de tu vía rápida intestinal, pensemos en una de ellas como la escandalosa casa de estudiantes que estimula la inflamación y la otra es un grupo altruista pacífico que calma la inflamación y realiza buenas acciones en todo tu cuerpo.

Ingerir alimentos que estimulan a tu hígado para liberar la sustancia de la casa estudiantil, cuyo nombre es factor nuclear kappa B o FN-k Kappa B, dispara una cadena

FACTOIDE

Estudios preliminares en animales demuestran que la esencia del aceite de toronja (sí, sólo la esencia) tiene el efecto de reducir el apetito y el peso corporal. Las ratas expuestas a la esencia durante quince minutos, tres veces por semana, disfrutaron de sus beneficios. ¿La causa? No está muy clara, pero tal vez tenga relación con el efecto de la esencia de aceite de toronja en las enzimas del hígado. El aceite de toronja está disponible en las tiendas de aromaterapia y en sitios *web*. Como bono adicional, intenta comerte un par de toronjas mientras lo buscas.

Infectado e inflado

Aunque en apariencia todo tu cuerpo te pertenece, desde el cabello hasta los tobillos, sólo 10 por ciento de sus células es tuyo. El resto son microbios que viven en tu piel (placentera visión, ¿no?) y en especial en tus tripas. Esos residentes proporcionan las enzimas para digerir la fibra de frutas y vegetales que, de otra manera, pasarían sin ser absorbidos (visión placentera número dos). Sin ellos la advertencia de las etiquetas de alimentos de 100 calorías por bocado sería una exageración. Los ratones que crecen sin exponerse a ningún germen tienen 60 por ciento menos grasa que los ratones ordinarios, a pesar de ingerir 30 por ciento más comida. Lo intrigante es que las bacterias comunes inhiben las proteínas que por lo regular impiden que el cuerpo deposite grasa, así que los ratones infectados tienen más grasa abdominal.

¿Qué relación tienen los ratoncitos con la obesidad humana? La gente infectada con un virus específico de las gallinas en India tiene 33 libras más de grasa comparada con los no infectados, pero sus niveles de colesterol y de triglicéridos son menores; justo lo opuesto de lo que esperaríamos. ¿Por qué? Tal vez los gérmenes en las tripas también digieren el colesterol y el cuerpo lo absorbe menos. En un estudio estadounidense, el virus se encontró en 30 por ciento de los sujetos obesos comparado con sólo 11 por ciento de personas más delgadas, y los individuos con el virus pesaban más que los que no estaban infectados. (Y cuando se examinaron a gemelos sólo uno de ellos estaba infectado; éste tenía 2 por ciento más grasa corporal que el otro, a pesar de poseer los mismos genes.)

Sabemos que las células de grasa y nuestras células inmunes son muy similares. Las de grasa pueden devorar a las bacterias y secretar hormonas que estimulan el sistema inmunitario, lo cual tal vez explique por qué la obesidad es una respuesta inflamatoria que eleva la producción de proteína C-reactiva (un indicador de inflamación). ¿Cómo saber si tienes una guerra civil de gérmenes dentro de ti que te causa obesidad? Si tus niveles de colesterol y triglicéridos están bajos y tu nivel de proteína C-reactiva está elevado, tal vez valga la pena que te hagas pruebas. Quizás esto reduzca tu grado de culpabilidad pero, dado que la ciencia continúa con su labor de recolectar información y aún hace falta una cura, necesitas enfocarte en otras perspectivas.

de eventos que causa inflamación en tu cuerpo e impide la transportación de glucosa a tus células (por tanto, dispara el hambre). La glucosa (azúcar) dentro de las células detiene el hambre (en el centro específico de saciedad en el cerebro). Pero también puedes ingerir alimentos que detengan la muchedumbre inflamatoria de comida que estimula la liberación de sustancias buenas y que tienen efecto antiinflamatorio (consulta la figura 4.4). Se llaman RPAP (receptores proliferadores activados de peroxisomas, pero preferimos llamarles Reguladores Perfectos Abdominales Poderosos). La razón por la cual los RPAP son tan efectivos es que, una vez que se activan, disminuyen los niveles de glucosa e insulina, así como el colesterol y la inflamación. No

Ayuda en el horizonte

"Libre de grasa" es un término aplicable a los maratonistas y a las estrellas pop adolescentes, pero cuando lo veas con referencia a un alimento, necesitas ser escéptico. Esto es porque, o su sabor es igual al de una caja de zapatos o puede estar cargado de azúcar para compensar la falta de grasa, lo cual hace que ese alimento "libre de grasa" sea más peligroso que cruzar despacio un carril de alta velocidad. Una meta de los fabricantes de alimentos es crear productos que permitan a los consumidores disfrutar de lo mejor de los dos mundos: comida de buen sabor que no tenga ingredientes agrandadores de cintura. Una de dichas sustancias se llama Z-trim; es un sustituto natural de la grasa exenta de calorías que está hecha a base de la fibra de ingredientes como la avena, la soya, el arroz y la cebada. A pesar de que no existe evidencia clínica de su efectividad para la pérdida de peso, existen ciertas pruebas que sugieren que puede utilizarse para disminuir la cantidad de grasa que por lo regular se utiliza en una comida entre 25 y 50 por ciento. El alimento resultante tiene todos los beneficios del "sabor" de la grasa (mejor sabor, más cremosidad, mejor sensación en la boca) sin la carga calórica. El Z-trim, que puedes utilizar con tus propias recetas, también podría inhibir a la ghrelina inductora de hambre debido a su contenido de fibra. El lado negativo parece ser que, al usar el Z-trim, también perderías los beneficios de los aceites saludables de la comida. Nuestros sujetos de experimentación reportan que los alimentos preparados con Z-trim tienen todo el sabor de los alimentos preparados con grasa y ésa es razón suficiente para darnos la esperanza de que "libre de grasa" no siempre significará altos niveles de azúcar o carencia de sabor.

obstante tenemos diferentes disposiciones genéticas a los RPAP, éstos no inician su labor por sí mismos; necesitan que los activemos con alimentos para que trabajen.

Ahora, si observas a los RPAP y al FN-kappa B a nivel celular, también puedes ver cómo nos predisponen para la obesidad. Cada célula humana es gobernada por cauces de ADN que llevan huellas para el crecimiento futuro. Cuando el ADN muta, hace que nuestras células sean menos capaces de reproducirse de manera rápida y apropiada; por tanto, nuestro cuerpo envejece. ¿Qué provoca que el ADN se descomponga? Sí, respuestas inflamatorias en tu cuerpo que causan oxidación (recuerda que éste es el proceso de oxidación de tu cuerpo) con un incremento de FN-kappa B con niveles inadecuados de RPAP para combatir los fuegos inflamatorios. ¿Cómo detenemos esa mutación, oxidación e inflamación? Con alimentos ricos en antioxidantes y con propiedades antiinflamatorias, mismos que discutiremos en el plan de administración de cintura en la página 231. Estos alimentos son muy útiles para personas que envejecen y no pueden ejercitarse o manejar el estrés de forma eficiente.

Ésta es una de las principales batallas que debes ganar: calmar la inflamación y disminuir tu almacenamiento de grasa a través de la regulación de estos dos químicos y sus aliados. Para controlar a los salvajes que viven en la casa estudian-

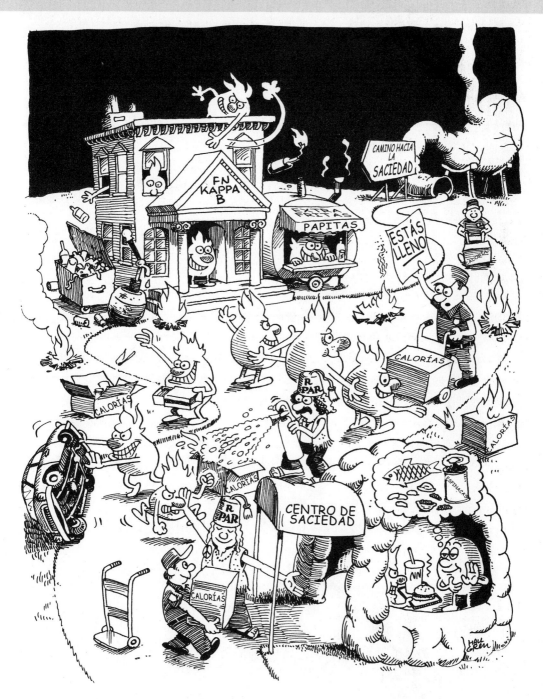

Causas extrañas de la obesidad

La mayoría de la gente cree que el sobrepeso se debe a dos motivos: que comes mucho o que te mueves poco. Ciertas investigaciones demuestran que esas razones no deberían ser las únicas. Los estudios demuestran que, entre otras explicaciones, la obesidad –lee bien esto– se origina de cosas como lo que aplicas en tus axilas o la edad de tu madre al darte a luz. Aquí te presentamos varias causas menos usuales:

Desodorantes: Algunos contienen químicos que pueden alterar tu metabolismo y te hacen proclive a aumentar de peso. A pesar de que no recomendamos que lo deseches y asustes a tus compañeros de elevador, deberías evitar los que contienen aluminio o los aerosoles con policlorobifenoles.

Temperatura: El aire acondicionado en verano y la calefacción en invierno tal vez te hagan menos gruñón, pero pueden hacerte más gordo. Si estás en una habitación fría, por ejemplo, tu cuerpo se esfuerza más para adoptar la temperatura normal, lo cual acelera tu metabolismo; igualmente ocurre en una habitación caliente. Puedes incrementar el trabajo de tus motores quemadores de calorías con sólo disminuir la temperatura de tu casa en invierno y elevarla un poco en verano.

Dejar de fumar: Nosotros recomendamos los cigarros tanto como la vasectomía tipo "hágalo usted mismo". Pero la nicotina puede ser un arma poderosa contra la grasa. Consulta nuestra aportación sobre el asunto en la página 324.

Tu mamá: Los estudios demuestran que, mientras más edad tenía tu mamá cuando te trajo a la vida, más probable es que seas gordo. A pesar de que no puedes hacer nada para modificarlo, tener una mamá que era mayor cuando naciste significa que necesitas prestar más atención a tu cintura.

Tu pareja: La gente gorda, según otros estudios, tiende a buscar parejas gordas y ello incrementa las posibilidades de que tengan un hijo aún más gordo. Entonces vale la pena resaltar que el mejor lugar para encontrar pareja no es en la hamburguesería de la esquina.

til del FN-kappa B, necesitas incrementar los efectos de los nobles RPAP en todo tu cuerpo.

La respuesta del estrés: todo junto

En la actualidad no experimentamos sequías o hambrunas, pero sí tenemos altos niveles de estrés crónico que se nos presenta en forma de sobrecarga de trabajo, problemas en las relaciones y listas de pendientes que son más largas que la autopista 66. Y nuestro cuerpo responde de la misma manera que el de nuestros ancestros. La diferencia está en que contamos con mucho alimento a nuestra disposición. El estrés crónico dispara una respuesta ancestral de acumulación de calorías y almacena-

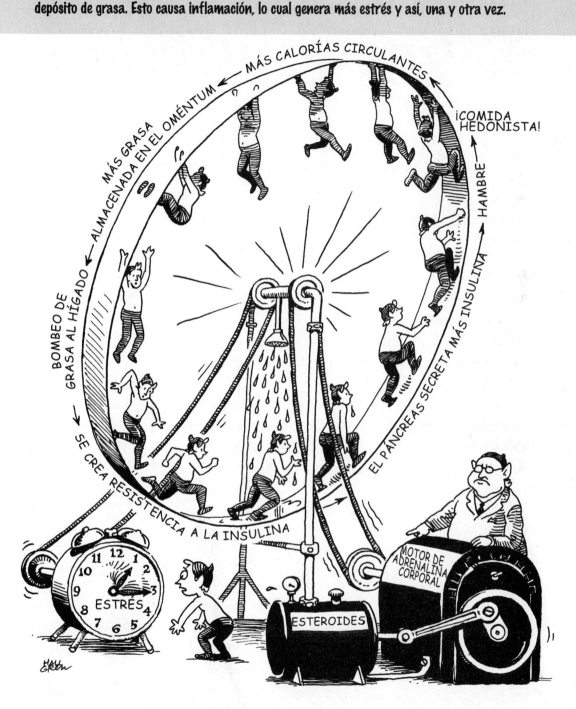

¿Existe la comida mala?

Los propietarios de franquicias de alimentos son los únicos en decir que no existen los alimentos buenos o malos, sino que sólo se trata del volumen de comida que ingieres. Existen muchos dietólogos, nutriólogos, médicos y productores de alimentos que creen lo mismo. Nuestra investigación nos conduce a no estar de acuerdo, con todo respeto. Los alimentos buenos y saludables te sacian, disminuyen la inflamación de tu cuerpo, aminoran la tendencia a subir y bajar de peso, contienen abundantes nutrientes y te hacen rejuvenecer. Los alimentos malos te hacen sentir más hambriento, incrementan la inflamación de tu cuerpo, hacen más probable que subas y bajes de peso, contienen pocos nutrientes y te hacen envejecer. Después de todo, cuando comes papas fritas (no importa si son dos papas o dos bolsas de papas), ingieres calorías que saben bien, pero que tienen tanto valor nutricional como el aserrín. En nuestras palabras, los alimentos malos incrementan tus desperdicios; los alimentos buenos facilitan la administración de cintura porque ayudan a mantenerte satisfecho de manera que nunca sientas antojo por la comida baja en nutrientes y alta en calorías. A esos alimentos les llamamos "alimentos rejuvenecedores".

miento de grasa, así que continuamente aumentamos la cantidad de nuestra unidad de almacenamiento en el oméntum. Así es como el ciclo de la grasa se acelera hasta quedar fuera de control:

❖ Cuando tienes estrés crónico, tu cuerpo incrementa su producción de esteroides e insulina, los cuales…

❖ Incrementan tu apetito, lo cual…

❖ Incrementa la probabilidad de que te entregues a la comida hedonista de dulces de alto contenido de calorías y grasas, lo cual…

❖ Te hace almacenar más grasa, en especial en el oméntum, el cual…

❖ Bombea más grasa y químicos inflamatorios al hígado, el cual…

❖ Desarrolla resistencia a la insulina, la cual…

❖ Hace que tu páncreas secrete más insulina para compensar, lo cual…

❖ Te hace sentir más hambriento que un lobo, lo cual…

❖ Continúa el ciclo de comer porque estás estresado y estás estresado porque comes.

Lo interesante es que, mientras más grasa almacenes en tu oméntum, más reduces el efecto del estrés en tu cerebro. Es la manera de tu cuerpo de consolarte y asegurarte que estarás preparado durante la temporada de hambruna. Ésta es la razón por la cual la grasa de tu oméntum; es decir, la grasa alrededor de tu barriga, no es sólo un indicador del tamaño de tu cintura. También es tu medida personal del tamaño de tu estrés.

CONSEJOS TÚ

Permite que la comida luche. Tu mejor arma contra la grasa no es un video de *tae-bo* o una aspiradora de liposucción. Es la comida. La buena comida. La comida que reduce la inflamación. Para reducir la inflamación que causa obesidad, necesitas consumir alimentos con nutrientes que hagan justo eso: tanto si tienen propiedades antiinflamatorias o antioxidantes como si estimulan a los benévolos RPAP o inhiben las escandalosas fiestas en la casa estudiantil de la FN-kappa B. Con frecuencia, los antioxidantes son los que le dan a la comida su sabor, aroma y color específicos. Por lo anterior, comer más alimentos antiinflamatorios significa comer alimentos más sabrosos y coloridos. (Los alimentos que ingieres deben ser sabrosos; tú puedes intensificar el sabor al duplicarlo a partir de dos fuentes alimenticias distintas. Por ejemplo, agrega rebanadas de tomate deshidratado a la salsa de tomate o come rebanadas deshidratadas de manzana con jalea de manzana para destacar el sabor.)

A continuación presentamos una lista de nutrientes que parecen contener efectos antioxidantes y/o antiinflamatorios, y nuestras dosis recomendadas. A pesar de que tal vez no te ayuden a perder peso, se sabe o se cree que tienen efectos antiinflamatorios, lo cual te ayudará a vivir más saludable sin importar tu peso.

Sustancias de las cuales se sabe que combaten la inflamación:

Ácidos grasos omega-3: Estos ácidos grasos se encuentran en el aceite de pescado y parecen incrementar el número de RPAP, lo cual te ayudará a reducir tu inflamación. Recomendamos que ingieras omega-3 en tres raciones de cuatro onzas de pescado a la semana o una cápsula de aceite de pescado de dos gramos al día o una onza de nueces al día. (Las grasas saturadas, por cierto, incrementan las propiedades inflamatorias y las grasas trans disminuyen los efectos del omega-3.)

Té verde: La idea es que las catequinas del té verde inhiben la descomposición de las grasas y también la producción de FN-kappa B. Algunos estudios han descubierto que beber tres vasos de té verde al día reduce el peso corporal y la circunferencia de la cintura en 5 por ciento en un lapso de tres meses. También incrementa el metabolismo (todos los tés no herbales contienen sustancias que incrementan el rango del metabolismo).

Sustancias que pensamos que pueden combatir la inflamación:

Cerveza (con moderación, tigre): Los compuestos amargos que provienen de las plantas secas derivadas de la cerveza parecen activar los RPAP en estudios con animales. Pero debes consumir sólo un vaso al día. La gente que consume 21 cervezas de ocho onzas o 21 vasos de vino o 21 tragos de whisky a la semana tiene una clara correlación que la predispone a la grasa abdominal, independiente de los demás factores de riesgo.

Cúrcuma: Es una planta parecida al jengibre que contiene curcumina como ingrediente activo. La cúrcuma parece activar más RPAP para reducir la inflamación. Sólo agrega la dosis adecuada: un pellizco o la octava parte de una cucharadita. Si agregas más, tu comida sabrá a mostaza.

Granos de jojoba (en realidad son semillas): Se ha demostrado que ponen a tono nuestro sistema justo como deseamos, como incrementar los niveles del colesterol bueno y de la leptina para aminorar el hambre. El suplemento de extracto de jojoba (el suplemento Simmondsin también está hecho de jojoba) parece funcionar bien para estimular la producción de CCQ. La dosis es alrededor de 2.5 a 5 gramos para la mayoría de la gente (50 miligramos por kilogramo de peso).

Los ingredientes principales

A pesar de que su efecto no se ha comprobado a plenitud, existe cierta evidencia de que las siguientes sustancias e ingredientes tienen un efecto antiinflamatorio significativo:

Sustancia	Se encuentra en
Isoflavonas	Frijoles de soya, todos los productos de soya
Lignanos	Linaza, aceite de lino, todos los granos como el centeno.
Polifenoles	Té, frutas, vegetales
Glucosinolatos	Vegetales crucíferos como el brócoli, la coliflor y la col verde.
Carnosol	Romero
Resveratrol	Vino tinto, uvas, jugo de uvas rojas o púrpura.
Cacao	Chocolate oscuro
Quercetina	Repollo, espinaca, ajo

Bebe café. El café es la fuente de antioxidantes más importante de los estadounidenses (además de la cafeína, la cual tiene sus propiedades antioxidantes individuales). Está saturado de polifenoles y es un excelente líquido bajo en calorías cuando tienes antojos. Puedes beber versiones descafeinadas para evitar los efectos secundarios. ¿La segunda fuente mayor de antioxidantes? El plátano, el cual tiene siete veces menos que el café.

Avanza en el proceso de eliminación. Para cambiar tu manera de procesar la comida y de almacenar la grasa es importante llegar a la raíz del sistema: necesitas descubrir cuáles alimentos pueden causar tu problema gastrointestinal sin importar cuán sutiles sean tus síntomas. La mejor forma de hacerlo es a través de la prueba de eliminación de comida. Lo que harás es eliminar por completo determinados grupos de alimentos durante al menos tres días seguidos. (Algunas veces, la eliminación de un alimento toma dos o más semanas en mostrar sus beneficios en tu bienestar.) Durante ese tiempo, anota a detalle cómo te sientes: tu nivel de energía o fatiga y con cuánta frecuencia vas al baño. Anota cuándo eliminas los alimentos y cuándo los ingieres de nuevo. De esa manera notarás en verdad los cambios que te hacen sentir mejor o peor.

Éste es el orden que sugerimos: productos de trigo (incluso cebada, avena y centeno), productos lácteos, carbohidratos refinados (en especial el azúcar), grasas saturadas y trans, y colores artificiales (los cuales son difíciles de eliminar porque están en todos los productos). Este experimento te ayudará a identificar tus destructores digestivos personales y cuenta con un beneficio adicional: el hecho de eliminar grupos de alimentos durante varios días a la vez te ayudará a entrenar a tu cuerpo a comer porciones más pequeñas todo el tiempo.

Muévete después de una comida abundante. Si cometiste un error y caíste en la tentación de atragantarte de comida, haz que tu cuerpo trabaje a tu favor. Mantente despierto durante algunas horas y haz una caminata de treinta minutos para ayudar a tu cuerpo a descomponer los nutrientes y así utilice la comida como energía en lugar de almacenarla como grasa. Una vez que las calorías lleguen a tu estómago, no intentes vomitar; el vómito puede dañar tu estómago, quemar tu esófago e incluso decolorar tus dientes si lo haces con frecuencia. También considera no comer dulces después de la comilona porque incrementarán la insulina y ayudarán a depositar el exceso de grasa en tu barriga.

Elige tu veneno. Las cantidades altas de sacarosa (azúcar) causan inflamación; puedes reducir dicho efecto al utilizar edulcorantes alternativos. Además de causar algunos altibajos repentinos en los niveles de azúcar en la sangre, los alimentos con alto contenido de azúcar tienen también alto contenido de calorías y, si no se queman o se utilizan como combustible, se almacenarán como grasa. A pesar de que algunos edulcorantes son bajos o carentes de calorías, existe cierta desventaja: los edulcorantes que se encuentran en los refrescos y los alimentos dietéticos, y en las mesas de los restaurantes cercanas a los paquetes de azúcar no son reconocidos por el cerebro. En esencia son invisibles para los centros de saciedad del cerebro, así que éstos no los cuentan como comida real y desean ser satisfechos de calorías de cualquier otra manera. No existe una prueba clara de los efectos de estos edulcorantes, ni a nivel de salud ni a nivel de pérdida de peso, pero sí sabemos una cosa: El hombre prehistórico no le agregaba Splenda a su agua. Los edulcorantes artificiales, a pesar de que no tienen calorías, pueden tener efectos secundarios tales como problemas intestinales o dolores de cabeza. Si te cuesta trabajo perder peso o no te sientes bien, éste es uno de los productos que debes eliminar primero, a pesar de que pueden ser una alternativa para los azúcares de abundantes calorías. No existen pruebas definitivas acerca de cuáles son los edulcorantes que funcionan con mayor efectividad, pero así es como los clasificamos:

Edulcorante	Detalles	Ésta es la realidad
Sucralosa (Splenda)	Descubierta en 1976 pero no se introdujo al mercado para su uso durante varios años. Más de 500 veces más dulce que la sacarosa, almacenada en la grasa corporal, adecuada para cocinar y no afecta los niveles de azúcar en la sangre.	La investigación es menos completa para este edulcorante, pero mantenlo en tu alacena. Su uso extendido es demasiado nuevo para que sepamos algo acerca de sus efectos a largo plazo, pero parece ser el más prometedor y es el mejor para cocinar.
Aspartame (Nutra Sweet)	Entró al mercado en 1981. Muchos estudios han descubierto que tiene efectos adversos en la salud, pero dichos estudios eran muy limitados.	Su aparición ha provocado mucho escrutinio pero ha resistido el paso del tiempo. Sin embargo, es el edulcorante que más tiempo permanece en tu cuerpo y no puede calentarse porque se convierte en formaldehído (lo cual podría ayudarte a ahorrar en gastos funerarios). También se rumora que limita la habilidad cerebral para utilizar ciertas vitaminas, antioxidantes y el mineral magnesio.
Sacarina	Existe desde 1900. Algunos estudios señalan que representa ciertos riesgos para la salud, aunque esos hallazgos son limitados.	Parece ser uno de los edulcorantes más seguros y el único que cuenta con datos reales de largo plazo, incluso si algunos de estos datos no son positivos. (Si consumes más de ochenta refrescos de dieta de 12 onzas al día, estás en severo riesgo de contraer cáncer de vejiga. Buena suerte)
Néctar de agave	Es una sustancia natural muy dulce.	Pruébalo. A pesar de que tiene alto contenido de calorías, necesitas sólo una fracción de la cantidad de azúcar necesaria para obtener el mismo grado de dulzura. Puedes comprarlo en veganessentials.com o blueagavenectar.com
Estevia	Hierba natural carente de calorías. El sabor no es ideal y parece reducir el conteo de esperma, según algunos estudios.	Por el sabor y los efectos secundarios potenciales, no gracias. Ninguna bebida dietética vale la posibilidad de la esterilidad.

Capítulo 5

Dale una oportunidad a la grasa

Cómo afecta la grasa a tu salud

Mitos sobre las dietas

❖ La gente delgada es automáticamente más saludable que la gente obesa.

❖ La grasa es grasa. Toda la grasa es dañina por igual.

❖ Tu presión sanguínea ideal es cualquier índice menor a 140/90.

Sin importar si sólo intentas perder algunas pulgadas de cintura o quieres transformar tu flácida barriga en un abdomen duro como el hielo, el hecho es el mismo: Es difícil olvidarse de la grasa corporal. La ves cuando te vistes, te bañas o bailas. La sientes cuando te sientas, cuando subes una escalera o cuando te inclinas para lamer las últimas migajas del pastelito. Y si tú eres una persona que ha luchado contra el sobrepeso a lo largo de toda tu vida, es probable que te enfoques en la grasa mucho más de lo que lo haces en el dinero, las relaciones o las colonoscopías sin anestesia.

La grasa está siempre frente a nosotros. También está en nuestras mentes. Y enrollada alrededor de nuestro cuello y brazos. Y cuelga de nuestras barrigas, se desparrama por nuestros traseros y gira durante los concursos de twist. Pero, ¿sabes una cosa?

Con frecuencia nos olvidamos de la grasa. Ingerimos muchos alimentos en una sola comida y después volvemos a hacerlo porque no pensamos en los riesgos para la salud del mismo modo en que vemos una papada un poco más grande en el espejo. Ahora que nuestro viaje digestivo ha terminado y tú ya aprendiste cómo se almacena la grasa, es momento de explorar lo que puede hacer ese exceso de grasa almacenada a tu corazón, tus arterias y tu cuerpo entero.

Cazador de mitos

La mayoría de nosotros asume que debes ser tan delgado como un cable coaxial para ser saludable, pero la realidad es que muchas de esas personas delgadas tienen menor condición física y son menos saludables que las personas obesas. **¡Eureka!** Es correcto: en realidad es mejor ser gordo y tener unos cuantos factores de riesgo de mala salud que ser delgado y tener un alto número de factores de riesgo relacionados con la salud. Ahora, esto no quiere decir que ordenemos una ronda de pepinillos fritos para todos. Es probable que tener exceso de grasa signifique un incremento en el riesgo de sufrir ataques cardiacos, embolia y diabetes. Pero nuestro punto es que queremos que dejes de pensar en libras y sólo en libras; en cambio, preferimos que comiences a pensar en los números que en verdad importan —en especial para los esposos, esposas, hijos, padres y amigos—. La historia real de tu cuerpo no se mide por básculas ni por tu atractivo sexual. Se mide por el tamaño de tu cintura y por lo que provoca la grasa en tu sangre y tus arterias.

¿Qué tiene que ver la grasa con esto?

Así es como muchos de nosotros evaluamos nuestra salud: Si el dolor no es lo bastante severo como para llamar a los paramédicos, entonces lo aguantamos, continuamos con nuestra vida e ignoramos los síntomas del malestar general como la fatiga, el estrés, el envejecimiento o el bote de helado de vainilla que devoramos mientras vemos *CSI*. ¿Cuál es el problema con ese comportamiento? Es probable que estés más enterado de la programación televisiva del otoño que de tu cuerpo. Desde luego, si tienes sobrepeso, la grasa adicional se manifestará con algunos de sus efectos colaterales como falta de energía o de autoestima. Pero muchos de los factores de riesgo asociados con el exceso de grasa no tienen síntomas externos, lo cual significa que la única manera de saber si el sobrepeso amenaza tu vida es colocar un microscopio en los estropicios y enfocarnos en lo que sucede en tu cuerpo en los niveles más profundos.

Desde luego que sabes que la grasa vive en tus caderas, pero también vive en tu sangre. Si tomaras una muestra de tu sangre y la dejaras asentarse (no recomendamos que hagas esto en casa), verías una capa de nubosidad cremosa que se elevaría a la superficie del recipiente, como el tiramisú. Es grasa. ¿Cómo llegó allí? (Te ganas medio punto si tu respuesta es "tiramisú".). Se absorbe a través de tus intestinos, pero el jugador clave es el oméntum. ¿Y por qué deberíamos preocuparnos por ese órgano a cuyo nombre parece faltarle la m inicial? Porque el oméntum puede almacenar grasa que pronto está disponible para el hígado (lo cual significa que puede causar que se incrementen los niveles de colesterol y triglicéridos), y también puede absorber insulina y retirarla de la circulación (lo cual eleva el nivel de azúcar en tu sangre). Todo lo anterior indica que esta grasa convertida en crema se establece en el oméntum y coloca a tus órganos a muy poca distancia de un martillo pulverizador.

Mira, la grasa es como la venta de bienes inmuebles: lo importante es la ubicación, ubicación, ubicación. Todos tenemos tres tipos de grasa: grasa en nuestro torrente sanguíneo (triglicéridos), grasa

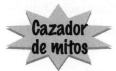

Cazador de mitos

subcutánea (que está debajo de la superficie de la piel) y la grasa del oméntum. (La cuarta grasa, por supuesto, es la de la comida.) Como recordarás del último capítulo, el oméntum es una capa de tejido graso localizada dentro de la barriga que cuelga debajo de los músculos de tu estómago (razón por la cual algunos bebedores de cerveza tienen panzas tan duras como un barril; su grasa está debajo del músculo).

Dado que la grasa del oméntum está tan cerca de tus órganos sólidos, es su mejor fuente de energía. (¿Para qué ir a la gasolinera al otro lado de la ciudad si hay una en la esquina?) Piensa en la grasa del oméntum como el molesto conductor adolescente en una avenida saturada: presiona al estómago, empuja a los demás órganos y reclama todo el espacio para sí mismo (consulta la figura 5.1).

Lo más interesante y motivante es que una vez que realizas algunos cambos fisiológicos en tu oméntum, tu cuerpo comienza a manifestar efectos. Es decir, una vez que tu cuerpo comienza a sentir la pérdida de esa grasa, los números relacionados con tu sangre (colesterol, presión arterial, azúcar en la sangre) empiezan a viajar hacia el nivel saludable en cuestión de días, incluso antes de que notes cualquier señal física de pérdida de peso (en especial si consideras que el tamaño de tu oméntum es imposible de medir sin una tomografía).

Además, la grasa liberada del oméntum viaja pronto a tu hígado, contraria a la más paciente grasa de tus muslos. El material procesado es enviado después a las arterias, en donde se relaciona con riesgos para la salud como un alto nivel de colesterol malo. El otro problema con la grasa del oméntum es que secreta muy poca adiponectina, que es un químico antiinflamatorio y antiestrés relacionado con la leptina, hormona controladora del hambre. Cuando tienes menos grasa, secretas más adiponectina, la cual produce una sustancia que reduce la inflamación. Lo más importante es que los niveles altos de adiponectina están relacionados con niveles bajos de grasa; así que, mientras más grasa tengas en el oméntum, producirás menos adiponectina reguladora de grasa. Las personas con bajos niveles de adiponectina tienen obesidad abdominal, alta presión arterial, alto nivel de colesterol y otros factores de riesgo asociados con las enfermedades de las arterias coronarias.

Ésas son las razones por las cuales la grasa de tus muslos no es tan importante para tu salud como la grasa de tu oméntum (incluso si es importante para tu orgullo en bikini) y ayudan a explicar por qué la grasa del oméntum (o un cuerpo con forma de manzana) es más dañina que la grasa subcutánea (como la grasa de los muslos,

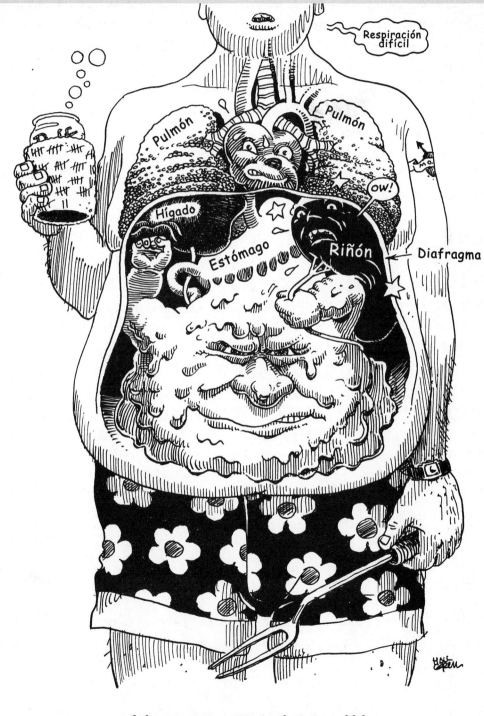

que le da forma de pera a tu cuerpo). La grasa subcutánea no tiene conexión con el resto de tus órganos vitales internos y no causa desorden en el nivel de sustancias en la sangre que alimenta a dichos órganos.

Mientras más cercana sea la medida de tu cintura al tamaño ideal, más saludables serán tus arterias y tu sistema inmunológico. Mientras más saludables sean tu sistema arterial e inmunológico, más y mejor vivirás, y más energía tendrás cada día.

Vías rápidas hacia la salud

Antes de saber lo que hay en el interior de tus arterias, necesitas saber cómo están estructuradas para que así comprendas el tipo de daño que pueden soportar y el que no. Consistentes de tres capas, tus arterias son los monorrieles de tu cuerpo: transportan sangre a todas partes y llevan nutrientes a todos tus órganos (consulta la figura 5.2).

Capa interior: La capa más interna de tus arterias (la íntima) entra en contacto con la sangre; es resbalosa como el teflón para que la sangre se deslice sin dificultad. Esta capa, por lo regular suave, protege la capa muscular media (la media) y es la más susceptible a los ataques de agentes externos.

Capa media: La capa media de tus arterias soporta toda la estructura arterial y funciona como una mano que sostiene una manguera o una boa constrictor que oprime un cuello. Cuando estás deprimido o ansioso, la capa puede contraerse y hacer más estrecho el espacio a través del cual puede fluir la sangre (el lumen). Pero también tiene una ventaja: puede liberar tensión al dilatarse (la mano que suelta la manguera) para extender la capa de teflón y abrir más espacio en la parte de la arteria en donde fluye la sangre; por ejemplo, cuando haces ejercicio. Cuando esto sucede, permite que más glóbulos rojos, oxígeno y otros nutrientes puedan circular. Tú sientes más energía cuando esa capa funciona como lo hacía cuando tenías nueve años de edad.

Figura 5.2 **El avance** La arteria tiene tres capas: la interior, que ayuda a la sangre a moverse a lo largo de la arteria (íntima), la exterior (adventicia) que la protege de lo que está afuera, además de una capa muscular media (media). El daño a la capa interior, que tiene estructura celular de ladrillos, también perjudica a la delicada capa media.

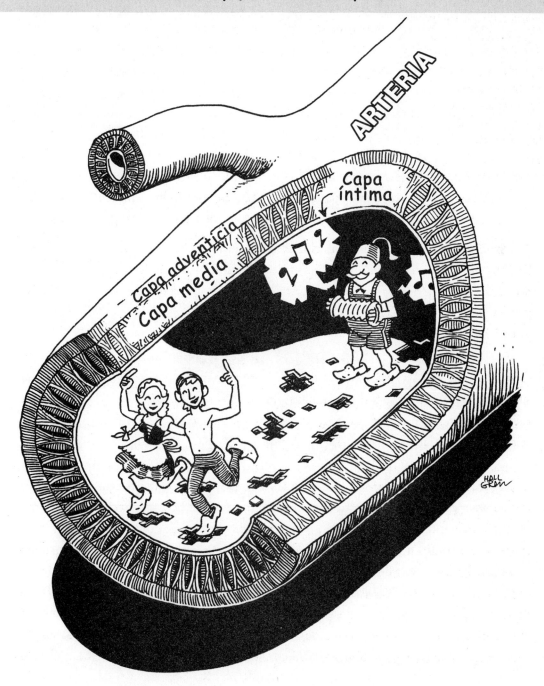

Capa exterior: La capa exterior (la adventicia) aísla a la arteria del resto de tu cuerpo como la cubierta de una salchicha; protege a la arteria del ambiente externo.

En circunstancias normales, la capa interior tiene filas de delicadas células y la sangre fluye con libertad. Piensa en la estructura de una pared de ladrillos: es una suave pared construida de ladrillos individuales conectados entre sí con pequeños espacios. En la pared de ladrillos hay cemento blanco; en la arteria hay uniones estrechas que mantienen a las células juntas.

Ahora, en tus arterias, esa pared permanecerá así a menos que algo llegue y comience a desgastar las uniones entre esas suaves células. El destructor más dañino de los ladrillos, la presión arterial alta, es el martillo arterial. Pero muchos otros picos pueden desgastar la estructura celular de las arterias: colesterol, nicotina, altos niveles de azúcar en la sangre, estrés, ira y alrededor de cuarenta factores menores de riesgo, los cuales dependen en mayor medida de las decisiones de estilo de vida que tomas. ¿El efecto? Desgastan y causan pequeñas cuarteaduras en la capa íntima de tus arterias, y esos daños disparan la pistola anatómica de inicio. Como se muestra en la figura 5.3, la carrera para destruir y reparar tus arterias ha comenzado.

Los efectos de la grasa

Durante años te has acostumbrado a mirar la aguja de una báscula para determinar tu estado de salud. Ésa es la aguja equivocada, muchacho. Lo que necesitas es una aguja en la mano de alguien más que pueda sacarte sangre. Con los resultados de un simple análisis de sangre descubrirás cuáles son tus números reales y te equiparás con la información que requieres para dar algunos pasos que reinicien tu sistema y regreses a la programación original de fábrica.

Presión arterial: En nuestros días, los aparatos para medir la presión arterial están por todas partes: en la farmacia, en tu gimnasio, en quioscos de los centros comerciales. Incluso en Wal-Mart y en McDonald's. Eso es bueno. De hecho, es genial. (Tómate la presión arterial, que las papas fritas esperen un poco).

Esto es porque necesitas llevar un registro de tu presión arterial, que es tu signo vital más importante, y con más diligencia que la reacción de Geraldo ante las noti-

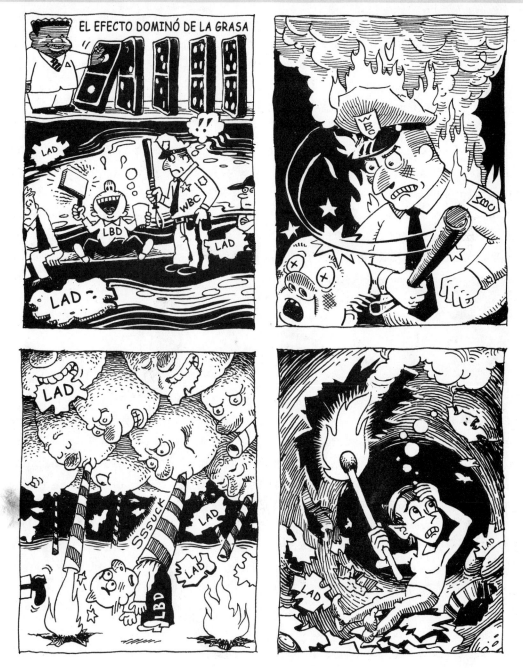

Figura 5.3 **El embotellamiento** continuación

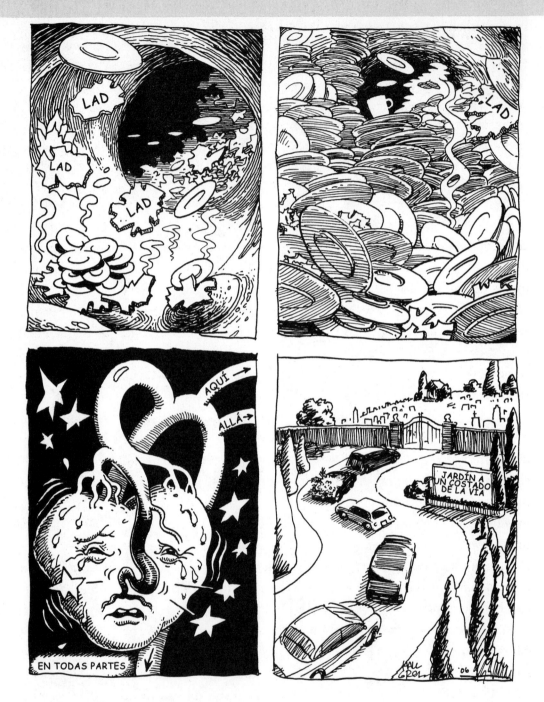

cias. La presión arterial alta aún persiste como la causa principal de los ataques cardiacos, embolias, fallas cardiacas, fallas renales e impotencia. Mientras los demás números de tu sangre revelan niveles de sustancias en ella, tu presión arterial indica cómo viaja tu sangre a través de tu cuerpo. En términos simples, la presión arterial se refiere a la cantidad de fuerza ejercida por tu sangre en las paredes arteriales al pasar por ellas. Se mide a través de la presión sistólica (la presión ejercida cuando el corazón se contrae; el número mayor) y la presión diastólica (la presión en tus arterias cuando tu corazón reposa).

Ahora, si la fuerza de ese bombeo es demasiada, perforará el suave tejido interno de tus arterias (consulta la figura 5.4), causará cuarteaduras en la pared de ladrillos y disparará una cadena de reacciones de repello, después inflamación destructiva y cicatrización (que discutiremos más adelante). Piensa en ello como si se tratara de golpear un bongó. Si golpeas un bongó con los dedos, la piel del tambor quedará intacta. Pero inténtalo con dos bates de beisbol y esa piel de tambor se sentirá como una cucaracha bajo los pies de un exterminador. Tu meta: tratar a tus paredes arteriales con un ritmo agradable y estable; que tu sangre las golpee con suavidad, no que las masacre. (La presión arterial fluctúa durante el día; la meta es tener todo el espectro de tu presión arterial bajo control.)

Es verdad que existen múltiples factores que pueden hacer que tu presión arterial se eleve más que un *home-run* de Albert Pujols (estrés, altos niveles del mineral sodio, falta del mineral calcio o potasio por no comer suficientes frutas y vegetales, falta de actividad física). Pero también queda claro que el sobrepeso provoca alta presión arterial. En parte, esto sucede cuando los riñones, aplastados por la grasa, se

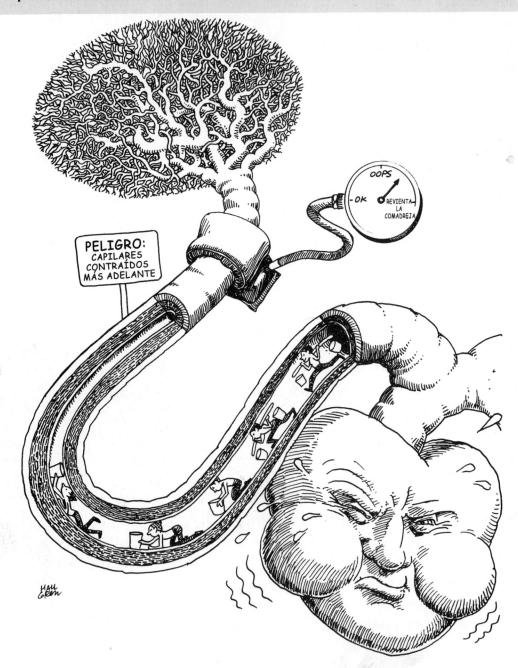

sienten morir a menos que sean alimentados con una presión arterial más alta. (Tus riñones son los órganos responsables de regular la presión sanguínea.)

Por suerte, puedes reducir la presión sanguínea de manera rápida y dramática al atender tus problemas con tu cintura. El perder 10 por ciento del peso que has ganado desde que tenías 18 años de edad (sólo son cuatro libras si has aumentado cuarenta) puede dar como resultado que disminuyas 7 mmHg (milímetros de mercurio para medir la presión parcial de un gas) de tu número sistólico y 4 mmHg del diastólico. Un mensaje queda claro: baja la cintura y bajarás tu presión arterial.

Colesterol: Al escuchar esta palabra, es probable que pienses en huevos, ataques cardiacos y una orden de tu médico. Pero el colesterol es parte del equipo de reparación de tus arterias; está diseñado para ayudarte, a pesar de que no siempre suceda así..

Regresemos a esas cuarteaduras en las paredes arteriales. Tanto si fue la presión arterial, la nicotina o demasiados bocadillos de queso lo que dañó la pared, tu cuerpo se enoja más que un toro pinchado porque no desea que la capa media de tus arterias quede expuesta al paso de la sangre. Así que tu cuerpo contrata a un albañil para parchar las cuarteaduras con cemento, para cubrir las heridas de la capa interna.

¿Qué es el cemento? Colesterol, pero no cualquier colesterol.

Tu albañil, llamémosle Lester, lleva dos cosas: una cubeta de cemento y una espátula. El cemento puede ser colesterol malo, transportado por lipoproteína de baja densidad (LBD). Es grande, esponjoso y tiende a separarse y salpicar porciones de colesterol cuando se topa con las paredes de la arteria. Cuando tus niveles de LBD están demasiado altos desde el principio (tal vez por tu dieta o por tu herencia) y las paredes internas de tu arteria están cuarteadas, Lester se vuelve loco y aplica más y más y más cemento. Comienza por cubrir el daño con el colesterol malo, capas y capas de colesterol malo.

Pero observa el cinturón de herramientas de Lester. Tiene una espátula con cemento de primera calidad, que es colesterol lleno de lipoproteínas de alta densidad (es el colesterol LAD saludable). Compacta y poderosa, la espátula trabaja con ese suave material para eliminar el cemento sobrante.

Ahora, si tú tienes mucha de esa LBD (esto puede resultarte familiar, pero es el resultado de comer los tipos erróneos de alimentos —azúcares simples y grasas— y, en especial, demasiada comida), y no suficiente versión premium de LAD (por no comer lo suficiente de los alimentos y las grasas adecuados, no realizar suficiente actividad física o carecer de las suficientes hormonas femeninas —sí, incluso los hombres las tienen), puede provocar una cadena de eventos que pueden ocasionar paros cardiacos. Le llamaremos efecto dominó de la grasa.

Dominó 1: Tener mucho colesterol malo no sólo significa que tendrás mucha basura (placa) en tus arterias. También significa que ese colesterol LBD accederá a la capa media de tu arteria, donde actúa como un fanático borracho en asientos preferenciales junto a la cancha: hará que el ambiente sea más hostil de lo que ya era. La presencia del colesterol LBD en esa capa media estimula el ataque del sistema inmune contra los glóbulos blancos protectores para intentar calmar al colesterol dañino.

Dominó 2: Esos glóbulos blancos, por su parte, secretan algunas sustancias tóxicas que por lo regular atacan infecciones, y causan una inflamación generalizada.

Dominó 3: El contenido tóxico y el colesterol son absorbidos por células carroñeras, lo cual perfora orificios en las paredes de tus arterias. Se les conoce como células espuma e incrementan el tamaño de la placa o cemento. Esto hace que la superficie de la arteria sea más rugosa.

Dominó 4: Al sentir que algo está mal, tu cuerpo responde con más inflamación y crea protuberancias y hundimientos en la pared, con frecuencia en el área débil en donde se encontraba la cuarteadura inicial y donde se intentaba formar una cicatriz antes de la peligrosa placa. Si esa placa se rompe a la mitad de tu vaso capilar, cae el siguiente dominó.

Dominó 5: Esos parches rugosos en la pared atraen plaquetas pegajosas para formar tejidos en tus arterias. Por lo regular, las plaquetas son buenas (ayudan a formar costras para sanar heridas). Pero cuando llegan a ese parche rugoso en tu pared arterial, se sujetan al tejido y forman una capa grande de placa irritada e inflamada. Esto atrae más proteínas de recubrimiento al área que se adhieren al cemento de las plaquetas en el sitio.

Dominó 6: Todo este cemento se acumula cada vez con mayor rapidez y el interior de las arterias se inflama tanto que las plaquetas y los tejidos llenan toda la arteria. **¡Eureka!** Este proceso de placa toma minutos en lugar de décadas, de manera que puedes influir en su probabilidad al tomar las decisiones adecuadas al respecto de la comida.

Dominó 7: La sangre no puede circular por esa arteria y se interrumpe la nutrición al corazón.

El juego termina: La reacción en cadena dispara un ataque al corazón (o, según donde ocurra el suceso, causa embolia, pérdida de la memoria, impotencia, piel arrugada o cualquier número de problemas de salud que se presentan cuando el flujo sanguíneo no funciona bien).

Como puedes ver, no es el colesterol en sí mismo lo que es malo; se trata de no tener el nivel suficiente del saludable o bajos niveles del colesterol dañino para impedir el proceso antes de que comience. Y se trata de no hacer cosas como normalizar tu presión arterial y el azúcar en tu sangre para ayudar a disminuir la posibilidad de desarrollar cuarteaduras en primer lugar.

A pesar de que la genética dicta algunos de tus niveles de colesterol, tu actividad física y las pobres decisiones alimenticias que tomas (grasas trans y saturadas, azúcar simple y demasiadas calorías) dictan el hecho de que Lester lleve la cantidad y el tipo de cemento adecuados o mueva la espátula con suficiente rapidez para dejar una pared lista y limpia.

Azúcar en la sangre: Sí, ya sabemos cómo es. Tú no tienes diabetes, así que olvidarás el asunto del azúcar en la sangre más rápido que una aeromoza a un pasajero seductor. Y eso sería un error. El azúcar en la sangre es otra de las sustancias que pueden cuartear las paredes arteriales si sus niveles son muy altos. Tal vez pienses que tu nivel es normal, pero la mayoría de estos niveles se toman cuando has ayunado. Tener niveles "normales" al ayunar (menos de 100 miligramos por decilitro; se abrevia 100 mg/dl) y después de comer (menos de 140 mg/dl) es importante. ¿Por qué? Porque existe la posibilidad de que, incluso con niveles normales, el azúcar en tu sangre se eleve de manera significativa a lo largo del día al comer. Los estudios demuestran que los hombres con medida de cintura de 40 pulgadas o más tienen doce veces más riesgo de enfermar de diabetes, comparados con los hombres con medida de cintura menor de 35 pulgadas. Para las mujeres, si la cintura mide 37 pulgadas hay ese mismo riesgo que si mide 32.5 pulgadas. (La manera más apropiada para diagnosticar diabetes es medir el azúcar en la sangre en ayunas y de nuevo dos horas después de ingerir 75 gramos de azúcar, para ver cómo se enfrenta tu cuerpo al azúcar.)

Mucha gente piensa que la diabetes es un padecimiento genético y, desde luego, es tentador culpar a la tía Mabel por tu condición médica, pero no funciona así. Para la diabetes tipo 2 (la tipo 1 es la juvenil), tu ambiente (es decir, tu estilo de vida, tu comportamiento, tus macarrones) es un factor mucho más dominante que la genética.

Sí, la diabetes tipo 2 es un padecimiento genético. Es decir, si tienes un gemelo idéntico con diabetes tipo 2, tú tienes la genética para ello. Y también es una enfermedad grave. La diabetes te hace envejecer un año y medio por cada año que cumples. Por ejemplo, si te enfermas a los 30 años de edad y vives hasta los 60, en realidad no tienes 60 años. Tienes la energía y los riesgos de discapacidad de una persona de 75 años de edad.

Así es como funciona (consulta la figura 5.5): Por lo regular, la insulina de tu sangre toma el azúcar y la coloca en las células, pero en las personas con diabetes tipo 2, la transferencia del azúcar a tus músculos y células de grasa está inhibida. A pesar de que es rica en el café, esa azúcar cuartea tus paredes arteriales al debilitar las uniones entre las células que forman la superficie de tus arterias. En última instancia permite la formación de orificios en esas uniones. Al causar que tus niveles de insulina se vuelvan locos y que las proteínas de tu cuerpo sean menos efectivas, el azúcar se comporta como una cocaína nutricional.

La grasa del oméntum (grasa abdominal) contribuye a la diabetes tipo 2 al dificultar que la glucosa entre a las células y que la insulina haga lo que hace mejor: transportar glucosa. Con sólo tener sobrepeso, en especial tener una cintura mayor a 37 pulgadas en mujeres y 40 pulgadas en hombres, hace que tu cuerpo sea menos sensible a la insulina; los receptores de insulina en las células no permiten que la insulina transmita el mensaje para la transportación de glucosa al interior de las células y deja que el azúcar flote en tu sangre. La grasa del oméntum también es egoísta pues desgasta la insulina y ésta no puede hacer su trabajo (un estudio demuestra que la grasa del oméntum absorbe una cuarta parte de la insulina que pasa a través del suministro sanguíneo).

Figura 5.5 **El desorden** La resistencia a los efectos normales de la insulina hace resistentes a las células a admitir glucosa (azúcar). Esto obliga al azúcar excedente a permanecer en los vasos sanguíneos, en donde actúa como basura y daña la superficie de teflón de nuestros caminos internos. Los camiones de colesterol circulan alrededor y salpican desperdicios que arruinan nuestras vías sanguíneas.

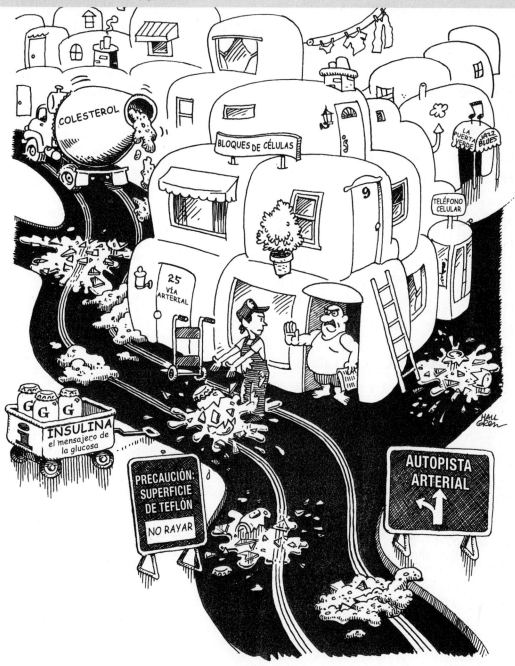

Así que tu nivel de azúcar en la sangre permanece alto porque el azúcar no es admitida en las células y, por tanto, no se descompone de manera apropiada, lo cual significa que ese azúcar vagabundea en la sangre como un estudiante travieso que sólo causa desorden.

¿Y qué? Bueno, tener alta el azúcar en la sangre es como tener demasiada lluvia en una presa pequeña: la inundación puede causar muchos daños a todo lo que la rodea. El alto nivel de azúcar en la sangre puede:

❖ Debilitar la unión entre esas suaves células endoteliales de tus arterias, lo cual hace que el recubrimiento de teflón sea más vulnerable a las cuarteaduras.

❖ Incrementar el poder del martillo para causar presión arterial alta (el azúcar convierte al martillo en un taladro).

❖ Causar que tus glóbulos blancos dejen de combatir infecciones, lo cual debilita tu sistema inmunológico.

❖ Disparar un proceso químico en tus glóbulos rojos, los cuales transportan oxígeno a tu torrente sanguíneo, que causa que las células se vinculen con más fuerza al oxígeno. Esto impide que el oxígeno llegue a tus tejidos. Cuando eso sucede, la glucosa, como un cachorrito perdido, se pega a cualquier cosa que encuentre; por lo general, proteínas en tu sangre y tejidos. Estas proteínas se depositan en los tejidos, lo cual genera el desarrollo de cataratas, anormalidades en las coyunturas y problemas en los pulmones.

❖ Entrar en tus nervios y causar una reacción que hace que se inflamen, se compriman y pierdan su habilidad para funcionar; por lo regular en las partes de tu cuerpo más alejadas del cerebro: tus manos y tus pies.

❖ Apagar el interruptor de tus vasos sanguíneos menores. Por lo regular tu cuerpo regula de manera automática el flujo de nutrientes en tus vasos sanguíneos menores. Éstos trabajan como una especie de respaldo (como un generador para cuando se va la luz), así que pueden funcionar incluso cuando los vasos mayores experimentan ciertos problemas. Pero los niveles altos de glucosa apagan esa regulación automática y permiten que una presión arterial un poco más alta provoque más cuarteaduras y separaciones entre las células de las paredes de los vasos sanguíneos menores. Es como pedir a alguien que use un mazo para hacer el trabajo de un joyero: el efecto se magnifica y también se magnifica el tamaño de la cuarteadura.

Pero aquí está la clave: Tú puedes controlar a tus genes si así lo deseas. Para mantener bajos los niveles de azúcar en la sangre, debes evitar los alimentos con azúcar simple y grasas malas y envejecedoras (grasas trans y saturadas), además de realizar actividad física equivalente a 1 000 calorías a la semana (alrededor de treinta minutos de caminata diaria y veinte minutos del plan de ejercicios Tú, tres días a la semana), para que tus músculos sean más sensibles a la insulina, lo cual permite que el azúcar haga su tarea dentro de tus células en lugar de causar alborotos en tu torrente sanguíneo. Un poco de actividad física tiene efectos formidables.

Inflamación arterial: Cuando pensamos en nuestras arterias y en lo que puede dañarlas, tendemos a pensar en ese cemento: el montón de basura que detiene el flujo de sangre como la semilla de un limón en una paja. Si existe un bloqueo en el camino, no hay manera de que el tránsito avance. Pero ése es sólo uno de los mecanismos que impiden el flujo de la sangre. El otro ocurre gracias al proceso de inflamación. Por lo regular pensamos en la inflamación en nuestro cuerpo como una parte del mismo que se expande hacia afuera, como un tobillo torcido, unas encías entumecidas o el ojo morado después de una pelea de cantina. Pero en lo que se refiere a la inflamación arterial, tienes que pensar en una inflamación hacia adentro. En respuesta a todas las acciones de las capas que se forman con el colesterol LBD y de las cuales ya hablamos con anterioridad, la inflamación ocurre en la capa media de tus arterias. Al inflamarse la capa media, ejerce presión sobre la capa íntima porque la cubierta exterior de la salchicha no cede. Esa presión en la capa interna reduce el tamaño del orificio a través del cual puede viajar la sangre (como beber con una paja más delgado).

Una de las maneras para determinar los riesgos cardiovasculares potenciales es medir los químicos en la sangre que indican inflamación. La proteína C-reactiva (PCR) es uno de esos químicos; un nivel elevado de PCR indica una reacción inflamatoria en alguna parte de tu cuerpo, desde una infección en los senos paranasales hasta una inflamación de encías. Si está alta, tu riesgo de enfermedad cardiaca es mayor porque cualquier inflamación significativa en tu cuerpo incrementa la inflamación en tus vasos sanguíneos.

Oportunidad a la grasa: los demás riesgos mayores

No estamos aquí para sermonearte y abrumarte con estadísticas de folleto acerca de los riesgos contra la salud. Pero para poner a la grasa en perspectiva, recuerda que es un factor de riesgo para todo el cuerpo y tiene implicaciones en todas partes. Incluso si tus números en algunas categorías de salud son tan perfectos como un triple giro en patines de hielo de Michelle Kwan, no estás libre de riesgos. Tener sobrepeso o ser obeso puede ocasionar lo siguiente:

Mayor riesgo de cáncer: La inflamación resultante de la grasa del oméntum causa disfunciones en el sistema que te protege contra el cáncer. De hecho, existe una correlación directa entre la medida de la cintura y el incremento en el riesgo de tumores sensibles a las hormonas, como el cáncer de seno en las mujeres y el cáncer de próstata en los hombres. La grasa contiene una enzima, la aromatasa, que convierte las hormonas suprarrenales en un tipo más activo de estrógeno, lo cual representa un riesgo mayor de cáncer de seno.

Mayor riesgo de apnea durante el sueño: La grasa alrededor de tu cintura se relaciona con la rigidez en el cuello, y eso puede obstruir tu respiración (tu riesgo es aún mayor si tu cuello mide más de 17 pulgadas). En su forma benigna —roncar—, aún puedes mover aire a través de tu garganta, pero genera un ruido espantoso, viola las regulaciones internacionales, puede causar pérdida permanente de oído y conflictos maritales. En algunos casos, esa obstrucción empeora hasta que llega el momento en que el aire no puede pasar hasta los pulmones durante diez segundos a la vez (consulta la figura 5.6). Por fortuna, el cuerpo se despierta de manera instintiva antes de llegar a la sofocación. A medida que envejeces, el tejido de tu garganta se ablanda y el área que rodea a tus amígdalas atrae grasa. Cuando duermes y tus músculos se relajan por completo, el tejido cae y entonces hay menos espacio en la parte trasera de tu garganta.

La apnea durante el sueño te impide alcanzar el nivel MOR, que es profundo y reparador. Lo anterior provoca que te despiertes varias veces durante la noche (a pesar

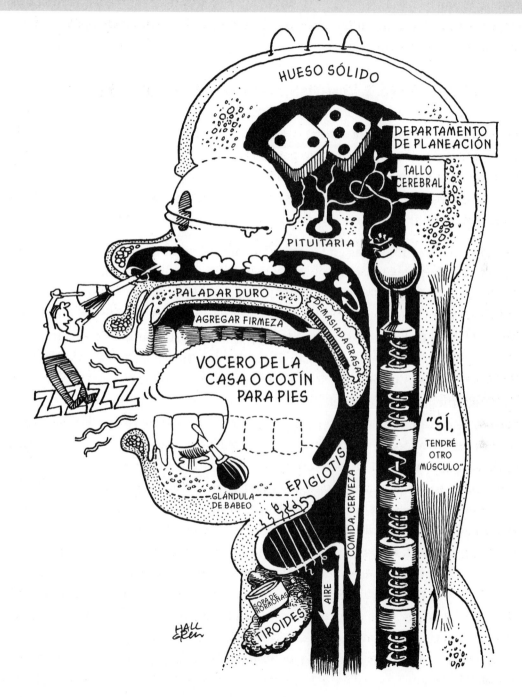

de que tu pareja tal vez lo sepa, es probable que tú nunca sientas que te despiertas), falta de sueño y somnolencia diurna. Eres más proclive a desarrollar presión arterial alta causante de cuarteaduras (se originan cuando tus pulmones albergan dióxido de carbono cuando dejas de respirar) y la amarga ironía es que es probable que engordes más. Esto es porque la apnea durante el sueño es como una serie de colisiones: un accidente después de otro. La falta de sueño te hace sentir cansado y sientes que necesitas más energía, así que ingieres alimentos que te proporcionen energía rápida, pero que también contienen azúcar y grasa. Engordas. Sigues con apnea durante el sueño. Y el ciclo continúa. (Como incentivo para adoptar un plan de buena alimentación, la mayoría de la gente perderá grasa primero en su cara y cuello; así que, con una reducción en su cintura de varias pulgadas, es probable que puedas prevenir o reducir estos problemas al dormir en 30 por ciento al inicio del programa.)

Mayor riesgo de problemas en las articulaciones: A pesar de ser fuertes, tus articulaciones son como padres que intentan soportar los lloriqueos constantes: sólo pueden soportarlos hasta cierto grado. Tus rodillas son unas de las articulaciones más poderosas en tu cuerpo porque las utilizas tanto para ejercer presión como para absorber fuerza. Pero también son proclives a quejarse y desgastarse si tienen que llevar una carga más pesada de la que están diseñadas para llevar. Cuando aumentas diez libras, para tus rodillas es como si aumentaras treinta al caminar. Cuando subes escaleras, esas diez libras se convierten en setenta para tus rodillas. Ese peso adicional te hace más vulnerable a condiciones de desgaste como la osteoartritis, la cual ocurre cuando tus articulaciones tienen cuarteaduras en el cartílago suave por soportar una carga que no corresponde con su diseño original.

Cuando reduces la grasa de tu oméntum y la medida de tu cintura, de manera automática reduces los riesgos en muchas áreas de tu salud. Aún mejor, tendrás la posibilidad de ver reducciones dramáticas en factores de riesgo. ¡**Eureka!** Cuando la gente con sobrepeso (con un peso promedio de 225 libras) pierde alrededor de 7.5 por ciento de su peso corporal (alrededor de 17 libras o cuatro pulgadas de talla de cintura), mejora sus niveles de colesterol LAD y LBD, presión arterial y azúcar en la sangre en —pon atención— 20 por ciento. Estos beneficios son casi tres veces mayores comparados con el porcentaje de peso perdido. Cumple los siguientes pasos para ayudarte a lograrlo tanto en términos de pulgadas como de factores de riesgo.

¡CONSEJOS TÚ!

Conoce tus grasas. Las grasas en los alimentos, como los jefes, se presentan en dos categorías: aquéllas que son buenas para tu bienestar y aquéllas que desean que sufras. La mayor influencia que puedes tener en tus niveles de colesterol (por no mencionar el tamaño de tu cintura) es observar el tipo de grasas que ingieres y cuáles desapareces de tu vida y de tus tripas. Sobre todo, deberás evitar las grasas saturadas y trans; la porción no debe ser mayor a cuatro gramos de esos dos villanos combinados. Son los alimentos más asociados con el aumento de peso a largo plazo y con la obstrucción de tus arterias. En esencia, las grasas malas son las que son sólidas a temperatura ambiente: grasa animal, mantequilla, margarina, manteca. La grasa trans contiene vínculos cruzados de hidrógeno, lo cual la hace estable durante largos periodos a temperatura ambiente. Consumir grasas trans provoca anormalidades en el colesterol (incrementa el malo y disminuye el bueno), además de aumentar la inflamación y de dañar tus células arteriales, lo cual te hace más proclive a generar coágulos. (Por cierto, la grasa trans fue diseñada en su origen para hacer cera para velas, pero el mercado murió con la llegada de la electricidad.) El valor de las grasas trans es que tienen larga vida de aparador; al fabricante de alimentos promedio le encantaría producir alimentos con grasas saludables si pudieran contar con una vida de aparador de un año que obtienen con las grasas no saludables. En contraste, las grasas buenas son las que permanecen en estado líquido a temperatura ambiente, pero se solidifican al enfriarse, como el aceite de oliva, y ayudan a elevar tus niveles de LAD para limpiar los desperdicios. Más importantes que las calorías en las grasas es lo que los ácidos grasos pueden hacer a favor de tus funciones celulares y cómo influyen en la función arterial y en la inflamación.

Súper grasas (rejuvenecedoras): Facilitan la acción de la espátula	Grasas estúpidas (envejecedoras): Provocan obstrucciones y saturan la espátula
Grasas monoinsaturadas. Vienen en dos presentaciones: ácidos grasos de omega-3 y omega-6, en pescados (3) y en aceites de nueces (3 y 6). Se ha demostrado que el omega-3 mejora la función arterial y cerebral. Se encuentra en el aceite de oliva, canola, pescado, linaza, aguacates y nueces. También se ha demostrado que reducen la presión arterial y los niveles de lípidos cuando se utilizan en lugar de los carbohidratos. **Punto esencial:** Haz que de 30 a 40 por ciento de tu ingesta de grasa sea de la variedad monoinsaturada.	**Grasa trans.** Es la grasa que contiene aceite vegetal hidrogenado. Es el peor tipo de grasa y saboteará todo intento por perder peso. Los ácidos grasos trans se encuentran en toda clase de alimentos, en especial cuando es importante la larga vida en el anaquel, desde las palomitas de maíz con mantequilla hasta las galletas y la margarina. **Punto esencial:** Dí no. Mantente tan alejado de ellas como evitas las avenidas un día antes de Navidad. Ciudad obstruida.

(continúa)

Súper grasas (rejuvenecedoras): Facilitan la acción de la espátula	Grasas estúpidas (envejecedoras): Provocan obstrucciones y saturan la espátula
Grasas poliinsaturadas: Son como las monoinsaturadas, pero contienen más de un vínculo insaturado. Por lo regular se presentan en aceites vegetales y de sésamo. Pueden mejorar la función arterial y cerebral y mantienen altos tus niveles de saciedad. **Punto esencial:** Haz que de 20 a 40 por ciento de tu ingesta de grasas sea de la variedad poliinsaturada.	**Grasas saturadas:** Se encuentran en las carnes y en los productos lácteos; estas grasas te hacen ganar peso y obstruyen tus arterias. **Punto esencial:** Limita las grasas saturadas a las fuentes más limpias como los cortes de carne magra y los productos lácteos sin grasa. Que tus raciones contengan menos de 4 gramos de grasa. Menos de 20 gramos o menos de 30 por ciento de tu ingesta diaria de grasa debe ser de grasas saturadas y trans combinadas.

Nota: El mejor aceite que debes tener en casa es el aceite de oliva extra-virgen o aceite de canola orgánico (al frío). Para cocinar también puedes utilizar aceite de sésamo o de cacahuate. Esto es porque su punto máximo de temperatura; es decir, cuando la grasa se quema, es muy alto. Cocina a una temperatura inferior a ésa o tus alimentos tendrán sabor ahumado o a carbón. Una vez calentados, los aceites pueden hacerse rancios y también pueden generar químicos tóxicos, de manera que perderías los beneficios de ingerir estos alimentos tan saludables. Además es mejor cocinar la comida y no el aceite, así que no calientes el aceite directo sobre la sartén; en lugar de ello, baña el alimento en el aceite necesario y después calienta el alimento para que el aceite no se sobrecaliente.

Aquí presentamos los puntos máximos de temperatura de algunos aceites saludables de uso más común:

Aceite de canola no refinado: 225°

Aceite de girasol no refinado: 225°

Aceite de oliva extra-virgen: 320°

Aceite de oliva virgen: 420°

Aceite de sésamo: 410°

Aceite de semilla de uva: 420°

Aceite de cacahuate refinado: 450°

Aceite de sésamo semirrefinado: 450°

Límpialo todo. Más y más evidencias demuestran que una vida libre de obstrucciones está correlacionada con el hecho de elevar tu nivel de LAD para impedir el proceso de acumulación de coágulos. Al elevar tu LAD, incrementas la cantidad de colesterol saludable que está disponible para limpiar al colesterol malo. Entre las cosas que han demostrado elevar la LAD de manera efectiva se incluyen:

❖ Consumir grasas saludables, que se encuentran en el aceite de oliva, el pescado, los aguacates y las nueces.

❖ Caminar o realizar cualquier actividad física durante al menos treinta minutos al día, sin excusas.

❖ Tomar niacina. Toma 100 miligramos cuatro veces al día. La niacina regular o la de libre venta es más barata que la de prescripción y parece existir un efecto benéfico en la dosis de liberación extendida. A veces se necesitan dosis mayores, en cuyo caso tu médico necesita analizar la función de tu hígado para asegurar que puedas evitar las toxicidades poco comunes. Para reducir el malestar de sentirte acalorado y disperso, tómate media aspirina media hora antes y toma la niacina al irte a dormir. No incrementes la dosis sobre este nivel sin comentarlo con tu médico y revisa con él antes de ingerir cualquier dosis de niacina si tienes historial de problemas en el hígado.

❖ Toma vitamina B5 (ácido pantoténico). Recomendamos una dosis de 300 miligramos al día para disminuir los niveles de LBD y elevar los de LAD sin efectos secundarios conocidos.

❖ Bebe un trago de alcohol cada noche. No deberías beber sólo para mantener altos tus niveles de LAD pero, si bebes alcohol, que sólo sea una copa y verás algunos pequeños efectos benéficos.

❖ Sustituye proteína o grasa monoinsaturada en lugar de carbohidratos. Las investigaciones recientes sugieren que esta estrategia ayuda a reducir la presión arterial y modificar los niveles de lípidos.

Dí que sí a esta droga. Si existiera una píldora mágica para combatir la grasa y salvar vidas, la industria farmacéutica enviaría a todos, desde los fabricantes de básculas hasta los autores de libros de dietas, a la bancarrota. No existe píldora alguna que lo haga todo. (Al menos no todavía. Más soluciones medicinales en el apéndice.) Pero eso no significa que no puedas usar medicamentos para mejorar tu salud y reducir los riesgos cardiovasculares. Nuestra recomendación, y lo más cercano a la píldora con poderes místicos, son dos aspirinas para bebés (162 miligramos en total) al día. Necesitas dos en lugar de una porque muchas personas son resistentes a la dosis más baja. (No existe ningún riesgo medible de problemas estomacales en estudios con este pequeño incremento en la dosis de 81 miligramos a 162, y la reducción en ataques cardiacos o infartos isquémicos es del 13 al 36 por ciento.) La aspirina hace menos pegajosas a las plaquetas y disminuye la inflamación que ocurre al estrecharse el espacio a través del cual fluye la sangre por tus arterias. Y se ha demostrado que reduce el envejecimiento arterial y del sistema inmunitario, y eso significa un descenso en el riesgo de todo, desde un ataque cardiaco, embolias e impotencia hasta cáncer de colon, recto y esófago, e incluso cáncer de mama y de próstata. Para reducir los efectos secundarios a nivel gástrico, bebe medio vaso de agua tibia antes y después de tomar la píldora. (Consulta a tu médico si tienes historial de hemorragias serias, tomas algún medicamento para adelgazar la sangre o practicas deportes extremos.)

Lee con regularidad. No sólo con tu club de lectura o con tu astrólogo. Estas lecturas regulares son para llevar un registro de los números de tu salud. En lugar de medir tu éxito con la báscula, la medida real y la prueba de tu éxito es comprobar que has reducido tus riesgos cardiovasculares, como queda en evidencia en las siguientes lecturas de pruebas:

Cazador de mitos

Presión arterial: El nivel óptimo es 115/76. Las lecturas de la presión arterial pueden variar, así que mídetela por la mañana, durante el día y por la noche como parte de tus actividades normales (excepto treinta minutos después de hacer ejercicio, cuando por naturaleza estará más alta). Saca el promedio de tres lecturas para llegar a tu número base. Después, tómatela cada mes para monitorear tu progreso. (Si la presión arterial es alta, tómatela todos los días.)

Prueba de perfil de lípidos en la sangre: Hazte una ahora para establecer una medida como punto de partida y después repite la prueba cada dos años para que tu médico y tú puedan observar los cambios y hacer los ajustes apropiados en tu alimentación y plan de medicamentos.

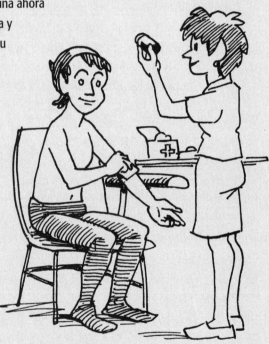

Colesterol LAD (saludable): Tu riesgo es bajo si tu LAD es mayor a 40 mg/dl pero, como los jugadores de basquetbol, mientras más alto, mejor. De hecho, si tu LAD está sobre los 100 mg/dl, las posibilidades de tener un ataque cardiaco o embolia relacionados con la falta de flujo sanguíneo son menores a la posibilidad de que una celebridad camine de manera inadvertida por Boise. (Excepto en los extrañísimos casos en los cuales la LAD funciona mal dentro del cuerpo, nunca ha habido un ataque cardiaco o embolia debido a la falta de flujo sanguíneo, reportado en toda la literatura médica, en una persona con una LAD funcional superior a los 100 mg/dl.)

Colesterol LBD (malo): Tu riesgo es bajo si tu LBD es menor a 100 mg/dl. Por cierto, las investigaciones demuestran que para todas las mujeres y para los hombres mayores a los 65 años de edad, el número de la LBD no es tan importante como el de la LAD. Así que las mujeres y los hombres con más de 65 años de edad no necesitan obsesionarse demasiado con los niveles de LBD, a menos que sus niveles de LAD sean muy bajos.

Azúcar en la sangre en ayuno: Menos de 100 mg/dl.

Proteína C-reactiva: Menos de 1 mg/dl.

Levanta peso. El músculo no es sólo para los jugadores de futbol, guardianes de cantinas o conductores de automóviles modificados. Todo el mundo se beneficia al agregar algo de músculo a su cuerpo; de hecho, aumentar la masa muscular te ayudará a bajar los niveles de azúcar en tu sangre. Mientras más músculo tengas, más incrementarás la receptividad a la insulina; es decir, el proceso mediante el cual la insulina transporta glucosa a tus células. Si haces músculo y pierdes peso, cambias la química de las membranas de tu cuerpo de manera que puedas absorber más glucosa en todo tu cuerpo en lugar de que permanezca en tu sangre. Construyes músculos al realizar ejercicios de fuerza (más en el plan de ejercicios Tú).

Suspende el azúcar refinado. Una cosa que causa que los niveles de azúcar en la sangre se eleven es, oh, el azúcar. Es decir, azúcar pura, no ingerida con ninguna otra sustancia como grasa o proteína alrededor. A pesar de que recomendamos comer tan poca azúcar simple como sea posible, si la ingieres, siempre debes asegurarte de no comerte ese caramelo o esa galleta solos. Come primero un puñado de nueces o un poco de pan con aceite de oliva; así harás más lento el proceso de vaciado de tu estómago e impedirás que los niveles de azúcar creen un efecto pirotécnico en tu sangre.

Ingiere cromo. El cromo, un mineral que se encuentra en gran variedad de alimentos (en especial hongos), parece ayudar a controlar el azúcar en la sangre. Tomar 200 microgramos del suplemento de cromo picolinato puede ayudar al trabajo de la insulina y también a que las células utilicen el azúcar como combustible. A pesar de que los estudios no son definitivos hasta este momento, recomendamos este suplemento para controlar la cintura y el azúcar en la sangre. El cromo incrementa la sensibilidad de tus células a la insulina y disminuye con el consumo de azúcar refinada, harina blanca y falta de ejercicio. Un estudio demostró que los usuarios perdieron cuatro libras a lo largo de diez semanas comparados con un grupo de control, el cual no perdió peso. Debes tomarlo con magnesio, el cual reduce la inflamación de grado bajo, que puede asociarse con la resistencia a la insulina. Una dosis de 600 microgramos de cromo ha demostrado ser efectiva para las personas con diabetes tipo 2. Para las demás personas es recomendable la dosis de 200 microgramos. Sólo porque poco sea bueno no significa que más sea mejor. Tomar demasiado cromo puede dañar tus riñones.

Vuélvete sensible. He aquí una observación asombrosa: La canela parece tener un efecto similar al de la insulina, mejora la función del centro de saciedad de tu cerebro y reduce tanto el azúcar en la sangre como los niveles de colesterol. Sólo media cucharadita diaria puede presentar efectos. Rocíala en el cereal, en el pan tostado o en una bebida de frutas.

Entra a la zona. Los estudios demuestran que la meditación representa un significativo factor de reducción de riesgos de enfermedades coronarias y cardiacas tales como la presión arterial alta y la resistencia a la insulina. Busca una habitación tranquila, tómate unos minutos, cierra los ojos y concéntrate en una palabra o frase saludable, como "om" (o ácidos grasos omega-3).

Hola, guapo, ¿me das tu número de teléfono?

En la mayoría de los casos, como una caída de bicicleta o un doloroso pellejo aún unido al dedo, ver tu sangre no es agradable. Pero para nuestros propósitos, necesitas observar tu sangre a profundidad para evaluar el efecto del sobrepeso que tienes. Allí es donde encontrarás todos los números que indican los riesgos que podrían estar asociados con el sobrepeso. Si no conoces esos números, consulta a tu médico acerca de tu último examen sanguíneo o solicita un examen a la persona a cargo del cuidado de tu salud.

Presión arterial:_____

(Mide la fuerza de la sangre al ser bombeada a través de tus arterias. La ideal es 115/76.)

Colesterol LAD:_____

(Mide la cantidad de colesterol bueno que limpia los coágulos de tu sangre. Más de 40 mg/dl es aceptable. Y te ganaste la lotería si estás sobre 60 mg/dl.)

Colesterol LBD:_____

(Mide la cantidad de colesterol malo que forma coágulos en tu sangre. Lo ideal es menos de 100 mg/dl si tienes factores de riesgo de enfermedades cardiacas; o 130 mg/dl si estás sano como un caballo y tus antepasados nunca sufrieron enfermedades cardiacas.)

Proteína C-reactiva: _____

(Mide los niveles de inflamación en los vasos sanguíneos, un indicador de varios tipos de padecimientos. Lo ideal en la mayoría de los exámenes es menos de 1 mg/dl.)

Capítulo 6

Motores metabólicos

Los quemadores de grasa hormonales de tu cuerpo

Mitos sobre las dietas

- ❖ Tus hábitos son los únicos culpables de tu gordura.
- ❖ Tu cuerpo quema la mayoría de sus calorías a través de la actividad.
- ❖ No puedes ajustar tu "metabolismo lento".

Cuando estabas en preparatoria, no llevabas contigo tu mala genética. Los genes te hacen propenso a las enfermedades cardiacas, calvicie, problemas mentales y aumento de peso. A pesar de que la dieta y la actividad física son los factores principales para perder grasa y mantener un peso saludable, tus genes son parte del elenco de apoyo. Es posible comer como un pececillo y engordar como una ballena. Algunas personas incluso pueden tener una mala respuesta genética a una buena dieta (es decir, aumentan de peso), mientras otras personas (¡malditas!) pueden tener una buena respuesta genética a una mala dieta.

Así que, ¿cómo sabemos si existe un componente genético para la obesidad? Por una parte, ciertos estudios practicados en gemelos que crecieron separados lo demuestran. Dos personas con los mismos genes que crecieron con vidas distintas y con diferentes dietas muestran cerca de 30 por ciento de las mismas propensiones a aumentar de peso. Pero los genes no sólo determinan cómo metabolizas las grasas; es decir, si provienes de una familia de "huesos grandes" o de una que podría entrar por las rejillas del aire acondicionado. Los genes ayudan a dictar muchas cosas relacionadas con la razón por la cual acumulas grasa, como antojos por determinados alimentos o cómo te enfrentas al estrés. Y los lazos familiares también gobiernan en el hecho de que la salsa hecha en casa lleve mantequilla o aceite de oliva.

Sin embargo, lo que intentamos hacer es reducir el tamaño de tus jeans al reducir el efecto de tus genes. A pesar de que tienes influencias genéticas que te dirigen hacia un tipo particular de cuerpo y de comportamiento, esas disposiciones y decisiones no saludables pueden ser neutralizadas y minimizadas al comer los alimentos adecuados, al reiniciar los procesos de tu cuerpo y, en efecto, al cambiar los genes que están encendidos y los que están apagados. Es correcto; tus elecciones encienden y apagan genes específicos. Por ejemplo, los flavonoides (antioxidantes) en la piel de la uva apagan el gen que produce la proteína inflamatoria que envejece tus arterias.

Ahora que ya hemos hablado acerca de por qué comes, cómo se mueve tu comida y los efectos de almacenar grasa excedente, necesitas saber cómo quema la grasa tu cuerpo. En este capítulo hablaremos acerca de las maneras naturales del cuerpo para hacerlo, mismas que están determinadas por tus genes, y en el siguiente capítulo discutiremos cómo puedes agregarle caballos de fuerza a tus maquinarias quemadoras de grasa naturales.

Cazador de mitos

Desde luego, vale la pena comenzar por tu metabolismo, el termostato de tu cuerpo, el rango en el cual quemas la grasa adicional (en términos literales, metabolismo significa "cambio").

La mayoría del millón de calorías que consumes al año se quema sin que tú tengas que pensar en ello. Necesitas energía para respirar, para dormir y para que todos tus órganos funcionen. La energía que consumes y almacenas se usa en primer lugar para dar poder a todos tus sistemas y estructuras anatómicos. **¡Eureka!** Sólo de 15 a 30 por ciento de tus calorías se queman de manera intencional a través de la actividad física como el ejercicio, caminar o bailar la conga en tu cumpleaños. Así que aunque pienses que la clase de *spinning* o de yoga Bikram son los caminos principales para freír esa grasa, la actividad física sólo es una fracción de ello. Tú quemas la mayoría de tus calorías al mantener el bombeo de tu corazón, al obligar a tu cerebro a recordar el cumpleaños de tu pareja y al contar con que tu hígado desechará ese coctel de vodka de anoche.

Ahora, esto no significa que no existen muchas influencias externas que hacen más lento o más rápido tu rango de combustión de grasas. Cualquier movimiento acelera el metabolismo, incluso los movimientos causados por nerviosismo (llamados actividad termogénesis de no ejercitación, según la jerga médica; ATNE, en resumen). Cualquier incremento en la temperatura corporal a partir de un grado incrementa tu rango metabólico en 14 por ciento (por cierto, ingerir proteínas parece tener el mismo efecto de manera natural). Al dormir, tu rango metabólico disminuye 10 por ciento. **¡Eureka!** Cuando te matas de hambre durante más de doce horas, tu metabolismo disminuye 40 por ciento. Cuando te saltas comidas, tu cuerpo presiente un desastre alimenticio y pronto cambia al modo de almacenamiento en lugar de al modo de quemar grasas. Ésa es la razón principal por la cual las dietas de inanición no funcionan. Tu cuerpo se atemoriza ante la posibilidad de una hambruna, así que baja el metabolismo al modo de almacenamiento de emergencia en lugar de permanecer en un estado estable de quema de grasas. En promedio, las personas que acostumbran desayunar son más delgadas que las que no lo hacen porque mantienen encendidos sus genes metabólicos; lo anterior significa que las calorías son más propensas a ser quemadas antes de que puedan convertirse en grasa.

En nuestra lucha por reducir nuestra cintura tenemos varios adversarios amenazantes, y los mayores enemigos a los cuales nos enfrentaremos en el campo de batalla son nuestras hormonas. Todos sabemos que las iracundas hormonas pueden hacer que un adolescente se obsesione con el sexo o darle a una menopáusica unos bochornos tan espantosos que se sienta en el Valle de la Muerte en pleno agosto. Pero tal vez no sepas que nuestras hormonas tienen mucha relación con el hecho de que te veas bien o mal en traje de baño.

¿Existe alguna razón secreta que te haga engordar?

Antes de que te golpees en la cabeza con un pedazo de salami por carecer de fuerza de voluntad para resistirte al mismo salami, o si no puedes descubrir por qué comes menos que tus amigos y de todos modos engordas, considera que tus hormonas pueden influir en tu cuerpo más de lo que crees. Las glándulas, que forman parte del sistema endocrino y producen tus hormonas, son responsables de las condiciones genéticas que podrían influir en tu metabolismo y en tu peso. Las glándulas metabólicas principales son:

Glándula tiroides: La hormona de la tiroides influye en la rapidez o lentitud con la cual quemas energía. Demasiada hormona obliga a tu cuerpo a quemar energía demasiado rápido (en casos extremos, causa que el músculo de tu corazón se haga hipermetabólico y se debilite) pero, si no produces suficiente, desarrollas una condición llamada hipotiroidismo, en la cual tu rango metabólico está al nivel del de una tortuga. ¿La mejor manera de revisar los niveles de la hormona tiroidea? Un simple análisis de sangre. Tendrás un nivel alto de hormona tiroidea estimulante (HTE) si está sobre 5 IU/litro. Esto significa que tu cuerpo intenta con desesperación elevar el nivel de hormona tiroidea circulante en tu cuerpo pero no lo logra. La HTE es liberada por la glándula pituitaria y le dice a tu tiroides que produzca dos hormonas que ayudan a controlar el metabolismo. A pesar de que los bajos niveles tiroideos rara vez son la única causa del sobrepeso, los niveles anormales pueden indicar que tal vez debas consultar a tu médico o a un endocrinólogo por si es necesario que

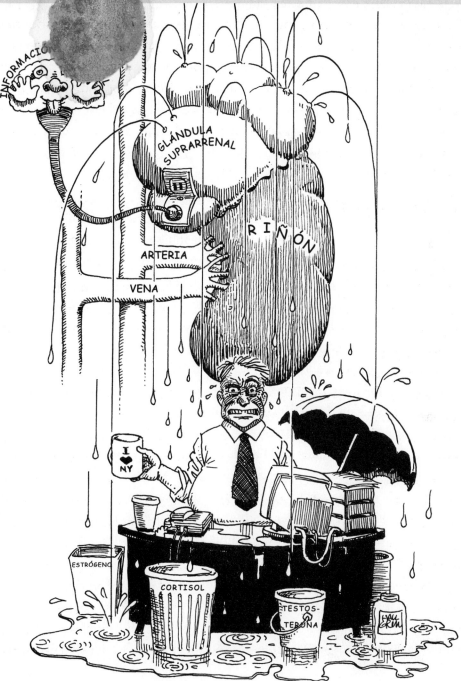

Figura 6.1 **Inquisición glandular** El exceso de estrés sobreestimula las glándulas suprarrenales, las cuales segregan demasiado cortisol (la hormona del estrés), testosterona y estrógenos. Este brebaje de brujas te motiva a comer más y pronto almacena esas calorías en tu grasa abdominal.

La mujer promedio aumenta 24 libras entre las edades de 25 y 65 años. Dado que la ingesta total de comida de las mujeres mayores de 40 años es más de 40 000 libras de comida, la diferencia entre la ingesta y el desecho de esa comida que produce ese aumento de peso es de .06 por ciento, o sólo 8 calorías por día. Si deseas perder peso, toda la lucha se reduce a 100 calorías por día, que significa 10 libras permanentes y alrededor de 3 pulgadas menos de cintura por año.

tomes algún suplemento para tu función tiroidea que acelere tu metabolismo. (Entre los síntomas del hipertiroidismo se incluyen ansiedad, palpitaciones cardiacas, insomnio y rápido crecimiento de cabello y uñas. Con hipotiroidismo puedes sentirte letárgico, aumentar de peso, tener poco apetito o uñas débiles.)

Glándulas suprarrenales: Éstas se asientan sobre los riñones como si fueran gorros pero están controladas por la hormona liberadora de corticotrofina (HLC), que se produce en el hipotálamo. Esta valiosa relación permite a las glándulas suprarrenales reaccionar a la información sensorial que proviene del mundo que nos rodea, como un mamut a la carga. Cuando padeces estrés crónico, tus glándulas suprarrenales producen cortisol y éste inhibe la HLC, lo cual es muy malo porque la HLC disminuye tus deseos de comer. Los niveles altos de cortisol reducen la sensibilidad a la insulina, así que la diabetes se hace más común e influye de manera negativa en la grasa y en la metabolización de la proteína. El riñón responde a los altos niveles de cortisol al retener sal y agua, de manera que la presión sanguínea se incrementa. Al mismo tiempo, otras hormonas creadas por la glándula suprarrenal, incluso la testosterona y su estrógeno derivado, se incrementan; esto puede generar enfermedades relacionadas con el sobrepeso como fibrosis uterina y cáncer de mama. Para medir los niveles de cortisol necesitas practicarte un examen de sangre o una recolección de orina de 24 horas. Por lo general, más de 100 miligramos en 24 horas indican un nivel alto de cortisol. (**Nota:** en algunas personas, este número varía según el tipo de análisis.) Por cierto, ésta también es la razón por la cual las personas que toman medicamentos con esteroides (para el asma, por ejemplo) parecen aumentar de peso; el cortisol es una forma de esteroide. (Éstos no son los esteroides de los cuales abusan algunos atletas. Esos esteroides anabólicos se relacionan con la testosterona.)

Páncreas: Un páncreas con funcionamiento normal secreta insulina, la sustancia que ayuda a la glucosa a viajar desde la sangre hasta el músculo para producir energía y grasa para almacenamiento. En realidad la insulina funciona de manera similar a la leptina; tiene un mecanismo que te dice que comas menos. Pero cuando ocurre la resistencia a la insulina en las células, se anula el efecto de control de apetito. En especial en la diabetes temprana, puedes evitar de manera natural los altos niveles de azúcar en la sangre con la elección de tus alimentos. Pero cuando comes alimentos altos en azúcar sin la adecuada secreción de insulina para superar la resistencia a la misma (diabetes tipo 2), obtienes menos retroalimentación de estar satisfecho y menos reducción de apetito, y así continúa el círculo vicioso del hambre.

Hormonas en acción

Ahora, tu meta no debe ser quemar toda tu grasa (a pesar de que así lo consideres). La persona promedio tiene reservas de alrededor de 2 500 calorías de carbohidratos almacenadas principalmente en el hígado y en los músculos, para utilizarlas en todo tipo de funciones que requieren energía, como cuando intentas subirte a un autobús o escapar de un rinoceronte furioso. Una persona promedio tiene alrededor de 112 000 calorías almacenadas como grasa (es decir que, si estás en tu peso ideal, tendrás alrededor de catorce libras de grasa). El mensaje: tu grasa corporal no es tu enemiga a menos que tengas más de la que necesitas. Necesitamos grasa para funcionar; es un banco de energía del cual podemos hacer retiros. (Recuerda cómo se procesa la comida, consulta las figuras en el capítulo 3).

El truco, desde luego, es asegurarnos de no permitir que nuestro banco abra sucursales en cada parte de nuestro cuerpo.

En general tienes nueve hormonas conocidas que te dicen que comas más y 14 que te indican que dejes de comer. Las hormonas, como tu propio agente deportivo anatómico, están de tu lado y quieren tu salud. Pero eso no significa que no puedas tener disfunciones genéticas. Tal vez tu cuerpo no produce leptina de manera correcta o tiene demasiado cortisol o no puedes transportar leptina a tu cerebro o no funciona ninguna de tus hormonas relacionadas con la saciedad. Éstos son problemas que ninguna fuerza de voluntad puede superar. Reprogramar tu circuito hormonal es la única solución. No puedes vencer a la biología, pero puedes hacer que trabaje para ti.

Un ejemplo perfecto de la influencia hormonal es la hormona adiponectina, de la cual hablamos en el capítulo anterior. Mientras más adiponectina tengas, más bajos serán tu peso y tus porcentajes de grasa (y está relacionada de manera directa con la grasa del oméntum, la grasa de tu barriga. Si no tienes grasa en el oméntum, tendrás más adiponectina libre por todo el cuerpo). Esta hormona ayuda a tus músculos a convertir la grasa en energía y suprime tu apetito. Ahora observa esto: cuando pierdes peso, más adiponectina estará disponible en tu cuerpo. ¡**Eureka!** Es uno de los más grandes mecanismos de recompensa de tu cuerpo. Mientras más peso pierdas, más hábil es tu cuerpo para combatir la inflamación de la cual hablamos en los últimos capítulos gracias al efecto protector de la adiponectina. Es una de las razones por las cuales, al aumentar de peso, comienzas a incrementar la irritación en tu cuerpo ya que produces menos de este agente antiinflamatorio natural.

El factor del sexo

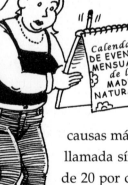

Todos sabemos que la testosterona y el estrógeno tienen relación con cosas como el vello corporal, el tamaño de los senos y el deseo de pasar toda una noche del sábado en un duelo entre sábanas como dos luchadores grecorromanos. Pero tus hormonas sexuales pueden influir en más cosas además de lo que ocurre debajo de tu cintura; también pueden influir en lo que sucede en tu cintura.

Fuego amistoso de la hormona reproductiva: Una de las causas más comunes de la obesidad en mujeres proviene de una condición llamada síndrome de ovario poliquístico. De hecho, el SOP es responsable de 20 por ciento de los problemas de peso entre mujeres jóvenes y con frecuencia se diagnostica con base en periodos irregulares y por la apariencia física: obesidad abdominal, acné, cabello delgado y crecimiento de vello semejante al masculino (por ejemplo, en la cara). Al final, las pacientes pierden su apariencia femenina. Lo que sucede es lo siguiente: Las mujeres con SOP tienen ovarios tacaños; es decir, tienen un óvulo listo para marcharse en su folículo, pero no lo dejan salir. El folículo, ansioso por salir, envía a su mensajero, el estró-

Es un beneficio adicional a la comida saludable; muchas de ellas pueden liberar hormonas relacionadas con el sexo que incrementen el deseo. Incluyendo el omega 3 y comidas que contengan zinc. Algunos otros alimentos (como espárragos o los corazones de alcachofas) han sido vinculados a la sexualidad porque su apariencia física se asemeja a los órganos sexuales.

geno. Ahora, el estrógeno trabaja muy bien cuando se une o se equilibra con otro mensajero del ovario llamado progestina, el cual es liberado por el saco del óvulo (llamado *corpus luteum*) después de que el folículo libera al óvulo. En el caso del SOP, parte de ese exceso de estrógenos se convierte en andrógenos, u hormonas masculinas; esto causa un crecimiento adicional de vello y un aumento de apetito. Es cuando se incrementan las libras. Para combatir ese antojo por una rebanada más de merengue de crema de coco, muchas mujeres comienzan a tomar píldoras anticonceptivas, lo cual detiene el aumento de peso al proporcionar dosis reguladas de estrógeno y progestina que les dicen a los ovarios que se tranquilicen. La píldora en sí misma no hace que pierdas o aumentes de peso, pero sentir menos apetito voraz y revertir los efectos hormonales del SOP sí ayuda.

Testosterona: Tal vez sea lo que produce vello en la barba y el ego masculino, pero la testosterona también se encuentra en las mujeres y es otra hormona que puede jugar un papel importante en el aumento de peso en ambos géneros. Los niveles de testosterona tienden a decaer en mujeres postmenopáusicas y en hombres mayores; así se reduce la libido y eso puede generar aumento de peso porque tienes menos masa muscular y más calorías almacenadas como grasa. Cuando el aumento de peso no está claro según otro tipo de diagnósticos (como deficiencias hormonales, incluso enfermedades de la tiroides) y la causa de pérdida de la libido no está clara (conflictos en las relaciones, estrés, atrofia vaginal), el uso de parches de testosterona o la testosterona tópica en gel o crema puede tener sentido no sólo para conservar una libido en declive sino para, tal vez (sólo tal vez), eliminar la panza. Algunos investigadores dicen que la satisfacción sexual incrementada puede ayudar con la saciedad. Nota rápida: La testosterona está bajo investigación y aún no está lista para su uso preferente. Así que, antes de considerar un tratamiento, debes saber que la testosterona presenta ciertos factores de riesgo y varios efectos secundarios entre los cuales se encuentran el acné, crecimiento de vello facial y reacciones iracundas.

¡CONSEJOS TÚ!

Cazador de mitos

Si crees que no eres tú, encuentra la causa. Para algunas personas no importa si comen como gusanos o se ejercitan como caballos de carreras: simplemente no pueden bajar de peso. Las "hormonas" pueden ser un chivo expiatorio apropiado para algunas personas con barrigas prominentes. Si estás convencido de que tu obesidad no puede atribuirse a tu estilo de vida, vale la pena que pidas a tu médico que te practique análisis sanguíneos para medir tus hormonas y otros niveles químicos para averiguar qué tipo de medicamentos pueden ayudarte con los problemas hormonales. Éstos son los niveles que sugerimos que conozcas:

Prueba	Nivel deseado
Hormona estimuladora de la tiroides	Menos de 5 mIU/l (miniunidades internacionales por litro)
Cortisol urinario	Menos de 100 mg/día
Potasio	Más de 3.5 mg
Calcio	Entre 8 y 10 mg
Hormona luteinizante/ hormona estimulante de folículo	Los valores individuales no son tan importantes como la proporción, y tú debes tener una proporción de 3:1 de hormona luteinizante u hormona estimulante de folículo, sin importar el momento del mes.
Testosterona libre	Más de 200 mg/dl en hombres; entre 20 y 70 mg/dl en mujeres.

Hazte una prueba: El síndrome de ovario poliquístico puede ser diagnosticado con una prueba de sangre que mide la testosterona libre total. Si tu proporción de hormona luteinizante contra hormona estimulante de folículo es mayor a 3:1 (consulta la tabla), también puede indicar SOP. El tratamiento consiste en píldoras anticonceptivas para regular los patrones hormonales, además del medicamento metformin –glucophage– para ayudar a prevenir un fuego cruzado que ocurre entre el ovario y el páncreas, y calmar la respuesta inflamatoria del hígado, para que ayude al cuerpo a ser más receptivo a la insulina.

Capítulo 7

Ponte en movimiento

Cómo puedes quemar grasa más rápido

"Espalda"

"Rectos abdomenis (six pack)"

"Glúteos"

Mitos sobre las dietas

- ❖ Levantar pesas te hace más robusto.
- ❖ El mejor ejercicio para perder peso es el entrenamiento cardiovascular.
- ❖ Necesitas pesas para construir músculos.

Todos sabemos que los músculos nos dan el poder necesario para cargar cajas y bebés. Nos dan la fuerza para caminar en el centro comercial y apresurarnos para tomar el tren a Schenectady. Y según tus gustos sobre los músculos de estrellas de cine, también tienen el poder de hacer que tu lengua se mueva con más rapidez que la cola de un golden retriever. Pero no tienes que ser mensajero a pie, lanzador olímpico de bala o vacacionista untado en aceite para beneficiarte de los músculos. Por lo que se refiere a la administración de cintura, el poder real de los músculos radica en la habilidad de trabajar como una manada anatómica de lobos. Mientras tus hormonas son responsables de una larga porción de tu metabolismo, tus músculos pueden acelerar el proceso de quemar las calorías adicionales.

 ¡Eureka! Mientras los músculos te proporcionan la habilidad necesaria para quemar calorías cada vez que te mueves (durante el ejercicio, la jardinería, el sexo), su verdadera ventaja es que se alimentan de calorías de manera constante incluso cuando te mueves con tanta rapidez como una patineta con una rueda descompuesta. Cada libra de músculos quema entre 40 y 120 calorías al día sólo para mantenerse, mientras que cada libra de grasa se alimenta de 1 a 3 calorías diarias. Día tras día, ésa es una gran diferencia en tu rango metabólico y en tu quema de calorías. Cuando agregas músculos a tu cuerpo, eres capaz de quemar un refrigerador lleno de grasa.

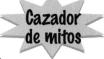

Cuando pensamos en los músculos, tendemos a pensar en unos muy grandes (Hulk Hogan) o muy agradables (el abdomen de Brad Pitt, los hombros de Hillary Swank). Trabajar nuestros músculos no necesariamente significa que te hagas robusto, fuerte y elegible para un equipo de la NFL.

Al enfocarte en los músculos adecuados y al seguir el plan correcto, no te harás más robusto, sólo adquirirás firmeza y estimularás la cantidad necesaria de crecimiento para quemar las calorías excedentes. ¿Lo mejor de todo? No necesitas un equipo caro o una membresía en un gimnasio para constatar los beneficios de ganar músculo. Sólo necesitas un accesorio: tu propio cuerpo. Tu cuerpo es tu gimnasio.

Tus músculos: constructores de fuerza y quemadores de calorías

Tus músculos esqueléticos; es decir, los músculos pegados a tus huesos por medio de tendones y ligamentos, no los músculos involuntarios asociados con el trabajo de tus órganos, como tu corazón o tu esófago, vienen en pares. Eso permite que un músculo pueda mover un hueso en una dirección mientras el otro lo mueve en la dirección opuesta (cuando mueves el brazo a la altura del codo, tu bíceps jala tu brazo superior e inferior al mismo tiempo, mientras tu tríceps los empuja lejos entre sí).

Ahora, podríamos aburrirte hasta el llanto si te explicáramos la biología de los músculos, de manera que resumiremos lo que necesitas saber: El músculo esquelético está diseñado para realizar dos tipos de funciones: hacerte más rápido y fuerte. Está constituido por paquetes de fibras, cada una de las cuales es como un espagueti. Estas fibras tienen filamentos que tienen que deslizarse unos sobre otros, como una escalera expandible.

Cuando tu cerebro manda el mensaje de que tus músculos se muevan —para caminar, para levantar un sofá, para besar la oreja de tu amor—, tus músculos se contraen como lo haría una escalera expandible, pero como si tuvieran un engranaje hacia arriba y hacia abajo en sus extremos. Además utilizan un tope o gancho para detener el músculo y mantenerlo cerrado o abierto (consulta la figura 7.1). Ahora, tú puedes hacer crecer las dos partes de esa escalera; es decir, los polos reales que te dan fuerza; y la fuerza que representa el hecho de mover esos polos hacia arriba y hacia abajo es lo que te da vigor. Las estructuras generadoras de fuerza actúan como ciclistas quemadores de calorías que pedalean con furia para juntar las fibras musculares (consulta la figura 7.1). La contracción elástica, ayudada por el estiramiento, ayuda al músculo a relajarse después del ejercicio.

FACTOIDE

A partir de los años sesenta, el incremento en el tiempo que el estadounidense promedio invierte frente al televisor es paralelo al incremento en el tamaño de su cintura. Además de impedir que hagamos mandados en el exterior, el televisor libera nuestras manos para que se dediquen a alimentarnos de manera inconsciente mientras planeamos qué comeremos en el siguiente corte comercial, de carrera al refrigerador. Éste es un problema de especial importancia en los niños, quienes en promedio ven televisión 17 horas por semana.

FACTOIDE

Seguro, la proteína es necesaria para construir y reparar los músculos, pero no caigas en la trampa de creer que no ingieres la suficiente. Para alcanzar los requerimientos diarios de proteína, sólo necesitas dos onzas; una pechuga pequeña de pollo contiene esa cantidad. El ejercicio incrementa la necesidad de proteínas, pero por lo regular no es mucho. Agregar más proteínas a tu dieta, como ya mencionamos, disminuye el apetito.

Figura 7.1 Construcción de músculo La mitocondria crea ATP a partir de la energía que consumimos y alimenta a las fibras musculares. Las células se empatan en vías y se mueven unas a otras para contraerse (elevar tu cuerpo) o relajarse (estiramiento).

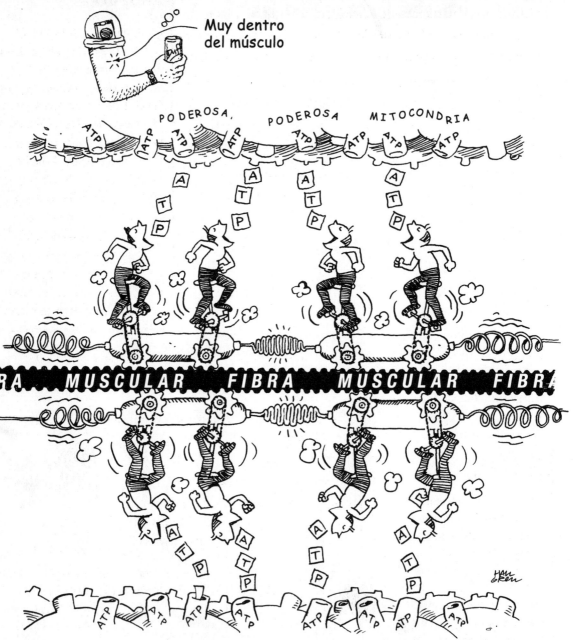

Temible vista de microscopio electrónico

Las dos formas principales de ejercicio (entrenamiento vigoroso y entrenamiento de fuerza) influyen de manera distinta en la estructura de la escalera. El entrenamiento vigoroso incrementa la capacidad de tus músculos de producir y utilizar la energía que necesitan para contraerse, dado que agregas más ciclistas poderosos, pero la fuerza muscular requiere de un entrenamiento que robustece los extremos de la escalera y hace que la fibra muscular sea más fuerte, más grande y más vigorosa. ¿Cómo? Cuando practicas cualquier tipo de entrenamiento de resistencia (es decir, empujar o jalar algún tipo de peso), creas pequeñas separaciones en las fibras musculares. Tu cuerpo reacciona a esas separaciones al decir: "Si puedes romper mi escalera, construiré una más grande y más fuerte la próxima vez". Y tu cuerpo construye polos de escalera más grandes y fuertes. (Por cierto, caminar incrementa tanto tu capacidad de energía como tus polos, razón por la cual es una parte central de nuestro plan.) Al practicar un entrenamiento de fuerza con regularidad, creas más masa muscular, a la cual necesitas para ayudarte a quemar grasa. En esencia, provocas que los espaguetis se hagan más firmes y fuertes en lugar de hacer más espaguetis.

El músculo funciona como consumidor primario de energía de tu cuerpo. Piensa en él como un incendio. Si le arrojas un leño, lo quemará de inmediato. Pero tu grasa es como un cerillo; le tomaría años a ese cerillo quemar un leño.

En tu cuerpo, el músculo puede consumir por completo ese *hot-dog* con queso mucho más rápido que la grasa; por lo cual se reduce la cantidad de grasa que almacenas. **¡Eureka!** Haz un poco de músculo; utilizarás más energía y almacenarás menos grasa. Esto lo convierte en un ejercicio más eficiente para quemar grasa que el entrenamiento cardiovascular.

FACTOIDE

Las bebidas deportivas pueden tener los comerciales más geniales, pero sólo son necesarias si te ejercitas durante más de una hora. Esas bebidas rehidratan tu cuerpo más rápido que el agua después de largos periodos de ejercicio porque te ayudan a recuperar el poder muscular más pronto que el agua (porque contienen minerales de tu cuerpo llamados electrolitos que aceleran la absorción de agua). Pero si las consumes con regularidad o después de sesiones breves de ejercicio terminarás por consumir más calorías que no se quemarán.

FACTOIDE

Además de los músculos que puedes ejercitar de manera voluntaria, existen otros en tu cuerpo sobre los cuales no tienes control alguno, como los que rodean a tus intestinos y a tu esófago. Son músculos suaves e involuntarios y son los que, sin importar cuántas abdominales hagas, no crecerán.

Cazador de mitos

¿Cuánto músculo tienes?

A pesar de que algunas medidas relacionadas con tu cintura son cuantificables con facilidad (libras, medida de cintura, número de pantalones rotos desde 1993), la masa muscular es un poco difícil de calcular. Desde luego, puedes observarte en el espejo y ver si tu abdomen luce como la espalda de un cocodrilo. Una manera indirecta de hacer una estimación es a través de conocer tu porcentaje de grasa corporal: mientras más bajo sea tu porcentaje de grasa, mayor será tu masa muscular (este porcentaje puede medirse en un gimnasio o con aparatos caseros como los calibradores). La verdad es que la cantidad de masa muscular no tiene importancia en términos de salud como la tiene el tamaño de la cintura (la mayoría de nosotros tiene entre 20 y 30 libras de músculo). Lo importante es que practiques suficiente ejercicio para desarrollar fuerza y así mantener tu masa muscular, la cual, de otra manera, decrece con la edad.

Esto es crucial si consideramos que perdemos un promedio de 5 por ciento de nuestra masa muscular cada diez años después de los 35 años de edad, si no hacemos nada al respecto. (En términos históricos, los cazadores, recolectores y cargadores de niños necesitaban su fuerza muscular hasta los 35 años de edad, que era cuando los niños ya podían caminar solos y los miembros más jóvenes de la tribu podían cazar. Pero después de cumplir los 35 años, a sus cuerpos no les importaba un comino si tenían músculos o no, así que se adaptaban y permitían esa pérdida gradual.) En la actualidad vemos efectos drásticos cuando perdemos músculos: aumentamos de peso. Si no reconstruyes tus músculos de manera intencional a través del ejercicio, cada diez años deberás comer entre 120 y 240 calorías menos al día para mantener tu peso actual.

Así que si tienes un peso estable a los 35 años de edad, no practicas ningún tipo de entrenamiento de resistencia e ingieres la misma cantidad de comida, subirás de peso. Ahora, a medida que tus músculos envejecen, también pierdes un poco de las proteínas que conforman tus músculos; son las que les dan la habilidad de tener vigor y fortaleza. El ejercicio reconstruye y mantiene las proteínas y la masa muscular para impedir que aumentes de peso. Esto es lo que necesitas hacer:

FACTOIDE

Hacer ejercicio para una zona particular del cuerpo no quemará grasa de ese lugar, así que no existe tal cosa como la reducción de una zona a través del ejercicio. De lo contrario, ¿no veríamos personas en el gimnasio haciendo ejercicios para reducir la doble papada? En cambio, al hacer ejercicios para una parte del cuerpo en especial, tú construyes masa muscular en esa área, la cual, después de quemar grasa, tendrá la apariencia del músculo liso y fuerte.

- Treinta minutos de caminata *diaria* para ayudar a reconstruir las proteínas basadas en la fuerza y el vigor. Eso prepara a tus músculos para…

- Treinta minutos de entrenamiento de fuerza y resistencia *a la semana* para reconstruir las proteínas basadas en la fuerza. (Esto significa treinta minutos una vez por semana, o divídelos en dos sesiones de quince minutos o tres de diez minutos.)

En el capítulo 11 describiremos los detalles específicos del plan, pero también queremos explicar que el músculo es un luchador de peso completo, no sólo en su habilidad para consumir la grasa sino por su peso real. Cuando la gente comienza a hacer ejercicio y a comer alimentos saludables, su reacción inicial típica es la frustración porque tal parece que su peso no cambia mucho al principio. **¡Eureka!** Esto es porque la grasa flota y el músculo se hunde; simplemente sucede que el músculo es más pesado que la grasa. Así que, mientras desarrollas un poco de masa muscular y pierdes grasa, no verás una reducción dramática en los números de la báscula de inmediato, pero sí verás una reducción en tu cintura y en tu figura en general. Después de lograr la transición inicial al ejercicio, es probable que continúes observando más cambios dramáticos en tu composición corporal, metabolismo, peso y cintura.

Ahora, la pregunta es: ¿cómo agregamos más músculo en lugar de sólo mantener el que ya tenemos? ¿Y cómo lo logramos sin terminar con la apariencia de un integrante de la línea defensiva de un equipo de futbol americano?

La respuesta, desde luego, recae en el ejercicio, pero tal vez no en la manera que tú piensas. La mayoría de nosotros divide al ejercicio en dos categorías: entrenamiento basado en el vigor (aeróbicos, como correr o nadar) y el

FACTOIDE

Decidir entre pesas y aparatos de pesas es como intentar decidir entre salmón y tilapia: ambos tienen sus ventajas. Los pesos libres (mancuernas y pesas) te ayudan a ejercitar el equilibrio porque tu cuerpo tiene que esforzarse para balancear los pesos además de levantarlos, mientras los aparatos ayudan a prevenir lesiones debidas a la mala postura porque están construidos de tal manera que obligan al usuario a utilizarlos de manera apropiada.

FACTOIDE

El suplemento coenzima Q10 es una parte esencial de tus células que es responsable de la conversión de energía (convierte la glucosa en ATP —adenosín trifosfato—, que es la energía que da poder a tus funciones celulares). En algunos estudios, la coenzima Q10 mejoró el desempeño muscular en 10 por ciento a 30 por ciento y puede proteger a los músculos del estrés oxidante. El desafío principal es encontrar píldoras que en verdad contengan la coenzima Q10 que promete la etiqueta.

entrenamiento basado en la fuerza (como levantar pesas). Cualquier tipo de ejercicio quema calorías mientras practicas la actividad, pero los más potentes y duraderos quemadores de grasa se crean no cuando nadas o corres, como podrías creer, sino después del entrenamiento de fuerza. Esto hace que el músculo sea uno de tus mejores aliados anatómicos. Aquí vamos a mostrar cómo aprovechar la ventaja de tus músculos de la manera correcta, fácil y que te hará ganar más miradas que un cuadro de Monet, además de que te ayudará a obtener la cintura que deseas.

A pesar de que muchas dietas no incluyen el tema de la relevancia del ejercicio, nosotros consideramos que la actividad física es vital para aumentar tu salud y disminuir el tamaño de tu cintura. Aumentar la masa muscular es un componente, pero el entrenamiento cardiovascular y el incremento de tu flexibilidad también forman parte de tu plan de administración de cintura. Juntos, los tres componentes del ejercicio tendrán numerosos efectos en tu cuerpo:

❖ El ejercicio incrementa tu metabolismo de manera que quemas grasa a un rango mayor que si no te ejercitaras, y reduce tu apetito al encender el sistema nervioso simpático, el cual activa tu respuesta de luchar o huir. Haz el experimento. Realiza una breve caminata o corre cuando sientas el primer aviso de hambre. Presto, tu hambre habrá desaparecido cuando regreses.

❖ El ejercicio te ayudará a perder el exceso de peso que daña tus articulaciones. Al perder peso, sentirás menos dolor en tus rodillas, caderas, tobillos y espalda. Y eso te colocará en un ciclo positivo de comportamiento, de manera que desearás ejercitarte más.

❖ El ejercicio estimula la liberación de endorfinas, las cuales estimulan los centros de placer del cerebro. Cuando están estimulados, estos centros

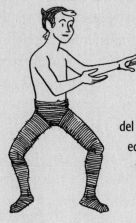

Invasión asiática

Despierta una mañana cualquiera en Beijing, China, y verás cientos de personas de todas edades que saludan al sol con movimientos extraños. Parecen luchar contra los demonios invisibles del aire, pero en realidad practican tai-chi, una forma de ejercicio para equilibrar, centrar y relajar el cuerpo. Puedes practicar tai-chi como forma meditativa de ejercicio, o como estrategia para mejorar tu equilibrio.

te dan sensación de control, lo cual se asocia con una decreciente necesidad de comer sin control.

❖ El ejercicio ayuda a disminuir la depresión e incrementa la actitud positiva, así que tú puedes tomar otras decisiones positivas que no necesitan utilizar a la comida como medicamento. Eso también te ayudará a prevenir que el sofá, la silla y la cama se conviertan en saboteadores de tu plan de administración de cintura.

❖ El ejercicio mantiene tus vasos capilares abiertos y libres de coágulos, lo cual reduce tu riesgo de padecer enfermedades relacionadas con la obesidad, como la presión arterial alta, el nivel elevado de colesterol malo, los problemas con la memoria o los ataques cardiacos.

Podríamos utilizar docenas de páginas para enlistar todos los beneficios de la actividad física, pero creemos que ya has entendido el punto. No necesitas ser modelo de comerciales con el pecho rasurado para que la actividad física sea tu prioridad, y no tienes que practicarla durante tres horas diarias para apreciar sus beneficios.

¿Has llegado demasiado lejos?

El ejercicio es como las nueces en más de una forma: Sí existe aquella idea de "demasiado de una cosa buena". A pesar de que el ejercicio tiene más signos de más que un cuaderno de trabajo de matemáticas, puedes llevarlo demasiado lejos. Quemar más de 6 500 calorías a la semana a través del ejercicio (alrededor de trece horas), o hacer más de dos horas seguidas de entrenamiento cardiovascular, no sólo puede dañar tus articulaciones (según el tipo de ejercicio que realices) sino que también parece ser el nivel en el cual induces demasiado estrés oxidante en tu cuerpo, lo cual disminuye tu longevidad.

De hecho, lo maravilloso del ejercicio es que, a diferencia de las cosas que tienes que eliminar de tu vida, como la comida chatarra y las excusas, la actividad física es algo que puedes agregar (incluso mientras ves las repeticiones de *Raymond*). Cuando logras mover tus músculos hacia la dirección correcta, el tamaño de tu cintura los seguirá.

FACTOIDE

A medida que incrementas la intensidad de tus ejercicios, el cuerpo típico utiliza un porcentaje más alto de energía basada en los carbohidratos en lugar de energía basada en la grasa. Una interpretación incorrecta de lo anterior es que, mientras incrementas la intensidad del ejercicio, ya no quemas grasa sino sólo carbohidratos. Dado que el número total de calorías quemadas durante el ejercicio de alta intensidad es mayor que el número de calorías quemadas en intensidades más bajas (a pesar de que un porcentaje ligeramente mayor puede provenir de los carbohidratos en lugar de las grasas), casi siempre utilizas (quemas) más grasa total que si te ejercitaras a menor intensidad.

Cuando comienzas a ejercitarte, tu cuerpo responderá con signos muy evidentes: sudarás, tal vez sientas dolor y tal vez apestes como una ensalada de macarrones después de un mes. Tu cuerpo también comenzará a responder hacia adentro con cambios en el tamaño de los músculos, flujo y química sanguíneos. A pesar de que el ejercicio, incluso combinado con una dieta, no consumirá toda la grasa de manera instantánea (más acerca de la liposucción en el apéndice), verás y sentirás cambios en la forma de tu cuerpo después de una semana. Y con la combinación del acondicionamiento y la dieta del Plan Tú, verás una reducción de dos pulgadas en la medida de tu cintura en dos semanas a medida que cambia la composición de tu cuerpo. Así que levántate y ponte en movimiento.

¡CONSEJOS TÚ!

Conoce a tus cuatro fantásticos: La actividad física y el ejercicio son como los vegetales: vienen en todas formas, tamaños y sabores, y casi todos ellos son buenos para ti. Según tu nivel de salud y experiencia, necesitas considerar la posibilidad de incluir estos componentes de actividad en tu vida:

❖ **Caminar:** Lo hacemos en el centro comercial, alrededor de la casa y de ida y vuelta del refrigerador a la cama de agua. Y sí, cualquier tipo de caminata es saludable (lo óptimo es dar al menos 10 000 pasos al día). Pero también necesitas dedicar un total de media hora al día a caminar (divídela en sesiones de al menos diez minutos continuos si lo requieres). Es la base de todos los demás ejercicios porque no sólo incrementa tu vigor sino que prepara a tu cuerpo para el entrenamiento de fuerza. Como rutina diaria, caminar es la disciplina psicológica que te ayuda a adherirte a un plan de actividades. De hecho, tiene la calificación más alta en cumplimiento que cualquier otro ejercicio. Comprométete a caminar y comenzarás a comprometerte con más cosas además de la programación televisiva de los jueves por la noche.

❖ **Fuerza:** Incluso si la única barra que has visto es el *piercing* que atraviesa la lengua de tu amigo, eso no significa que debas sentirte tímido ante el entrenamiento de resistencia. El entrenamiento de fuerza, tanto si usas pesas como aparatos, ligas o tu propio cuerpo, ayuda a reconstruir tus fibras musculares e incrementa tu masa muscular, la cual aprovechará todas esas calorías excesivas que te comiste, de manera que puedas quemar calorías de forma más eficiente y ayudes a prevenir el aumento de peso relacionado con la edad. Ahora, ésta es la clave para que funcione bien: muchos estadounidenses tienden a invertir mucho tiempo en trabajar sus músculos periféricos (como los bíceps o las pantorrillas), pero el entrenamiento eficiente de fuerza depende de trabajar los músculos grandes que conforman el eje central de tu cuerpo; es decir, tus piernas, los músculos largos de tu cuerpo superior (pecho, hombros y espalda) y tus abdominales. Son tus músculos fundamentales. Lo mejor de todo es que no necesitas un aparato para constatar los beneficios.

> *Cazador de mitos*

Una nota rápida acerca de los ejercicios abdominales: No quemarán grasa por sí mismos, pero fortalecerán todo tu centro para ayudar a aplanar y tonificar tu estómago cuando quemes grasa. Además te proporcionarán una capa adicional de soporte muscular que también protegerá a tu espalda baja de cualquier lesión. Mientras más fuertes sean tus músculos abdominales, menos presión ejercerás sobre tu espalda baja. No puedes construir una casa a partir del segundo piso y, de cierto modo, tus músculos abdominales y tu centro completo proporcionan una base sobre la cual puedes construir más.

❖ **Vigor cardiovascular:** Al realizar ejercicios cardiovasculares; es decir, cualquier actividad que eleve tu ritmo cardiaco durante un lapso sostenido (lo lamentamos, las películas de George Clooney no funcionan para esto), incrementarás tu vigor general, quemarás calorías y mejorarás la función y eficiencia de tu corazón, así como también disminuirás tu presión sanguínea. Hacer que tu cuerpo sude también te ayuda a liberar toxinas que, de otra manera, se adherirían a tus tejidos.

Figura 7.2 **Las zonas de tono** Piensa en tu cuerpo como si fuera el de un humanoide con un torso, caderas, espalda y barriga portentosos, que son los músculos fundamentales de tu cuerpo. Por lo que se refiere a quemar grasa, ¿a quién le importan los bíceps y las pantorrillas?

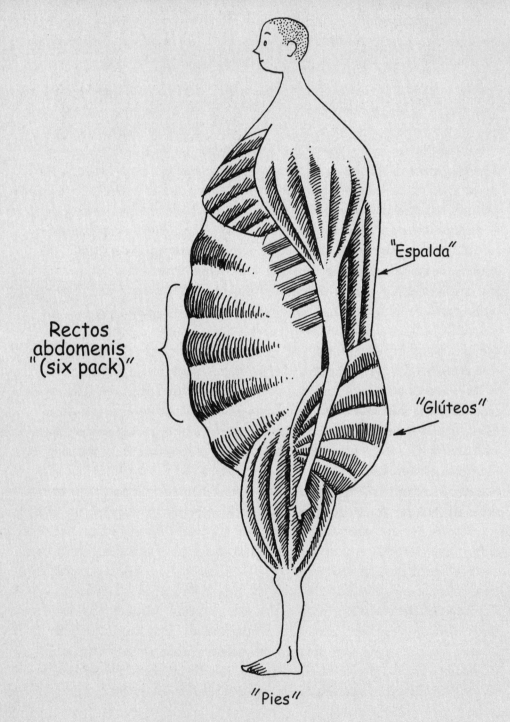

Rectos
abdomenis
"(six pack)"

"Espalda"

"Glúteos"

"Pies"

❖ **Flexibilidad:** Ser flexible no sólo es conveniente para los maestros de yoga y las parejas potenciales; también es lo que deseas para tus músculos. La buena flexibilidad te ayuda a prevenir lesiones en tus articulaciones porque estirarte hace que tus músculos trabajen en un rango más amplio de movimientos que realizarás durante tus sesiones de ejercicios y en la actividad diaria. Además, ser flexible te hace sentir mejor, impide que tu cuerpo se sienta rígido como el cadáver de una cucaracha, facilita la meditación y te permite centrarte en ti mismo mientras te concentras en tu cuerpo. Por si fuera poco, mientras más plegable y suelto seas, menos te afectará si te caes o tienes un accidente.

Auditoría de la actividad de la dieta Tú

Lo que necesitas hacer	Cuánto necesitas saber
Caminar	Diez mil pasos en total, acumulados a lo largo del día (con al menos treinta minutos de caminata continua).
Fuerza muscular	Treinta minutos de ejercicio de resistencia a la semana.
Vigor cardiovascular	80 por ciento de tu máximo ritmo cardiaco (se calcula en 220 menos tu edad) durante veinte minutos, tres veces por semana. Para una persona de 50 años de edad, la meta será 0.8 veces (220 menos 50), que equivale a 136 latidos por minuto. También puedes medirlo con la intensidad del ejercicio. En una escala de uno al diez, califica la intensidad de tu ejercicio. Debes ejercitarte en nivel de 7 u 8 según esa escala; es decir, 70 u 80 por ciento de lo que tú percibes como máximo.
Flexibilidad	Cinco minutos al día.

Elimina las excusas de tu vida. En lo que se refiere al ejercicio, la mayoría de nosotros tiene dos cartas de excusas con las cuales nos gusta jugar: Tenemos el as de "no tengo tiempo" y la jota de "no es conveniente". Sabemos que estás ocupado. Sabemos que tienes más pelotas en el aire que un payaso de doce manos. Sabemos que es más fácil sentarte en el sofá que hacer flexiones en el piso. Pero también sabemos esto: el tiempo y la conveniencia no son excusas. En primer lugar, con este plan no necesitas invertir tanto tiempo (treinta minutos para caminar al día y treinta minutos a la semana para hacer un poco de entrenamiento de resistencia). Si no tienes tiempo para hacerlo, entonces tendrás que admitir que el problema no es el hecho de que no tengas tiempo, sino que tu vida está tan fuera de control que no puedes disponer de tiempo suficiente para hacerte cargo de tu salud y tu bienestar.

Y segundo, no necesitas un gimnasio o un equipo costoso; diablos, toma más tiempo conducir al gimnasio y cambiarse de ropa que ejercitarse. Puedes realizar toda esa actividad en casa con un poco de equipo modesto o incluso al utilizar algunos artículos con los que ya cuentas. De hecho, en el programa de ejercicios Tú, utilizarás tu cuerpo como tus pesas. Así te ahorras el tiempo que desperdicias en esperar que otra persona desocupe el aparato que deseas usar. Sí, es fácil decir que estás demasiado cansado, estresado, ocupado, esto o lo otro. Nosotros decimos: qué mal. La única manera de deshacerte de esa grasa es comenzar por deshacerte de esas excusas.

Si te mueves, pierdes. Una manera poco reconocida de ejercitarse es ejecutar movimientos nerviosos. Los estudios demuestran que la gente que los realiza es más delgada. Si tienes a dos personas que hacen el mismo trabajo y llevan la misma dieta, la que se levanta para hablar con otra persona en lugar de enviarle un mensaje por correo electrónico será la más delgada. Los estudios demuestran que no existe alimento misterioso, órgano, célula o gremlin que haga que estas personas quemen grasa como una sartén de acero inoxidable; todo se reduce a esos movimientos nerviosos. Ahora, con esto no queremos decir que te sometas a un programa de movimientos nerviosos generales, sacudidas de pierna y golpeteo con los dedos sobre la mesa (piensa en Robin Williams) y que con ello serás más delgado que una de las hermanas Hilton. Pero numerosos estudios han demostrado que mientras más te muevas —de maneras sutiles—, más calorías quemará tu cuerpo a lo largo del día. Encuentra excusas para tus músculos donde quiera que estés. Lava los trastes. Levántate y camina en círculos mientras hablas por teléfono. Recorre el pasillo para hacerle una pregunta a un colega en lugar de enviarle mensajes por correo electrónico. Golpetea el suelo con los pies durante una junta. Aprovecha cualquier oportunidad para moverte y así le darás a tu cuerpo algunos acelerones metabólicos sutiles que pueden tener efectos más que sutiles.

¿Qué tan buena es tu condición física?

Existen muchas maneras de medir el progreso en un plan para perder peso: pulgadas perdidas, cupones de descuento en comida tirados a la basura. Pero también puedes medir tus niveles de condición física en diferentes áreas de actividad. Utiliza esta prueba para averiguar tu estado actual. (Antes de hacer cada prueba, asegúrate de realizar un calentamiento apropiado durante al menos cinco minutos.)

Cardiovascular. Puedes medir tu eficiencia cardiaca al medir tu ritmo cardiaco después de hacer ejercicio. Después de ejercitarte por un periodo de 18 minutos a 80 u 85 por ciento de tu ritmo máximo (220 menos tu edad), haz tres minutos más a tu máximo ritmo cardiaco y después detente y revisa tu pulso. Tu ritmo cardiaco debe disminuir 66 pulsaciones o más después de dos minutos de haberte detenido. No hagas esta prueba sin la autorización de tu médico a menos que realices este ejercicio con regularidad como parte de tu entrenamiento.

Muscular. Para medir el vigor de tu cuerpo muscular superior, realiza la prueba de las flexiones (los hombres de la forma estándar; las mujeres pueden apoyar las rodillas en el suelo). Un hombre de treinta años de edad debe ser capaz de hacer al menos 35 flexiones (cinco menos por cada diez años más de edad, hasta llegar a los setenta años). Una mujer de treinta años de edad debe poder hacer 45 flexiones con las rodillas apoyadas en el suelo (cinco menos por cada diez años más que tenga hasta que cumpla 80).

Flexibilidad. Mide la flexibilidad de tu cuerpo inferior. Siéntate en el suelo con las piernas rectas frente a ti y sepáralas un poco. Con una mano sobre la otra y los dedos alineados, inclínate hacia el frente y alcanza tus pies. Las mujeres de 45 años de edad y menores deben poder rebasar sus pies hasta por cuatro pulgadas. Las mujeres mayores deben poder llegar hasta las plantas de los pies. Los hombres de 45 años de edad o menores deben poder alcanzar las plantas de sus pies. Los hombres mayores deben poder llegar hasta tres o cuatro pulgadas antes de las plantas de sus pies.

Apriétate: Aquí presentamos un ejercicio abdominal que puedes (y debes) practicar en cualquier parte: Contrae fuerte tu ombligo y aprieta el trasero como si intentaras subirte unos jeans muy ajustados. Imagina que una cuerda colgada del techo jala la parte superior de tu cabeza. Ahora mantén esa postura. Además de ayudarte a adoptar la postura corporal adecuada, este ejercicio obliga a trabajar a tus músculos abdominales transversales (tus músculos de soporte en la faja de la cintura). Hazlo en el elevador, al hacer fila, en el trabajo y en cualquier lugar adonde camines.

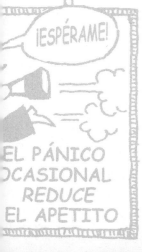

Parte 3

La ciencia de la mente

Cómo ejercen control tus químicos cerebrales
y tus emociones sobre tus hábitos al comer
(y al comer en exceso)

Capítulo 8

La química de las emociones

La conexión entre los sentimientos y la comida

Mitos sobre las dietas

- ❖ El hecho de comer de manera hedonista se dispara principalmente por el hambre extrema.

- ❖ Los antojos están dirigidos por las papilas gustativas.

- ❖ La mejor manera de resistir tentaciones es con fuerza de voluntad.

Nuestros ancestros comían para sobrevivir; comían porque sentían hambre o tal vez para celebrar la victoria sobre alguna tribu guerrera. ¿Nosotros? Nosotros comemos porque estamos enojados, aburridos, estresados, deprimidos, frustrados, viendo una película, ocupados, no lo bastante ocupados, reunidos con amigos o furiosos porque perdió nuestro equipo. Lo que pensamos que es una reacción emocional a través de la cual sustituimos una conversación por chocolate, un baño por un helado o un *punching bag* por chispas de chocolate no siempre depende tanto del carácter como de la química.

Al principio del libro aprendiste acerca de las reacciones químicas que tienen lugar en tu cuerpo que estimulan el hambre. La leptina y la ghrelina son las palancas de mando que controlan tus reacciones de hambre, pero con frecuencia la acción física de comer puede dispararse por emociones que nos coaccionan a devorar ese *hot dog* rebosante de mostaza. En los siguientes dos capítulos discutiremos cómo la ciencia de tu cerebro y tus emociones pueden contribuir a lo que comes y por qué. A pesar de que las emociones son la parte menos comprendida en el tema de la obesidad, también es cierto que constituyen una parte muy real para muchas personas que comen en exceso. Tu hipotálamo (recuerda: el lugar de tu centro de saciedad) también es la parte de tu cerebro en donde se conectan tu cuerpo y tu mente. Como amigo cercano del hipotálamo, la glándula pituitaria envía químicos para comunicarse con el resto del cuerpo. En realidad es allí donde se gana o se pierde el juego de perder peso: la conexión entre las necesidades psicológicas y fisiológicas de comer.

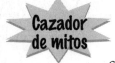

Como bien sabes, comer por causas emocionales no se refiere a que busques el apio. En lugar de eso, es comer de manera hedonista y carente de control (que con frecuencia proviene de tu memoria alimenticia) en la cual comemos galletas de la caja porque se ven bien y saben aún mejor. Es un antojo, y por lo regular por algo que sea dulce, suculento, salado o lleno de grasa. Los siguientes cinco químicos cerebrales son los que influyen principalmente en nuestras emociones y no sólo son el fundamento de la razón por la cual comemos en determinados momentos, sino que también son los químicos clave en muchos de los medicamentos para perder peso actuales y futuros.

Ten presente que hemos hecho a un lado de manera intencional la intrincada red de interacciones que tienen lugar entre estos químicos y los efectos no emocionales.

Lo intrincado de estas interacciones, sólo comprendidas en su totalidad por muy pocas personas en el mundo, es real pero no integral en tu comprensión de la ciencia de las emociones para comer. Para enfrentar algunas de las emociones y presiones que te llevan a comer, tienes que recordar que los químicos cerebrales que influyen en nuestra hambre y nuestros estados de ánimo son nuestro regulador de "por qué" al comer.

- **Norepinefrina:** Es el químico del hombre de las cavernas para luchar o huir. Es lo que te dice que te enfrentes a un tigre dientes de sable o corras a la seguridad de tu cueva.
- **Serotonina:** Es el James Brown de los neurotransmisores. Te hace sentir bien (¡yeah!) y es el blanco principal de los medicamentos antidepresivos.
- **Dopamina:** La casa de la diversión del cerebro. Es un sistema de placer y recompensas, y es particularmente sensible a las adicciones. También es la que te ayuda a no sentir dolor.
- **Ácido gamma-aminobutírico (GABA):** Es *El paciente inglés* de los aminoácidos. Te hace sentir como zombie y es una de las formas en las que puede funcionar la anestesia para reducir tu capacidad de respuesta al mundo exterior.
- **Óxido nítrico:** El químico parecido a la meditación. Te ayuda a calmarte. Este poderoso neuropéptido por lo regular es un gas de vida corta que también relaja los vasos capilares del cuerpo.

Ahora, la verdadera pregunta es: ¿qué tienen que ver todos estos químicos con el hecho de que te comas o no una barra de chocolate o una ciruela? Tal vez la mejor manera de pensar al respecto es utilizar a la serotonina como ejemplo. Imagina tu cerebro como una pequeña máquina de *pinball* (consulta la figura 8.1). Tienes millones de neurotransmisores que se envían mensajes entre sí. Cuando tus transmisores de

Figura 8.1 **Un juego de emociones** La serotonina rebota por todas partes alrededor de tu cerebro, estimula tus puntos de placer y golpea tus sensores de saciedad. Pero cuando las paletas móviles de tus emociones y tu deseo de comer fallan en mantener la pelota en juego, tu deseo instintivo de comer regresa (en especial carbohidratos).

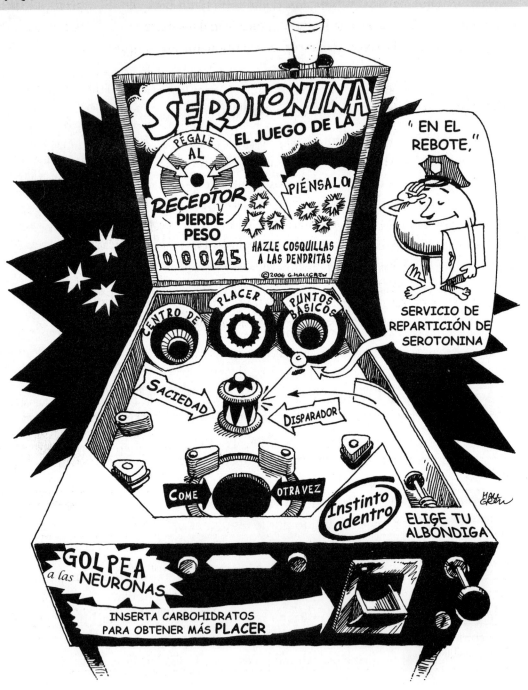

serotonina disparan sus señales (desde las paletas móviles), envían el mensaje a través de tu cerebro de que te sientes bien; este mensaje es más fuerte cuando la pelota de sentirte bien rebota por todas partes, enciende tonos de "¡Oh, sí!" y gana puntos en su trayecto. Pero cuando la pelota cae en el canal (es decir, cuando las células cerebrales atrapan a la serotonina y la descomponen), ese sentimiento de amar al

Comidas según el estado de ánimo

Las investigaciones recientes demuestran lo que muchos de nosotros ya sabíamos: nuestros estados de ánimo dictan lo que comemos. Los investigadores estudiaron las dietas de varias personas para determinar cómo coinciden las personalidades y los alimentos; es decir, cómo nuestros estados de ánimo nos orientan hacia determinados alimentos con base en sus características físicas. La teoría resultante de dicho estudio indica que muchos estados de ánimo envían señales específicas; por ejemplo, las glándulas suprarrenales estresadas podrían enviar señales de antojo por cosas saladas. Dado lo anterior, ¿qué es lo que dice tu comida favorita acerca de ti?

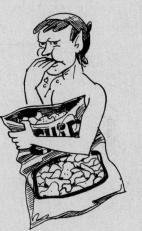

Si se te antoja . . .	Tal vez te sientas . . .
Comida pesada, como la carne, o comida crujiente.	Enojado
Azúcares	Deprimido
Comida suave y dulce, como el helado	Ansioso
Comida salada	Estresado
Comida llenadora, como las galletas o la pasta	Solitario, con frustración sexual
Todo y cualquier cosa	Celoso

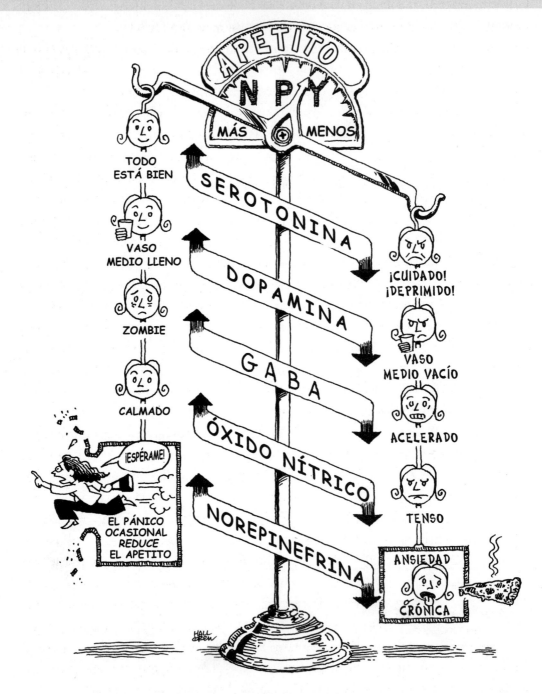

Figura 8.2 **La balanza de la injusticia** Las hormonas cerebrales que controlan las emociones también influyen en el apetito. No contar con suficiente de cada una inclina la balanza hacia más NPY, y a más apetito.

mundo que apenas habías disfrutado se pierde. ¿Qué desea hacer tu cerebro? Meterle otra moneda a la máquina y obtener otra pelota. Para muchos de nosotros, la siguiente pelota llega en forma de comida que de manera natural y rápida nos hace sentir bien, para compensar el descenso de serotonina que sentimos.

Por desgracia, la manera típica de satisfacer nuestra urgencia de jugar con otra pelota es consumir los alimentos que nos proporcionan una subida inmediata de serotonina. Esa subida puede venir de una ingesta de azúcar: ésta estimula la liberación de serotonina. La insulina facilita la producción de serotonina en el cerebro, la cual, por su parte, mejora nuestro estado de ánimo, nos hace sentir mejor o enmascara al estrés, pánico, aburrimiento, enojo o frustración que podamos sentir. Pero la serotonina es sólo una de las pelotas en juego. También tienes todos esos otros químicos que luchan por enviar a tu apetito y a tus antojos de un tope a otro.

Para conocer cómo funciona la imagen total, piensa en esos químicos como parte de una báscula. Cuando los químicos asociados con los sentimientos positivos (como la serotonina o la dopamina) están a la alza (o activados), tú estás alto en términos químicos. Pero cuando están bajos, tú experimentas una caída química (consulta la figura 8.2). **¡Eureka!** Y esto te coloca en un estado de ansiedad que te envía en busca de comida, en especial aquellos carbohidratos simples que te devuelven al estado químico alto. Así es como también trabajan las drogas ilegales; los usuarios buscan continuamente los estados altos, no siempre por su bien sino para evitar los bajos. Te encuentras en lucha constante por regresar a ese lugar de comodidad neuroquímica. Cuando estos químicos están altos, tu peso disminuye, y cuando están bajos, buscas comida que, en un momento dado, pueden hacer que tu peso aumente.

Ésa es la razón por la cual lo que ocurre dentro de tu cráneo es tan importante como lo que ocurre debajo de tu cinturón. El hecho de saber cómo es que tus emociones estimulan tu deseo de comer te ayudará a resistirte a tus antojos y, en términos ideales, evitarlos. Tu meta: mantener las hormonas que te hacen sentirte bien en un nivel que te permita un estado estable de satisfacción y nunca experimentar grandes alzas o bajas hormonales que te obliguen a buscar comida que sea buena para tu cerebro pero mala para tu cintura. En el siguiente capítulo exploraremos más este tema, con las emociones profundas que pueden contribuir a comer, al hambre y al aumento de peso.

¡CONSEJOS TÚ!

Que la comida trabaje a tu favor. Los alimentos tienen distintos efectos en tu estómago, tu sangre y tu cerebro. Éstos son algunos de los nutrientes que pueden influir en tu hambre y en los químicos cerebrales que la afectan:

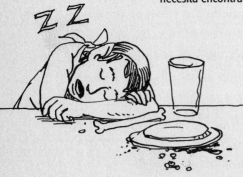

❖ El pavo contiene triptófano, el cual incrementa la serotonina para mejorar tu estado de ánimo y combatir la depresión, además de ayudarte a resistir los antojos por los carbohidratos simples.

❖ Desde hace mucho tiempo se ha demostrado que los ácidos grasos omega-3 que se encuentran en el pescado mejoran la función cerebral y limpian el colesterol; también se ha demostrado que son un convincente aliado contra la depresión en mujeres embarazadas. La depresión, como explicaremos en el siguiente capítulo, contribuye a comer de manera hedonista y emocional. Dado que muchos de nosotros tenemos una ingesta baja de omega-3, tal vez podría explicar algunos otros tipos de depresión.

Saborea el sabor. Si vas a comer algo que es malo para ti, disfrútalo, saboréalo, hazlo rodar por tu boca. Sugerimos que te comas una barra de 70 por ciento de cacao de chocolate y medites, como medida de liberación de estrés y como estrategia para recompensarte con algo dulce. Intentamos encontrar maneras sencillas de que te sientas bien y de incrementar la serotonina de manera que tu estado de ánimo no decaiga por algo que puedes encontrar a la mano. Está bien comer alimentos malos alguna vez. No es la primera mordida lo que te hará engordar como ballena, sino acabarte toda la bolsa de golosinas.

Duerme. Dormir lo suficiente te mantiene esbelto. ¡Eureka! Eso es porque, cuando tu cuerpo no obtiene las siete u ocho horas de sueño que necesita cada noche para rejuvenecerse, necesita encontrar maneras de compensar el hecho de que las neuronas no secreten las cantidades normales de serotonina o dopamina. Su manera típica de hacerlo es buscar alimentos azucarados que puedan darte una liberación inmediata de serotonina y dopamina. La falta de sueño desequilibra todo tu sistema e incluso incrementa tus niveles de NPY, lo cual aumenta tu apetito. La falta de sueño puede convertirse en un factor aún mayor a medida que pasan los años. Al envejecer, la glándula pineal en tu cerebro produce menos hormona melatonina, lo cual resulta en un antojo por los carbohidratos.

Capítulo 9

¿Vergüenza de qué?

La psicología de la dieta fallida

Mitos sobre las dietas

- ❖ La dieta funcionará si tienes la fuerza de voluntad de una persona delgada.
- ❖ Es mejor haber hecho una dieta y fallado que no haberla hecho.
- ❖ No puedes cometer errores cuando estás a dieta.

La mayoría de las dietas no se refiere a la acción sino a las ideas. Por naturaleza nos obligan a pensar, pensar, pensar, pensar. Las dietas nos hacen pensar más en la comida que los presos en escapar. Tienes que pensar en calorías o en zonas o en la hora en que se te permite comerte media galleta. Piensas tanto acerca de no comer que desarrollas dos estándares relacionados con el hecho de comer: cumples con tu dieta o no. Es germen de soya o filete. Son zanahorias o galletas. Son pepinos o pepperoni. Es todo o nada.

De cierta manera, todos hemos pensado demasiado acerca del peso y lo que debemos comer, pero no lo suficiente en cómo y por qué comemos. Cuando la mayoría de nosotros intentamos perder peso, sacamos el arma más poderosa que creemos tener: nuestro cerebro, e iniciamos un ataque psicológico en forma de disciplina ("¡Puedo resistirme a esta comida!") y ego ("¡Soy lo bastante inteligente para evitar esta comida!"). Pero como verás en este capítulo, la verdad es que existen disparadores emocionales muy poderosos que nos hacen comer y hacen fallar a la mayoría de las dietas. En muchos sentidos es nuestro cerebro el que sabotea nuestros mejores esfuerzos por hacer una dieta.

Cazador de mitos

Al intentar eso mismo que está diseñado para ayudarnos a perder peso —la dieta— hemos creado un sistema de fracaso que nos lleva a un círculo de culpa. Y ¿hay algo o alguien que no tenga culpa? Los expertos culpan de nuestra obesa sociedad al pan que dan en los restaurantes y a esas comidas con porciones del tamaño del monte McKinley. O culpamos de nuestra gordura a la comida rápida (por la grasa), a las revistas (por las imágenes de cuerpos irreales que nos llevan a ahogar nuestra autoestima en batidos de leche), a jornadas laborales de 12 horas, a la televisión y a sillones suaves como nubes (por mantenernos sentados toda la noche), a las salchichas (¡asqueroso!) o una adicción al Velveeta (¡doblemente asqueroso!).

Pero en las profundidades de tus tripas (allí, sobre las golosinas que te comiste dos semanas atrás), está una cosa a la cual culpas por el tamaño de tu cintura:

Tú.

Te culpas a *ti*.

Tú te dices que no son los restaurantes o los fabricantes de alimentos o los pepinillos gratinados los que sabotean tus esfuerzos por perder peso; es tu mente. Toda la batalla del cinturón roto proviene de una corriente de "si sólo" mentales, además de tu falta de habilidad percibida de controlar la comida que haces pasar por tu esófago año tras año, día tras día, comida tras comida, bocado tras bocado. Si sólo tuvieras la fuerza de voluntad para alejarte de la mayonesa. Si sólo pudieras detenerte después de cuatro papas fritas. Si sólo tuvieras el poder, la fuerza, la disciplina, la entereza, la energía, el vigor y la motivación para controlar tu cintura, entonces por fin tendrías el cuerpo que deseas.

Lo que en realidad haces es crear culpa cerebral. Dependemos de nuestra mente para resistir las tentaciones, para tomar decisiones inteligentes, para comer bien, para saber y para elegir lo que es saludable. Dependemos por naturaleza de nuestra mente para controlar las emociones que pensamos que debemos ser capaces de enfrentar, como el estrés, la ansiedad, la depresión (algunos estudios demuestran que las personas con niveles más altos de estas emociones son más proclives a la gordura u obesidad). Así que cuando nos damos por vencidos con una dieta y engordamos hasta alcanzar el tamaño de un balón que hace crujir los quicios de las puertas, en automático pensamos que algo está mal en nosotros y que nuestra mente no es lo bastante fuerte para ganarle a nuestra cintura.

¿Por qué fallamos? La teoría de los investigadores es que la mente es la que puede estar arruinada, pero no porque tú hagas algo para que eso suceda. Al menos en términos científicos, comer en exceso puede funcionar un poco como una adicción a las drogas; de hecho, los estudios demuestran que la gente obesa tiene centros de recompensa en el cerebro que son similares a los de los adictos a las drogas.

Así que digamos que estás estresado. Recuerda al hipotálamo y a los químicos que cambian de acuerdo con tus estados de ánimo. En puntos de estrés, tú activas neurotransmisores de una parte del cerebro llamada locus coeruleus. Tu cuerpo, en respuesta, intenta calmar a esos neurotransmisores y combatir el estrés. Algunas personas lo hacen con cigarros, otras con comida, otras con sexo y otras con drogas. Cuando combates el estrés con comida, también activas el centro de recompensa de tu cerebro. Entonces, después de que ese sistema inicial para sentirte bien se desgasta, buscarás aquello mismo que te hizo sentir bien, calmado y relajado: comida. Ésa es la razón por la cual el estrés y la ansiedad hacen más difícil, a nivel neuroquímico, que te apegues a cualquier plan dietético que intentes seguir.

Lo que es muy interesante es que junto al hipotálamo, donde se producen los químicos de alimentación y saciedad, NPY y TRAC, está una parte del cerebro llamada cuerpo mamilar (porque su apariencia física es la de un par de senos). Allí es donde se almacena nuestra memoria alimenticia; así que, cuando recibes la señal de que estás hambriento, también accedes al recuerdo y a los antojos de alimentos que has comido en el pasado, que pueden ser alimentos malos. Además, la región parietal del cerebro, que es el centro de control de la lengua, labios y boca, actúa distinto en las personas obesas y en las esbeltas. Las tomografías cerebrales demuestran que, cuando la gente obesa es tentada por el azúcar, este centro se activa. En la gente delgada, esa región permanece inmutable, lo cual demuestra cómo el azúcar juega un papel importante en el hecho de comer por razones emocionales en algunas personas y en otras no.

Si has luchado con problemas de cintura, es probable que hayas atribuido toda la responsabilidad por el éxito o el fracaso en la dieta a tu pequeño cerebro de tres libras de peso. Has esperado que avance al parejo de delicias tales como los tacos fritos y la salsa Alfredo. Pero no puedes menospreciar a la naturaleza. Existen demasiadas de esas hormonas y neurotransmisores, cuya función puede traducirse en "pásame el pastel". Y el hecho de esperar que tu voluntad o tu fortaleza puedan contravenir esos mensajes químicos es el equivalente a intentar detener un tren en marcha con el dedo meñique.

Dieta: evitar el asunto

Durante un segundo piensa en un tipo particular de persona: el ejemplo extremo de un gordo. Estas personas son el estereotipo del ideal: divertidas, amables, generosas, encantadoras, elocuentes, creativas y más brillantes que un diamante perfecto, excepto por el hecho de que puedes confundirlas con un silo de cuatro niveles. (Todos lo decimos: "Sería maravilloso si fuera delgado".) Y eso nos molesta. Nos molesta que no podemos descubrir el yin y el yang de la situación. ¿Cómo es que una persona lo bastante inteligente como para conocer la diferencia entre una albóndiga y una manzana, o lo bastante motivada como para tener una carrera profesional exitosa, puede ser la misma que, noche tras noche, se atasca un paquete entero de galletas, oculta detrás de la alacena?

Algo tiene que estar mal.

Y lo está. Pero es tan probable que sea lo que tú crees como lo es que encuentres al amor de tu vida en Las Vegas. Los problemas no están a nivel de la cintura sino al

Figura 9.1 **Alimento para la mente** Cuando comes azúcar, enciendes el motor de la corteza de tu cerebro, el cual controla tus labios, lengua y boca. El hipocampo, que controla los recuerdos de la comida, se enciende cuando la gente sometida a dietas rigurosas siente antojo por determinados alimentos, lo cual abruma a la fuerza de voluntad y a la habilidad de resistir.

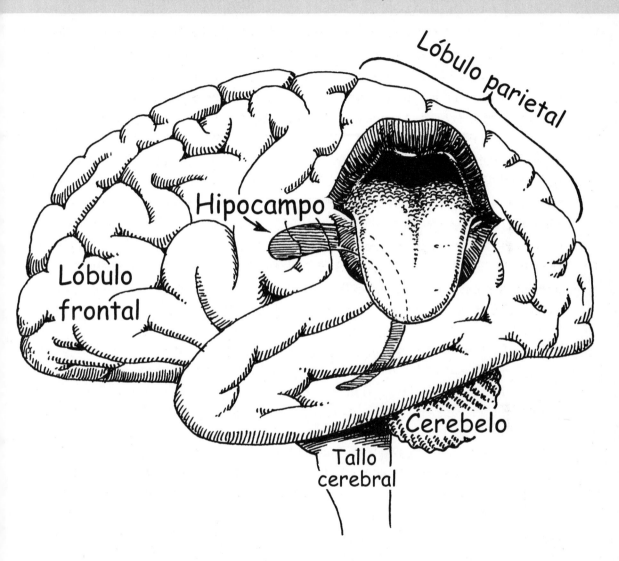

Lóbulo parietal

Hipocampo

Lóbulo frontal

Cerebelo

Tallo cerebral

nivel del cerebro. Tal vez sepas que tienes problemas de salud y la circunferencia de la cintura del tamaño de Neptuno. Quizá también sepas que luchas contra los asuntos emocionales de confianza y autoestima que se presentan como la guarnición del platillo fuerte de la obesidad. **¡Eureka!** Pero tal vez no sepas que puedes ser lo que se llama un evitador, una persona que sufre en su interior por el tornado de agitación psicológica que nace del rechazo público y privado a la obesidad, y evitas confrontar tu situación por completo debido al temor de no ser capaz de vencerlo.

Así es como piensan los evitadores (asiente con la cabeza si te suena familiar): Una vez que te has desviado, aunque sea un poco, de tu dieta o de tu plan de alimentación saludable, crees que sería mejor olvidar el asunto. (¿Asentiste?) Y así se inicia un ciclo del cual los evitadores no encuentran la salida: somos gordos, intentamos perder peso, nos desviamos un poco, tememos el rechazo por la falla percibida, nos aislamos de la gente, dejamos de hablar de ello, interrumpimos la dieta, nos lamentamos con una rebanada grande de pastel de queso, engordamos. Después intentamos bajar de peso y el ciclo continúa.

Los evitadores de todos niveles (desde los casos extremos hasta los moderados) verán que su peso sube y baja como un toro mecánico. En términos psicológicos se trata de un ciclo interminable de aumento y disminución de peso (llamado ciclo del peso). Pero el asunto del evitador real es evitar los efectos psicológicos del ciclo del peso. En lugar de evitar los alimentos malos, los evitadores tienden a evitar otras cosas, como a la gente que quiere ayudarlos y a la disciplina para intentar comer de manera saludable. Por encima de todo, los evitadores intentan separarse de esas dos poderosas emociones asociadas con hacer dieta.

Culpa: "Espero que no se den cuenta"

Sin importar el tipo de dieta que hayas intentado seguir en el pasado, es indudable que te has enfrentado a listas de alimentos prohibidos. Las dietas altas en proteínas prohíben las papas. Las dietas bajas en grasa prohíben el queso. Las dietas para combatir el azúcar pueden incluso prohibirte que vuelvas a poner un pie en una dulcería. Es inevitable: así como cuando a un niño se le ordena no tocar las copas de champaña, querrás papas, querrás queso y te resultará imposible no entrar a la dul-

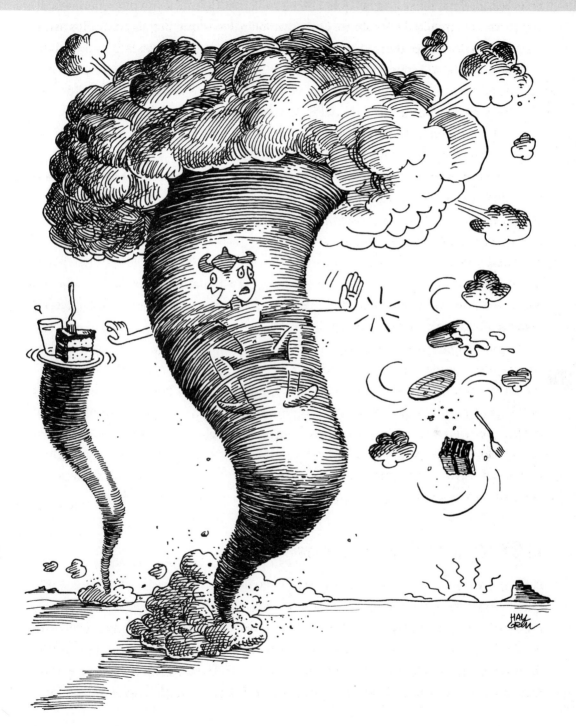

cería después de pasar por enfrente tres veces seguidas. Así que caes en la tentación. Pero dado que te has sometido a una lista de alimentos prohibidos, percibes que media galleta, un bocado de queso gouda o tres papas fritas son un asesinato en primer grado a la dieta: La dieta está muerta. Es cuando se presenta la culpa, derivada del hecho de que sabes que te has desviado de un conjunto de normas previamente establecido. Lo anterior es verdadero para todo tipo de evitadores. Todos nos identificamos con la culpa inducida por la nutrición y entonces tomamos la decisión subconsciente de que es más fácil lidiar con los efectos de estar gordo que sentir la pesada culpa cada vez que queremos sumergir la zanahoria en un aderezo de queso azul.

Vergüenza: "¡Oh, Dios, ya me descubrieron!"

Para la persona que cree que ha hecho trampa en esa dieta, tanto si sólo fue un besito con una barra de chocolate o un atascón adúltero con un recipiente entero de masa para pastel, existe un sentimiento aún peor que la culpa: la vergüenza asociada con la infidelidad a la dieta. Hiciste trampa, así que ahora sientes que te falta fuerza para triunfar. ¿Y qué le dirás a tu pareja y a todos los colegas que te han visto ayunar con montañas de lechuga durante los últimos ocho días? ¿Que sí, que eres un fracaso? ¿Que sólo aguantaste la dieta durante una semana? Sólo tienes una obligación y, por Dios, ¿no puedes mantener un croissant lejos de tu boca? La humillación pública o incluso sólo la simple posibilidad de la vergüenza se basa en el rechazo social a la obesidad. Esta vergüenza, emoción mucho más profunda que la culpa, te envía de regreso al ciclo de la evitación: es mejor no estar a dieta y ser gordo, calcula el evitador, que estar a dieta y, con el tiempo, probarle al mundo que no puedes tener éxito.

Las investigaciones demuestran que es mejor para tu salud no hacer dieta que decir que estás a dieta y robarte cucharadas de flan de caramelo durante cada corte comercial. Esto es porque es típico que las dietas promuevan el ciclo del peso y el efecto del yo-yo (subir y bajar, subir y bajar), lo cual en realidad es más peligroso para tu salud que mantener un sobrepeso estable. (Quizá se deba a que las personas sometidas al ciclo del peso aumenten más de lo que pierden y sufran las consecuencias de la vergüenza.)

Así que, ¿cómo funciona esto para ti, la persona que sabe que tiene que perder algo de peso, pero que no necesariamente rompe las duelas a cada paso? Bueno, si llevas años de lucha contra esas libras de más, entonces es probable que hayas experimentado patrones de pensamiento similares de culpa y vergüenza y tal vez hayas seguido los mismos patrones de conducta: si no puedes cumplir al 100 por ciento las reglas de la dieta de tu elección, entonces es mejor devorar como una piraña en un río lleno de presas. Comes tanto como puedes y tan rápido como puedes.

La evitación es un proceso normal de pensamiento: cuando te enfrentas con un obstáculo, decides que, en lugar de encontrar cómo rodearlo, quizá debas dar la vuelta y regresar al principio. Cuatro papas fritas conducen a toda una ración. Una ración lleva a otra. Y dos raciones llevan a: "Britney, querida, pásame la bolsa de papas fritas". Sesenta segundos después te sientes más culpable que un perro no esterilizado sin correa. Tanto si olvidaste tu dieta por un bocado como por una comida entera, tu falta de cumplimiento lo ha arruinado todo. Una de las estrategias para manejar la comida emocional es comer y vivir en el presente, no preocuparte por lo que comiste en el pasado y no obsesionarte por lo que comerás en el futuro.

Por qué nuestros cerebros no están equipados para hacer dieta

Por desgracia, lo mismo que está diseñado para ayudar a la gente a perder peso es lo que promueve estos patrones psicológicos y conductuales: las dietas sustentadas en la mentalidad de "todo o nada".

Sucede que gran parte del dogma de las dietas que todos hemos aceptado como hecho es más publicidad que realidad. Como un corto de película emocionante que crea expectativas superiores a lo que la película es en realidad, el problema con la mayoría de las dietas no es el corto sino la película completa. El drama típico de las dietas inicia con el héroe a dieta que se prepara para la batalla contra un enemigo que está por llegar. Armado con poco más que su espíritu indomable y su determinación, el héroe se prepara para luchar contra pasteles de chocolate voladores en busca de la total dominación sobre la comida. Pero lo que nuestro héroe ignora es que el arma secreta con la cual contaba no llegará nunca; la caballería no está a la

¿Puedes soportar un ligero cambio?

Todos sabemos que hacer un cambio en tu vida es un asunto tan mental como conductual. Las investigaciones demuestran que éste es el mejor proceso de cuatro pasos para lograr un cambio:

Sé positivo. Funciona para entrenadores, jefes, padres y administradores de cintura. Si te culpas por tu sobrepeso, si éste te deprime o si tu estado de ánimo es más desagradable que una estación del metro en agosto, entonces tu primer trabajo es reenfocarte. Necesitas pensar en lo que puedes hacer, cómo puedes hacerlo, por qué es bueno para ti, y tendrás éxito. En el juego de póker de perder peso, la confianza siempre triunfa sobre la negatividad. Al deshacerte de las emociones negativas de culpa y vergüenza, tomarás decisiones correctas, racionales y a largo plazo sobre tus obstáculos.

Agrega un poco de apoyo. Tal vez no lo sepas, pero tu mundo está lleno de saboteadores; gente que te hace más gordo que las cuentas bancarias de Microsoft. Está el jefe que siempre lleva dulces a las juntas de los jueves. El amigo que te lleva un pastel cuando estás triste. La pareja que sugiere rondas de margaritas y un plato de nachos con queso para festejar el fin de la semana. Tal vez no haya nada de malo en sus intenciones, pero sí hay algo que está mal en el hecho de que sus intentos por ganar tu corazón en realidad le hagan daño. Lo que queremos que hagas (*necesitamos* que hagas) es que desarrolles un sistema de apoyo de personas que conozcan tus metas, tus obstáculos, tu debilidad y tus fortalezas. (¿No tienes a nadie? Puedes meterte a Internet, incluso a www.realage.com) Estas personas serán tu tabla de salvación, tu sistema de confort y tu medida de cumplimiento. Con la supervisión pública; es decir, al reportarles tus luchas y éxitos diarios, es más probable que logres un cambio permanente.

Establece señales. Las pequeñas señales (que no se refieren a las señas obscenas que les haces a los conductores de automóviles al pasar) pueden percibirse desde como signos de amor hasta como signos de soborno. Las señales de indicación pueden ayudar a dar inicio a la psicología del cambio. El simple hecho de hacer un pequeño cambio ayudará a determinar tu éxito a largo plazo, tanto si te compras un podómetro como la membresía a un club o nuevos tenis para caminar, tirar a la basura los alimentos no saludables de tu alacena e incluso abrir un archivo en tu computadora para registrar tus progresos. ¡Eureka! Las investigaciones demuestran que si estableces pequeñas señales como las anteriores, es tres veces más probable que te apegues al plan específico que pretendes seguir. Este pequeño cambio es tu manera de oprimir el botón de encendido de tu maquinaria de administración de cintura (www.mychoicescount.com puede servirte).

Después, hazlo. Una vez que has comenzado con la pequeña señal, estás listo. Durante un día, come sólo alimentos que sean perfectos para ti. Camina durante treinta minutos hoy, mañana y cada día después del primero. Eso es; treinta minutos al día es tu compromiso mínimo. (Puedes separarlos en fragmentos más pequeños si no puedes hacerlos de corrido.) Después haz un segundo compromiso de acción: comprométete a duplicar (o triplicar) tu ingesta diaria de vegetales. Con un pie, da un primer paso específico. El otro pie no tendrá más remedio que seguirlo.

vista. Así que la batalla se hace cruenta, exhaustiva física y mentalmentee, y eterna; todo ese duro trabajo tiende a generar gran apetito y ese halo de energía del ayuno de ayer con sólo tres ramas de apio y un tomate cherry desaparece pronto. Nuestro héroe necesita una pizza, y rápido.

La cámara hace un *zoom* y vemos que nuestro héroe reza en silencio para solicitar la fuerza interior necesaria para enfrentarse a otro ataque de la Insurgencia Alimentaria. Pero justo cuando el héroe busca un estado de paz interior, el inequívoco sonido de un automóvil que se aproxima lo regresa con violencia a la realidad. Lo que esperaba que fuera un vehículo lleno de voluntarios del grupo local de adictos a la comida resulta ser una camioneta llena de niñas exploradoras que ofrecen muestras gratuitas de sus nuevas y mejoradas galletas de chocolate con menta.

Por desgracia, gran parte de la programación mental para las dietas proviene de la expectativa inicial que establecimos con anterioridad. Cuando estás listo para someterte a una dieta, estableces las reglas, conoces los parámetros y sabes que los vegetales son soldados nutricionales y que las galletas son asesinos en serie. Ese proceso de anticipación para someterte a una dieta puede trabajar a tu favor siempre y cuando recuerdes que la manera de funcionar de tu cerebro no sólo es psicológica sino también química. Su manera de funcionar para muchos de nosotros es que muchas dietas son más estrechas que un vestido de Beyoncé, de manera que sólo hay dos opciones: recompensas por cumplimiento y ninguna tolerancia al fracaso.

En casi todas las demás áreas de nuestra vida nos permitimos ciertos márgenes de error. Los jugadores de beisbol que son eliminados el 70 por ciento de las veces están en el Salón de la Fama. Los jugadores de basquetbol necesitan anotar sólo la mitad de sus tiros para convertirse en estrellas. Los abogados no ganan todos los casos. Los padres no siempre toman las decisiones correctas. De hecho, casi todos cometemos errores en nuestro trabajo diario. Aprendemos de ellos e intentamos corregirlos para no repetirlos una y otra vez, o al menos investigamos cómo minimizar los daños. Pero cuando se refiere a las dietas, nos obligamos a ser tan precisos como el equipo de vuelo de los Blue Angels. Sin errores. Sin fallas. Una vez que nos equivocamos y nos desviamos, aunque sea una pulgada de nuestro plan, se acabó. Nos vamos a los vestidores, nos quitamos el uniforme, nos bañamos. El juego ha terminado. La dieta ha muerto. Pásame el *fondue*.

Con los consejos que encontrarás más adelante puedes aprender a reprogramar tu mente para deshacerte de la culpa que llega al comer, la culpa que viene junto con

Cazador de mitos

las dietas y la culpa que llega cuando de vez en cuando disfrutas de algunos alimentos que no están en el nivel platino de las gráficas de alimentación saludable. También tienes que darte cuenta de que no es la primera papita ni la primera rebanada de pastel lo que condenará a tu dieta. Es la segunda, la tercera y todas las demás que te llevan a almacenar grasa peligrosa y a aumentar pulgadas en tu cintura.

Al iniciar tu plan deberás escuchar a tu cuerpo y responder con inteligencia a tus antojos y emociones. Con el paso del tiempo aprenderás a comer bien y a manejar tus antojos. En ese momento será cuando entrenarás a tu cerebro para que deje de obsesionarse con comer bien y deje de castigarte por cada obstáculo que enfrentes. **¡Eureka!** La verdad no reconocida es que, cuando dejas de pensar demasiado, dejas de comer demasiado.

EL papel del alma

No es un secreto que utilizamos la comida como medicamento para nuestros álgidos problemas emocionales. El estrés en el trabajo nos dirige hacia la caja de los *doughnuts*. Los niños enloquecidos nos envían al cajón de las botanas. Un mal día nos empuja hacia el recipiente de medio litro de helado. Pero finalizar aquí nuestra discusión acerca de cómo coinciden nuestras emociones con la obesidad sería como decir que los curitas y una bolsa de hielo curan todas las enfermedades. La realidad es que un gran número de nosotros con problemas de sobrepeso tenemos asuntos emocionales que son más profundos que el Océano Pacífico e intentamos satisfacer nuestra necesidad de un poder superior al automedicarnos con comida.

Si tú eres una de esas personas, no te importan mucho la leptina, la ghrelina ni la NY-lo que sea.

Tener sobrepeso es más un asunto de autoestima, del petrificante temor de que no mereces ser esbelto. ¿Cómo lo sabemos? No a través de estudios o investigaciones, sino a través de la vida real, de nuestros pacientes, de espiar a multitudes de adictos a los *doughnuts*. Aquí es preciso que nos salgamos de la zona de seguridad de la ciencia y entremos a un área que por lo regular no ha sido muy estudiada por el equipo de sujetos ataviados con batas blancas y anteojos, porque los asuntos mentales, emocionales y psicológicos profundos involucrados con la obesidad son muy difíciles de probar, en términos occidentales.

Comencemos aquí: Mucha gente, en especial mujeres, carece de autoestima para el control de su cintura. (De hecho, la razón más común por la cual una mujer no atiende su propia salud es porque pone las necesidades de otros antes que las propias.) Pero ahondemos: ¿Qué es la autoestima? Asumamos que nuestro sentido de valor viene de dos fuerzas: superar obstáculos y alcanzar metas. En la administración de cintura, ¿qué sucede si no superas un obstáculo (una caja de *doughnuts*) ni alcanzas una meta (tu peso ideal para tu reunión con ex compañeros de preparatoria)? Sí, tu autoestima se desploma más rápido que los índices de audiencia de las repeticiones de programas televisivos durante el verano. Para resucitarla, necesitas encontrar maneras de superar y lograr, sin establecer los estándares a través de los cuales medirás tus poco realistas pesos, medidas y hábitos alimenticios, que son más rígidos que una bota militar.

Ahora, demos un paso atrás para apreciar cómo se desarrolla la relación entre la necesidad emocional de autoestima y la necesidad física de utilizar ropas holgadas. En nuestra juventud, muchos de nosotros deseábamos algo en nuestras vidas que es más profundo y mayor que nuestra realidad diaria de trabajo, casa, dormir, repetida en 29 930 días. Tal vez es la religión o la vocación de ayudar a otras personas, o quizá la creencia de que el mundo gira alrededor de nuestro equipo de beisbol favorito. No nos importa tanto qué es "eso", sino cómo encontrarlo y explorarlo.

Ahora, existen algunos fundamentos químicos y biológicos para ese sentimiento de satisfacción a nivel del alma. La oxitocina, una hormona que se eleva en las mujeres después de dar a luz, también te proporciona una sensación de comunidad y placer dentro de tu familia, durante una experiencia religiosa o cuando tienes una epifanía acerca de tu existencia. Cuando se incrementan los niveles de oxitocina te sientes en calma. Otra hipótesis sugiere que tu sensación de autoestima y bienestar está influida por el químico óxido nítrico (que no se confunda con el gas hilarante óxido nitroso). Los rasgos de carácter como la esperanza y el optimismo se asocian con la liberación de óxido nítrico en el cuerpo. Del mismo modo, la liberación de óxido nítrico podría servir para menguar los sentimientos de ansiedad y estrés. Pero este efecto químico dura sólo unos segundos, de manera que necesitas estimular tu cuerpo con el karma cerebral adecuado.

La satisfacción a nivel del alma existe a nivel bioquímico así como en tu vida perceptible. Es tu motivación más profunda, y no nos referimos a la motivación de satisfacer las necesidades de tu estómago, de tus músculos o incluso de tu mente, sino la motivación de satisfacer las necesidades de tu alma.

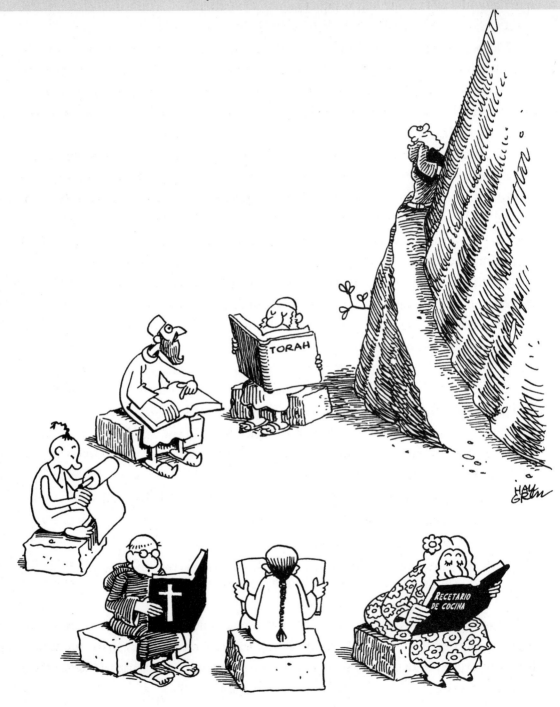

Ok, ok, ok, ya sabemos lo que dirás: ¿Qué tiene que ver tu alma con el hecho de que hayas devorado una lata completa de crema batida?

Mucho.

Muchas personas, en lugar de atender o incluso reconocer este profundo deseo y la inquietud que sienten por nunca satisfacerlo en su totalidad, intentan llenar el vacío con comida y bebida. Utilizan un arreglo temporal (el pollo de la receta secreta) para llenar el vacío permanente causado por no satisfacer tus necesidades espirituales (el "eso").

¿Te suena familiar? Apostamos que así es. De todas las acciones que realizas, una de las que puedes controlar por completo es comer. Tienes la libertad de masticar lo que quieras, donde quieras, como quieras y si quieres hacerlo con o sin ropa. A causa de esa libertad, comer te hace sentir bien. Es curioso, sin embargo; la comida es como la pintura que usas para cubrir las cuarteaduras en una pared de tu casa. Dos capas de color petirrojo tal vez puedan cubrir los errores de manera temporal, pero nunca arreglarán la verdadera causa del problema. **¡Eureka!** Si así eres tú, esa pintura es lo que dispara ese ciclo de tornado que te impide sentirte satisfecho a nivel físico y emocional. Pregúntate: ¿Podría esto ser parte de un ciclo?

❖ Ansías algo más profundo
❖ Y cuando no lo encuentras, comes para sentirte mejor…
❖ Pero te sientes mal por aumentar de peso…
❖ Entonces te dices que no mereces ser esbelto porque no puedes bajar de peso…
❖ Entonces tu autoestima decae aún más porque no has superado obstáculos o no has logrado lo que deseas…
❖ Así que te automedicas con comida…
❖ Y después te automedicas con comida cuando no puedes encontrar "eso"…

Lo que es muy interesante es que mucha gente que utiliza a la comida como pintura desea vivir en el tornado. Le aterroriza el pensamiento de ser delgada. Ser gorda le da una excusa para equivocarse, para estar deprimida y para atragantarse de chocolate.

¿Qué dice la teoría acerca de por qué tanta gente le hace eso a su cuerpo? ¿O por qué le harías eso a tu cuerpo? Tal vez lo hagas porque este proceso de pensamiento es seguro y porque tu grasa sirve como una capa protectora literal y metafórica que te impide interactuar con la realidad. No tienes que jugar el juego de la vida si siempre tienes excusas para vivir en la banca. Si tan sólo pudieras perder peso, si tan sólo pudieras caber en ese traje de baño, si tan sólo pudieras escalar una colina con tu familia sin respirar más fuerte que un fugitivo de prisión. Aunque algunas personas puedan decir que la gordura es un fracaso, la realidad es que la gordura, para muchos de nosotros, es una manera de evitar el fracaso porque es una excusa para nunca competir ni comprometerse con la vida. (Recuerda: "Si tan sólo" son las palabras más peligrosas desde "palomitas con jalapeño".)

Así que, ¿a dónde vas a partir de aquí, con escasa oxitocina inyectable o carente de altas dosis de óxido nítrico para inhalar? No es que puedas cambiar de página y que todos tus problemas de autoestima desaparezcan como los *hot-dogs* de Coney Island un Cuatro de Julio. Hace falta algo de tiempo y también hace falta algo de conciencia en que este tornado puede estar girando. No te pedimos que lo arregles ni esperamos que lo hagas; sólo pedimos que te hagas consciente de que este sentimiento profundo e íntimo podría ser la razón de que nuestros cinturones sociales ahora estén acostumbrados a medir pistas de carreras de 5 kilómetros. El simple hecho de darte cuenta de que podrías utilizar la comida como analgésico psicológico es parte de la solución para ayudarte a evitarlo. Sólo consideremos que la garantía de ese equipaje emocional ya se ha vencido. Ahora que sabes que ese equipaje no te sirve, es tiempo de abandonarlo en una zona de desperdicios tóxicos psicológicos y deshacerte de él para siempre.

¡CONSEJOS TÚ!

Establece la diferencia. Queda claro que algunos de nosotros comemos por razones físicas (tenemos hambre) y algunos de nosotros ansiamos los dulces que sobraron del Halloween por razones emocionales (nos presiona el jefe al tener que comenzar y terminar un reporte para las diez de la mañana y faltan quince minutos). Pero a veces no es fácil establecer la diferencia. Para ayudarte a ello, necesitas comenzar a utilizar la Prueba de Hambre de la Dieta Tú. A lo largo del día registra tu nivel de hambre de acuerdo con esta escala. Concéntrate en lo que te dice tu estómago, no en lo que sucede afuera con el estrés (los niños se han vuelto locos), emociones (tu pareja trabajará hasta tarde, otra vez), o hábitos (el programa de Leno significa un tazón de Frutilupis). Este proceso te ayudará a sentir tu hambre de verdad, de modo que puedas permitirle a tu estómago, y no a tus emociones, dictar tus hábitos.

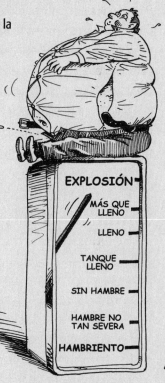

Tanque en 0 = Hambriento. Parece como si no hubieras comido desde la secundaria o la preparatoria.

½ tanque = Hambre no tan severa. Estás bien, no estás desesperado, como cuando conduces de tu oficina a tu casa.

¾ de tanque = Satisfecho y sin hambre. Puedes durar más tiempo sin comer. Comiste nueces y una bebida antes de comer.

Tanque lleno = Satisfecho y cómodo. Así te sientes después de haber comido una porción regular de alimentos saludables.

Sobrecarga nivel L = Lleno. Pudiste detenerte dos cucharadas de pudín atrás.

Sobrecarga nivel ML = Más que lleno. Se detectan gruñidos audibles.

Sobrecarga nivel BD = Botón disparado/explosión. Es el típico malestar después de la comilona navideña. Te sientes enfermo e incluso utilizas el nombre del relleno de tu mamá en vano.

Esta prueba funciona de la siguiente manera: cada vez que busques la salsa de queso o la caja de galletas, califica tu hambre. Después piensa si buscas las sobras de la lasaña porque tienes hambre de verdad o por alguna razón que no guarda relación alguna con el hambre. En términos ideales, deberás manejarte en el rango comprendido entre ¾ y tanque lleno; es decir, satisfecho todo el tiempo. Lo lograrás si comes de manera regular a lo largo del día (consulta los detalles en la parte 4). Después de aplicar esta escala durante dos semanas, comenzarás a saber por instinto por qué comes y, lo que es mejor, te entrenarás a comer para mantener satisfecho tu estómago y no tus emociones.

Elige y mantente. Sí, claro, la variedad podrá ser la sal de la vida, pero también puede significar la muerte de la dieta. Cuando tienes muchas opciones para una comida, es más fácil olvidar los buenos hábitos alimenticios y caer en los malos. Cuando tomas asiento y te presentan un menú del tamaño de un directorio telefónico, es fácil darse por vencido. Una manera de eludir las bombas de grasa es eliminar opciones para al menos una comida al día. Elige la comida que haces con más prisa y automatízala. Para la mayoría de la gente es el almuerzo, así que busca un almuerzo saludable que te guste, como ensalada con pechuga de pollo asada y aceite de oliva o rebanadas de pavo en pan integral, y cómelo todos los días. Todos los días. Sí, todos los días.

¡Eureka! Más y más investigaciones demuestran que colocar un coto a la variedad de alimentos y sabores que experimentas te ayudará a controlar tu peso. (Piensa en tu perro: Penélope mantiene el mismo peso cuando ingiere su comida regular todos los días. Pero tan pronto como comienza a devorar la gran variedad de sobras de la mesa, el pequeño poodle parece más un robusto mastín.) ¿Cómo funciona esto? Tal parece que cuando ingieres alimentos ricos en variedades de sabores, hacen falta más y más calorías para que te sientas lleno (piensa en la Navidad, cuando comes muchas cosas distintas, te atascas y aún tienes espacio para el postre). Así que cuando saboreamos alimentos con diferentes y abundantes sabores (piensa en la comida mexicana o india), tendemos a comer más para satisfacer a nuestras papilas gustativas. Ahora, no queremos que te aburras con la comida pero, si lo conviertes en un hábito al menos para una comida al día, disminuirá tu tentación y te ayudará a dejar de pensar en comida con tanta frecuencia. De hecho, por lo regular prescribimos dos comidas que sean lo mismo a nuestros pacientes. Es una manera de automatizar tu cerebro para que tus hábitos lo sigan. Desde luego, no queremos que dejes de disfrutar la maravillosa diversidad de sabores, pero esta estrategia te ayudará a controlar tu apetito.

Otro truco: Emplea aceite de oliva extra-virgen, el cual tiene menos sabor y puede ser útil para controlar los antojos gustativos.

Encuentra un sustituto. Sabemos que para los evitadores el acto de comer es casi tan racional como un fanático deportivo ebrio. Si todos tuviéramos la habilidad de tomar decisiones racionales, como que el zucchini es mejor que el fettuccine para nosotros, entonces la multimillonaria industria de las dietas no sería necesaria. Comer es una acción emocional y es adictiva. La persona promedio sabe que los *doughnuts* son granadas de mano para la salud, pero pasamos por el puesto del vecindario, nos llevamos una docena de *doughnuts* rellenas y ya nos comimos tres antes de llegar a la esquina. Agrega a lo anterior el hecho de que las investigaciones demuestran que las personas bajo la mayor presión laboral aumentan más libras de peso y ya tienes tu combo de obesidad completo. Así que la verdadera pregunta es: ¿cómo puedes tomar esas acciones emocionales, irracionales y adictivas, y convertirlas en decisiones inteligentes, racionales y positivas? Para comenzar puedes elaborar una lista de alimentos saludables de contingencia y limpiar tu refrigerador y alacena de comida asesina de tu cintura. Te enseñaremos cómo hacerlo en la parte 4. Para continuar, puedes buscar aquellas cosas que podrían satisfacer las necesidades que ahora llenas con comida. Por tradición, gran parte de nuestra autosatisfacción proviene de cómo vemos nuestro exterior. Pero esa satisfacción es vana; por tanto, necesitamos encontrar y concentrarnos en las cosas de la vida por las cuales nos sentimos agradecidos de verdad, sea la familia, la carrera profesional o un pasatiempo que nos apasione.

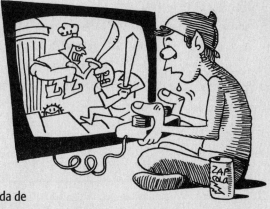

Mantén las manos ocupadas. Tal vez pienses que estar anclado frente a una pantalla de televisión y jugar con tu Xbox significa que estás destinado a una vida de gordura, pero ése no es el caso. Los estudios demuestran que el hecho de jugar juegos de video no se correlaciona con la obesidad. ¿Por qué? Sucede que cuando tienes las dos manos en los controles y tus dedos se mueven más rápido que los de Liberace, significa lo siguiente: Tus

garras no estarán sumergidas en un recipiente de masa para pasteles. (Algunos juegos incluso tienen tapetes para que actives algunos comandos con los pies, de manera que realizas un programa completo de acondicionamiento físico; pregúntales a tus hijos acerca de la moda de los tapetes para aprender a bailar.) Ahora, con esto no queremos decir que una relación íntima con Súper Mario deberá ser tu estrategia número uno, pero sí prueba un punto importante. **¡Eureka!** Cuando mantienes tus manos y tu cerebro ocupados (con juegos de video, con jardinería o con la extracción de un bazo) significa que pones a tu cerebro en el estado que deseas: sin pensar en comida y sin buscar algo para llevarte a la boca.

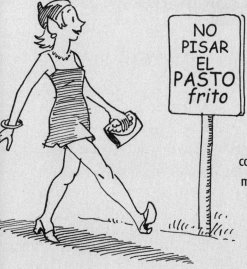

NO PISAR EL PASTO frito

Camina por aquí. La base del plan de actividades Tú es un mínimo de treinta minutos de caminata diaria (sepáralos en tres sesiones de diez minutos cada una si lo necesitas) y decírselo a alguien después de hacerlo (sí, todos los días, sin excusas). Lo harás no sólo por sus efectos físicos sino también por sus efectos psicológicos (que son más importantes). Recuerda de dónde proviene la autoestima: de la habilidad de superar obstáculos y alcanzar metas. Caminar cumple con ambos. **¡Eureka!** Caminar durante treinta minutos es fácil, asequible y sustentable, y es el primer paso para salir del tornado y regresar al juego de la vida. Mucha gente siente que no se ha ganado el derecho de perder peso. Caminar todos los días te da ese derecho y decírselo a alguien te ayuda a sentirte orgulloso de tus logros.

Piérdete en tu mente. Cada vez que sientas la urgencia de comer, sólo toma asiento y reflexiona acerca de tu vida y de aquello que te lleva a tomar un tenedor y abrir el refrigerador. ¿Pondrías eso en el cuerpo de un amigo o de un familiar? Está bien llorar, está bien pensar, está bien meditar. De hecho, tal vez puedas aprender de tu dolor y no empeorarlo al pensar que podrás disminuirlo con tres pulgadas adicionales de grasa abdominal. Para algunas personas, la meditación y la oración incrementan el poder de satisfacer las motivaciones subconscientes que tienen.

Déjate tocar. Tanto a nivel físico como psicológico, busca interacciones positivas con otras personas. (Recuerda la llamada telefónica al final de tu caminata.) La evidencia demuestra que el aumento en los niveles de oxitocina puede disminuir la presión arterial y minimizar los efectos del estrés. Las investigaciones demuestran que tu nivel de oxitocina se incrementa a través del CCQ, que ayuda a controlar tu apetito, y a través de un aumento en la interacción social y el contacto. En caso de que no tengas ninguna otra razón, ésta es fantástica y suficiente para programar ese masaje semanal. Y tal vez podría reforzar por qué las actividades como la meditación y la hipnosis, de las cuales se sospecha que incrementan la oxitocina, pueden ayudar a la pérdida de peso. Además, a pesar de que existe tanta información a este respecto como obesidad en los maratonistas de elite, el temor al contacto y la falta de liberación de oxitocina puede ser una razón por la cual las personas que han sufrido abusos tienen problemas con la administración de su cintura.

Prueba Tú

¿Por qué preguntas por qué?

El hecho es que lo sabes. Sabes si necesitas bajar de peso. Lo sabes por tu aspecto, por cómo te sientes y si tu ropa está más apretada que la tapadera de un frasco de pepinillos. Pero para poder realizar cambios (que sean significativos), no sólo tienes que saber qué le has hecho a tu figura. También tienes que saber por qué has abusado así de tu cuerpo a través de disparadores emocionales y físicos que te han llevado a aumentar el tamaño de tu cintura. Para comenzar, elabora una prueba autoadministrada de "porqués"; es decir, formula preguntas de "por qué" acerca de tu peso hasta que llegues a la respuesta real de por qué quieres perder peso y por qué no puedes. Puede ser algo así:

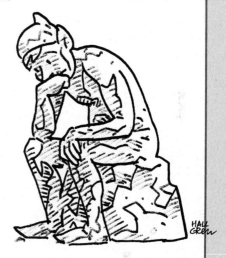

¿Por qué quieres adelgazar? Porque quiero ponerme mis viejos jeans.

¿Por qué quieres ponerte tus viejos jeans? Porque sentiría más confianza.

¿Por qué quieres sentir más confianza? Porque me sentiría mejor al intentar conocer gente nueva.

¿Por qué quieres conocer gente nueva? Porque acabo de divorciarme y me gustaría iniciar una nueva relación.

¿Por qué quieres iniciar una nueva relación? Porque me siento solo…

Y así debe ser cuando termine la serie de preguntas; es decir, cuando puedas unir la primera pregunta con la última respuesta. Quieres adelgazar porque te sientes solo, pero la causa probable de tu aumento de peso puede ser la misma: que te sientes solo.

La prueba de personalidad

Sí, podrías decir que esas mazorcas cubiertas de *marshmallow* del carnaval tienen algo que ver con tu cinturón a punto de explotar. ¿El saboteador más probable? Tus excusas. Resuelve esta prueba de personalidad para conocer las actitudes y conductas que podrían impedir que pierdas peso y seas más saludable (la prueba completa del doctor Robert Kushner está disponible en www.diet.com). Agrega tus marcas y descubre cómo influye tu actitud hacia la comida y el ejercicio en el tamaño de tu cintura.

¿Se parece a ti?	Entonces marca aquí	Porque significa que tú...
PATRONES ALIMENTICIOS		
"Día tras día cambio mis patrones alimenticios con más frecuencia que Martha Stewart cambia los patrones de las telas".		**Te saltas las comidas:** No tienes un patrón o rutina al comer.
"Como como sardina durante el día y como ballena jorobada durante la noche".		**Eres un comedor nocturno:** Tú consumes 50 por ciento o más de tus calorías diarias entre la comida y la hora de dormir.
"El lugar en donde es más probable que coma: uno que tenga un mesero, un carril de atención en el automóvil o servicio a domicilio".		**Eres un comedor de conveniencia:** Tú eres un comedor de marca. Todas tus comidas están empacadas, embolsadas, puedes cocinarlas en el horno de microondas o están congeladas.
"Las frutas y los vegetales tienen el mismo sabor que, oh, el agua del drenaje".		**Eres un comelón sin frutas:** Con muy pocas excepciones, tú eres fanático de la carne y las papas (o la pasta, el pan y los postres).

¿Se parece a ti?	Entonces marca aquí	Porque significa que tú...
PATRONES ALIMENTICIOS		
"Necesito una orden de restricción dietética. Si hay cualquier alimento en un perímetro de 50 pies, me lo como".		**Eres un comelón estable de sandwiches:** Además de tus tres comidas regulares, tú comes cada vez que tienes comida cerca.
"Mi plato está tan lleno que ocupa tres códigos postales".		**Comes porciones exuberantes:** Comes mucho y rápido, tanto si es saludable como si no lo es.
"Yo como ensaladas cuando estoy con mis amigos, pero asalto la alacena cuando estoy en casa".		**Eres un comedor columpio:** Tú llevas una dieta estricta de alimentos buenos pero te caes del vagón y entonces comes alimentos malos con exceso.
PATRONES DE EJERCICIO		
"Disfruto tanto de estar activo físicamente como de hacer cadenas con clips".		**Eres un campeón del sofá:** No te gusta sudar y en realidad no te gusta ninguna actividad física.
"Yo no me ejercito porque todos los demás en el gimnasio lucen como supermodelos o como Schwarzenegger".		**Eres un participante ansioso:** Odias ejercitarte en público a causa de tu imagen corporal.

(continúa)

¿Se parece a ti?	Entonces marca aquí	Porque significa que tú...
PATRONES DE EJERCICIO		
"Me gusta el ejercicio, pero si tengo que dejarlo, soy como un auto de carreras chocado: me resulta difícil retomar el camino".		**Eres un tipo de todo o nada:** Tú te ejercitas mucho durante varios días o semanas, después lo interrumpes y no haces nada durante más tiempo.
"Durante los últimos tres años he realizado el mismo programa de ejercicios sin cambiarlo en nada".		**Eres un repetidor de rutinas:** Tú practicas una rutina fija de ejercicios, pero no puedes perder peso porque tu cuerpo ya se acostumbró a esa rutina.
"Me da miedo lastimarme en el aparato para hacer ejercicio, empeorar mi condición o sufrir un ataque cardiaco si me ejercito mucho".		**Eres un blandengue:** Tú tienes una lesión que te impide hacer ejercicio o te preocupa sufrir una porque estás fuera de forma.
"Me gustaría hacer ejercicio, pero con trabajos tengo tiempo para afeitarme, por no hablar de subirme a una caminadora durante veinte minutos".		**Eres un atleta de la postergación:** Estás tan ocupado y frustrado que no puedes darte tiempo para hacer ejercicio.

¿Se parece a ti?	Entonces marca aquí	Porque significa que tú...
PATRONES EMOCIONALES		
"¡Ahhh! Para mí, la comida es tan reconfortante como una almohada".		**Eres un comelón emocional:** Tú comes cuando estás estresado, ansioso, cansado o deprimido.
"En cuanto a mi ropa, he diseñado un plan de cobertura mayor al de un criminal. Me avergüenzan mi cuerpo y mi aspecto".		**Practicas el autoescrutinio:** Tú te avergüenzas de tu cuerpo y tienes dificultades para separar tu imagen corporal de tu autoestima, y eso afecta tu toma de decisiones diarias.
"Soy el Sócrates de las dietas. Invierto más tiempo en pensar lo que debo hacer para perder peso que en hacerlo".		**Eres un postergador persistente:** Tú conoces la importancia de perder peso y dices que quieres adelgazar, pero nunca pareces hacer que suceda porque siempre algo se te atraviesa.
"Yo tengo más pelotas en el aire que un artista de circo. ¿Lo último de mi lista? Tiempo para mí".		**Complaces a la gente:** Tú eres una persona buena por naturaleza con responsabilidades y compromisos hacia tu familia, amigos y colegas, pero siempre los antepones a ti.
"Mi vida se mueve rápido, mi lista de pendientes tiene el tamaño de una novela y no encuentro los frenos".		**Vas a paso rápido:** Tú realizas múltiples actividades y no te das el tiempo necesario para pensar o planear cómo mejorar tu estilo de vida.

(continúa)

¿Se parece a ti?	Entonces marca aquí	Porque significa que tú...
COPING PATTERNS		
"He intentado todo para adelgazar, pero nada funciona. ¡Nada! ¡Nada! ¡Cero!"		**Estás dudoso:** Dices que lo has intentado todo y que nada funciona, así que desarrollas una actitud contraproducente.
"¿Mi trabajo? Genial. ¿Mi familia? Excelente. Espero los mismos resultados impactantes en mi plan de pérdida de peso, pero mi progreso nunca es suficiente".		**Tienes expectativas demasiado altas:** Tú tienes éxito en casa y en el trabajo, y esperas lo mismo en tu plan para adelgazar. Pero nunca te sientes satisfecho, y tus altas expectativas te hacen sentir frustrado y desmotivado.

Adaptado de *Dr. Kushner's Personality Type Diet* (St. Martin's Press) con autorización.

Califícate. Suma tus puntuaciones y obtén un total para alimentación (hábitos), estados de ánimo (emocionales) y movimiento (ejercicio). La dimensión con la puntuación más alta es la categoría en la cual deberás concentrarte más. Una calificación de 4 o más en cualquier categoría significa que necesitas concentrarte en esa área sin duda alguna. Por ejemplo, si tu calificación en alimentación es 6, 4 en emocional y 2 en movimiento, entonces necesitas concentrarte en alimentación y emocional, pero no olvides tu caminata diaria de treinta minutos. Sin excusas.

Prueba Tú

No evites esta prueba

No debería sorprendernos el hecho de que los evitadores por lo regular tengan sentimientos de inadecuación y sean hipersensibles a ser evaluados en forma negativa. Si te identificas con cuatro o más de las siguientes declaraciones, entonces significa que tienes fuertes tendencias a la evitación.

❖ Yo evito las actividades de trabajo que implican un contacto interpersonal cercano, no por la eficiencia de mi desodorante, sino porque temo a la crítica y al rechazo.

❖ A menos que sepa que le gustaré a la otra persona, dudo mucho para involucrarme en relaciones.

❖ Cuando me encuentro en situaciones sociales, me siento más inepto que un árbitro de beisbol con desprendimiento de retina.

❖ No me quito la camisa a menos que las luces estén apagadas.

❖ En todas mis situaciones sociales me siento como en la preparatoria: me preocupa que me critiquen o me rechacen.

❖ No realizo actividades riesgosas porque mi mayor temor es al riesgo de la vergüenza.

❖ En las situaciones interpersonales nuevas me siento como si estuviera en la playa: tímido e inhibido, y daría cualquier cosa por estar en otro sitio.

Parte 4

La dieta y el plan de actividades Tú

El plan de alimentación y actividades
que se hará permanente y automático

Capítulo 10

Da vuelta en U

Cómo cambiar lo que pensabas que sabías acerca de las dietas y cómo cambiar tu vida para siempre

A estas alturas no necesitas ser Marie Curie para conocer el poder de los químicos y darte cuenta de que serías el perdedor contratado en un torneo ilegal si los tratas con fuerza bruta. Ya sabes que los cambios químicos en tu cuerpo y en tu cerebro juegan un papel muy importante en dictar todo, desde tus acciones hasta tus emociones. Pero puedes alterar tu química de maneras más sutiles. Por ejemplo, tomemos el acto del pensamiento positivo y la interacción en grupos sociales. Existe evidencia de que ese tipo de acciones cambia los niveles de serotonina para hacerte sentir mejor y reducir tu apetito. Así es como deberás utilizar tu mente y todos los conceptos intangibles, como la fuerza de voluntad, la disciplina y la motivación, para complementar los cambios químicos que realizarás en otros sentidos mucho más concretos. Y hay estrategias para ayudarte a superar los obstáculos ocasionales que enfrentarás.

Para demostrarte cómo puedes utilizar las emociones para que trabajen para ti, ahora que estás a punto de embarcarte en la dieta Tú, demos un paso dentro de la mente de una típica persona a dieta; digamos que es una mujer. Una de las realidades psicológicas de tener exceso de peso es que muchas personas que están a dieta; es decir, personas que saben que necesitan bajar de peso y lo desean, se sienten cómodas de alguna manera con su cuerpo. Sí, ese cuerpo puede tener 20, 30 o 40 libras más que cuando esa mujer tenía 18 años de edad. Pero tal vez está acostumbrada al peso posterior al embarazo, disfruta de los almuerzos de los viernes con sus amigas y no puede pagar una renovación total de su guardarropa. ¡Eureka! Ella es quien es y se siente más cómoda al vivir su vida en ese nivel que entrar en las luchas y el arduo trabajo de intentar adelgazar (por no hablar de la culpa y la vergüenza).

Así que esta mujer tiene dos opciones: Puede permanecer en la cima de la colina donde se encuentra ahora con comodidad relativa o puede intentar llegar a la cima de esa hermosa montaña que se ve a la distancia, el destino final de todas sus metas de adelgazar. Allá, en la montaña, esa persona encontrará tallas menores, trajes de baño del tamaño de una hoja, menos visitas a los médicos, menos riesgos de salud probables y una mejora en la calidad de su vida. Tal vez allí es donde ella desearía estar en términos ideales. Pero el problema es que no existe un puente fácil que cruce desde la zona de comodidad en la colina hasta la cima de la montaña. Para llegar allí, ella debe descender todo el camino que baja de su actual zona de comodi-

Figura 10.1 **La ruta correcta** El hecho de descender al valle puede hacer que el viaje hacia la tierra prometida sea desmotivador. Hacer una dieta inteligente construirá para ti el puente que necesitas para cambiar a tu peso ideal.

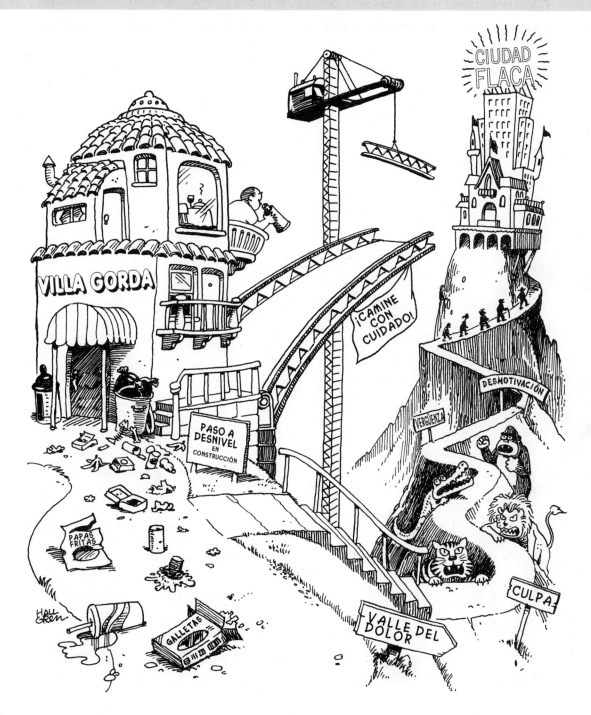

dad, atravesar algo de terreno difícil a lo largo de la ruta, y después escalar, escalar y escalar esa ladera que parece insuperable. Así que ella se pregunta: ¿En verdad vale la pena esforzarse tanto para llegar a la cima de la montaña ideal, o estoy cómoda en el lugar en donde me encuentro ahora?

Así piensa toda la gente después de intentarlo una o dos veces. Es más fácil permanecer en el nivel actual de comodidad, con una talla mucho menos que ideal, que atravesar por un periodo de cambio un tanto incómodo y hacer cosas como desarrollar un plan de actividades, evitar atajos, cambiar menús o experimentar lapsos de irritabilidad y hambre. Para muchas personas, ese sendero es muy difícil de soportar así que regresan (muy pronto) a la colina del principio, el lugar original de la comodidad (con frecuencia es una colina un poco más ancha, tanto a nivel psicológico como a nivel del tamaño de la cintura). El hecho es que la mayoría de la gente no desea enfrentar los desafíos de encontrar la cima de la montaña, incluso si esa cima revela panoramas como una mejor salud y una autoestima más alta.

Así que lo que tenemos que hacer es construir ese puente, el puente de las decisiones alimenticias inteligentes, de la disciplina del ejercicio y de trabajar con inteligencia y sin tanto esfuerzo. Y tenemos que dar soporte al puente con estrategias y tácticas que te permitan dar pasos en falso sin caer por completo en el abismo de la jalea de chocolate. ¿Cómo lo lograremos? Comenzando. Ahora mismo. Con pequeñas acciones que conducen a las grandes transformaciones.

A veces pensamos que primero tiene que llegar la motivación para iniciar un programa, pero con frecuencia la motivación llega después de la acción: realiza un pequeño cambio (ya sea caminar durante media hora diaria o comer nueces antes de la comida para sentirte satisfecho) y de pronto te sentirás motivado para realizar más cambios y tener éxito.

El punto es que queremos que logres atravesar el puente con el menor sufrimiento posible; para ello te daremos las herramientas que necesitas para evitar los sentimientos incómodos asociados con hacer dieta, con el hambre y con las malvadas básculas. El viaje a la cima de la montaña puede sentirse un poco como escalar, pero no debes sentir que vas a comenzar desde el fondo. Construiremos ese puente con las estrategias, con nuestra dieta y con el plan de actividades Tú.

¡CONSEJOS TÚ!

Adopta el mantra de la vuelta en U. Si alguna vez has conducido un auto con sistema de navegación por satélite, ya sabes cómo funciona. Programas tu destino y el sistema, a través de satélites que trazan la ruta entre tu punto de partida y el destino final, te indica justo lo que debes hacer. Gire después de 400 pies. Derecho. Colóquese en el carril derecho. Pero digamos que cometes un error y olvidas dar una vuelta o giras en la calle equivocada. El sistema no te insulta, no te regaña,

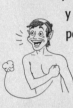

y no te dice que bien podrías despeñarte por un precipicio por haber cometido un error y no ver la avenida principal. En cambio, te dice, de manera muy amable, lo siguiente: "En la primera oportunidad que tenga, dé una vuelta en U autorizada".

¡Eureka! El sistema reconoce el error sin darle demasiada importancia y simplemente te guía de regreso al camino correcto. El sistema permite los errores e intenta ayudarte a corregirlos. Ése es el tipo de mentalidad que queremos que tengas. Darás vueltas equivocadas. Girarás a la izquierda hacia los *hot-dogs*, a la derecha hacia el pastel de zarzamoras y de vez en cuando te meterás a la autopista interestatal de los pasteles de plátano con nuez con una orden adicional de rebanadas de salchicha. ¿Eso significa que debes arrojarte al precipicio de la dieta y caer en el abismo grasoso de la comida destructiva? Desde luego que no. Lo que significa es que necesitas prestar más atención a las señales de tránsito y a las instrucciones para llegar a tu destino final. También significa que no tienes que azotarte con una canasta de croissants cada vez que chupes un poco de crema batida de tu dedo. Así que lo que vas a hacer, en este preciso momento, es reconocer que vas a enfrentar obstáculos. Y en lugar de caer en la mentalidad evasiva y derrotista de echar por la borda la alimentación saludable en el momento en que tomes una mala decisión, lo confrontarás. ¿Cómo? Repitiéndote el mantra de la dieta Tú:

"En la primera oportunidad que tenga, dé una vuelta en U autorizada".

"En la primera oportunidad que tenga, dé una vuelta en U autorizada".

"En la primera oportunidad que tenga, dé una vuelta en U autorizada".

Regresa al camino correcto.

Lo que aniquila cualquier régimen de alimentación saludable no es el postre ocasional o la rebanada de pizza; es la cascada de comportamientos que ocurren después de la indulgencia inicial. Utiliza este mantra para retomar el camino y comprender que puedes cometer errores, pero también puedes corregirlos y superarlos con un poco de coacción no crítica. ¿Por qué funciona?

❖ Te proporciona una muleta mental para cuando enfrentes situaciones difíciles en términos de comida.

❖ Te recuerda que tengas confianza, que seas positivo, que sepas que el daño no está en el primer error sino en no descubrir cómo manejarlo.

❖ Refuerza el panorama general del plan completo y la razón por la cual intentas administrar tu cintura. Los beneficios a largo plazo para tu salud superan por mucho tus ganas de darte por vencido frente a un refractario.

Conoce tu peso de lucha. En todos sentidos, la manera más común de medir tu éxito o fracaso en las dietas es a través de las libras que pierdes. Si has adelgazado hasta alcanzar tu peso ideal, entonces ganaste. Si no, perdiste. Pero la realidad es que, en el largo plazo, todos subimos y bajamos pequeñas cantidades de peso, incluso cuando intentamos perderlo. Para empezar, nuestro nivel de agua fluctúa con frecuencia según lo que comamos. La razón por la cual muchas personas pierden peso con dietas bajas en carbohidratos es porque la falta de éstos ocasiona que pierdan el glicógeno almacenado en sus músculos, y esta pérdida de glicógeno significa pérdida de mucha agua; tan pronto como ingieren carbohidratos de nuevo, el glicógeno regresa a los músculos y atrapa el agua. Eso hace que las libras también regresen. De manera que las primeras 5 a 11 libras perdidas en una dieta baja en carbohidratos es la falsa pérdida debida a la pérdida de agua.

En lugar de registrar tu peso en una meta única de, digamos, 145 libras, lo que harás es elegir tu categoría de peso. Elegirás un rango de peso que sea cómodo para ti; digamos, entre 142 y 148 libras (o de 31 a 33 pulgadas de cintura). Cuando le comentes tu peso a alguien más (y no es que siempre te lo pregunten), nunca deberás decir un solo número; necesitas pensar en tu peso como un rango ideal. En primer lugar, esta estrategia da cabida a las fluctuaciones que ocurren por naturaleza. En segundo lugar, también hace algo más a favor de tu éxito psicológico: te impide enfocarte en un número arbitrario que promueve la idea del éxito o fracaso, de todo o nada. Por último, pone a tu mente a trabajar en el modo de programación adecuado para recordarte que tu cuerpo cambiará.

Mantén un registro. Puedes utilizar tu rango de peso para saber cuándo empujas los límites superiores de tu peso/cintura ideal con revisiones periódicas con el uso de un instrumento de medición, que puede ser una cinta métrica alrededor de tu cintura, una báscula o, hey, ¿qué tal una banda elástica que mantengas alrededor de tu cintura para alertarte cuando comiences a engordar, como una versión en grande de los brazaletes de Lance Armstrong? Sin importar tu instrumento de medición, sugerimos que lo revises cada sábado alrededor del mediodía para que mantengas tu honestidad respecto de tu categoría de peso y cintura. Piensa en tu cuerpo como si fuera una liga. Estírala un poco y podrá regresar sin problemas a su forma original. Pero si la estiras mucho, perderá su forma y será más difícil, si no imposible, que recupere su tamaño inicial.

Planea que fallarás y desarrolla un plan de contingencia. Tenemos llantas de refacción en caso de que una de nuestras llantas se ponche. Tenemos velas en los cajones en caso de que se corte la energía eléctrica. Hacemos respaldos de nuestros archivos en caso de que nuestra computadora se descomponga. (Y algunos de nosotros desearíamos respaldarlos con más frecuencia.) Y eso es bueno; los planes de contingencia te dan la seguridad mental de que serás capaz de enfrentarte a una crisis inesperada, pero la única área para la cual no desarrollamos planes de contingencia es para la dieta. Comemos brócoli, pescado y frutas durante tres días, después cedemos ante una hamburguesa doble y una orden gigantesca de papas fritas al lado. Para muchos de nosotros, ésa es una circunstancia de eutanasia para la dieta y nos regresa al estado de contacto con los tres grupos alimenticios favoritos de chocolate, chispas y chispas de chocolate.

En lugar de eso, establece un plan dietético de contingencia, un plan de emergencia para esos momentos en los cuales puedas experimentar algún accidente durante tus comidas. Sigue este plan de contingencia de tres pasos para ayudarte a lidiar con esos tropiezos ocasionales y catástrofes potenciales. Aplícalo en el momento en que sientas que te desvías de tu plan de administración de cintura:

❖ **Mental:** Repite el mantra de la vuelta en U diez veces. Permite que el mantra te recuerde que está bien perderte de vez en cuando, que puedes tomar el control de la situación, que puedes regresar al camino correcto, y que el reforzamiento positivo y la confianza que provienen de superar los obstáculos te darán la fortaleza mental de un tanque. Además, su aspecto relajante influirá en tus niveles de serotonina a tu favor y te ayudará a distraerte, que es lo que necesitas cuando te diriges hacia los bombones.

❖ **Físico:** Haz una postura de yoga o un estiramiento hippie (consulta el plan Tú de acondicionamiento físico). Sugerimos el "perro mirando abajo"; balancea tu peso entre tus manos y tus pies con el trasero apuntado hacia el techo como si fueras una V invertida. Esta postura no sólo te ayudará a recuperar la concentración, sino que te concederá algunos minutos para que respires profundo y recordar tus metas; además te resultará útil porque es un poco complicado comer cuando estás de cabeza.

❖ **Nutricional.** Mantén en tu refrigerador un recipiente con zanahorias, apio o cualquier vegetal crocante de tu elección, o tu tipo favorito de manzana (sí, los tipos son importantes para tus elecciones individuales de alimentos). Las zanahorias y las manzanas son excelentes alimentos antiestrés porque, uno, tienen cierto sabor dulce que satisface ese antojo; y dos, te proporcionan algo para masticar en momentos en los cuales te gustaría hundir tus dientes en el cuello de tu jefe. Estos alimentos se convertirán en tu primer recurso alimenticio; es decir, la comida a la cual recurrirás cuando te sientas enojado, frustrado, iracundo, triste o molesto, y es la misma que te hará sentir bien por los errores nutricionales que cometiste.

Muchos de nosotros tenemos la inercia mental de pensar que la única manera de "hacer dieta" es hacerla a la perfección. Pero ésa es una programación para el fracaso y la vergüenza porque nunca funciona. El éxito es el resultado de la persistencia; persistencia para superar obstáculos, persistencia para contemplar el panorama completo, persistencia para trabajar lo bastante duro al principio del plan para que los buenos hábitos se automaticen.

Automatízalo. Piensa en tu plan de administración de cintura un poco como conduces hacia el trabajo. Tal vez en tu primer día de trabajo en una ciudad nueva tomaste una avenida, pero te diste cuenta de que estaba más saturada que la coladera de la regadera de Rapunzel, así que experimentaste con algunos atajos, calles secundarias y rutas alternas hasta encontrar la menor manera de llegar al trabajo. Ahora ya no necesitas un mapa: ya lo haces de manera automática y no inviertes ni un nanosegundo en preocuparte en cuál esquina debes dar vuelta. Es automático, tal y como deber ser el comer. Cuando comiences este plan, experimentarás con diferentes rutas, te atorarás en algunos embotellamientos y tal vez te pierdas un poco a lo largo del camino. Pero si te apegas a él y encuentras la ruta adecuada, automatizarás tus hábitos, regularás tus químicos y harás que la comida sea el viaje más sencillo que nunca hayas hecho.

¿Cómo lo automatizamos? Al utilizar las herramientas que describimos a lo largo del libro. (En seguida presentamos una lista de las principales herramientas para las personas que se han saltado algunas páginas.)

La edición de 99 segundos

¿Ya estás a las puertas de la dieta y estás impaciente por empezar? Entonces revisa esta lista de trampas de las estrategias Tú —grandes y pequeñas— que adoptarás y automatizarás como tu nuevo plan alimenticio, emocional, de comportamiento y de acción. Es el sendero hacia tu nueva vida y tu nuevo cuerpo.

Los principios más importantes que necesitas

Elige elegancia sobre fuerza.

Las batallas de la dieta no se ganan cuando trabajas duro, sino cuando trabajas con inteligencia.

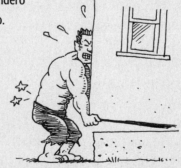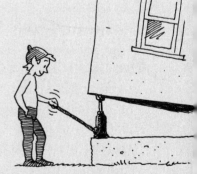

Automatiza tu plan alimenticio.

Entrénate durante catorce días a tomar decisiones apropiadas y así reprogramarás tu cuerpo de manera que nunca más tengas que sudar por lo que comes.

Recuerda que la cintura es más importante que el peso.

La grasa abdominal es el factor de predicción más importante asociado con la obesidad. Dale prioridad a la cinta métrica sobre la báscula.

Conoce tu cuerpo.

Comprende la belleza de tus órganos internos para apreciar lo que puedes hacer para influir en ellos.

Permanece satisfecho.

Para perder peso, necesitas comer.

Agrega apoyo.

Anota a un amigo, familiar o nuevo conocido por Internet como tu compañero.

Asume que está bien cometer errores.

Si vuelves pronto al camino correcto, no te alejarás mucho por el camino equivocado.

Estrategias alimenticias para ti

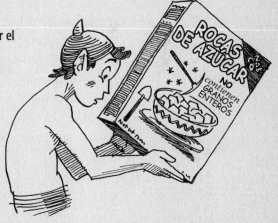

❖ Para ayudarte a automatizar tus alimentos, elige una de tus comidas para variarla y come lo mismo las restantes comidas todos los días.

❖ Come a lo largo del día para mantenerte satisfecho. Mientras menos comas es más probable que caigas en estado de inanición y hagas que tu cuerpo almacene grasa.

❖ Inspecciona las etiquetas de los alimentos. Limita las grasas saturadas a menos de 4 gramos por porción y evita todas las grasas trans. No compres alimentos que contengan más de 4 gramos de miel de maíz alta en fructosa o algún otro tipo de azúcar simple por porción, o que sea uno de los primeros cinco ingredientes. Evita los azúcares simples en los alimentos no sólo por las calorías, sino porque inducen altas y bajas en el azúcar sanguíneo y te colocan en un ciclo de desear más alimentos altos en calorías.

❖ Come alimentos con fibra, grasas saludables (monoinsaturadas y poliinsaturadas), carbohidratos de granos enteros y proteínas, así como frutas y vegetales. Come un poco de grasa saludable antes de comer (como un puñado de nueces) para permitir que la señal de saciedad viaje de tu cerebro a tu estómago y así evites comer en exceso durante la comida. Come fibra por la mañana para ayudarte a controlar los antojos vespertinos. Come alimentos antiinflamatorios para ayudarte a contrarrestar los efectos de la obesidad. Entre los alimentos antiinflamatorios se encuentran el té verde, los ácidos grasos omega-3 (del pescado y las nueces), café, vegetales y frutas.

❖ Bebe uno o dos vasos de agua antes de comer. Lo que percibes como señales de hambre pueden ser señales de sed.

❖ Ten a la mano alimentos de emergencia que puedan ayudarte a superar los antojos, como jugo V8, palitos de zanahoria, una manzana o incluso pastillas para el aliento.

❖ Mantén un registro de cuán hambriento te sientes de acuerdo con una escala del uno al siete (una es famélico; siete es a punto de reventar). Intenta mantenerte en un nivel entre el tres y el cuatro todo el tiempo al comer cantidades moderadas de comida a lo largo del día.

❖ Dos especias han demostrado ser útiles para la administración de cintura: el pimiento rojo y la canela.

❖ Asume que está bien cometer errores. La clave está en regresar al camino correcto y no castigarte por ello. Utiliza la vuelta en U para corregirlos lo antes posible.

❖ Emplea platos de 9 pulgadas de diámetro para comer. Platos más pequeños significan porciones más pequeñas.

Estrategias de actividad para ti

❖ Camina durante treinta minutos diarios. Sin excusas. Llama a tu compañero de apoyo después de hacerlo.

❖ Comienza un programa de fortalecimiento enfocado en los músculos fundamentales (piernas, abdominales y cuerpo superior), veinte minutos, dos o tres días a la semana.

❖ Estírate todos los días después de tu actividad física para mantener tus músculos relajados y flexibles, además de prevenir lesiones.

❖ Realiza este ejercicio en cualquier momento que lo desees: Contrae fuerte tu ombligo y aprieta el trasero como si intentaras subirte unos jeans muy ajustados.

❖ Levántate y anda. Cada vez que puedas moverte en tu trabajo o en tu casa, hazlo.

Estrategias para ti que nadie hubiera creído

❖ Duerme durante siete u ocho horas cada noche. La falta de sueño provoca que comas de manera hedonista pues intentarás activar tus químicos cerebrales. Tu cerebro necesita dormir para regenerar dichos químicos, y los alimentos azucarados ayudan a liberar el suministro disminuido de químicos que tienes para compensar la falta de sueño.

❖ Juega juegos de video. Al tener las manos ocupadas no se acercarán a los *muffins* de coco.

❖ Practica el sexo seguro, monógamo y saludable. El hecho de satisfacer un centro de apetito en tu cerebro te ayuda a satisfacer otro.

Estrategias de medición para ti

❖ Mide tu cintura. La medida ideal de cintura en una mujer es de 32.5 pulgadas o menos, y 35 pulgadas o menos en un hombre.

❖ Pregunta a tus familiares cómo lucían tus padres y abuelos cuando tenían 18 años de edad para darte una idea de cómo debe lucir tu cuerpo ideal.

❖ Hazte pruebas: presión arterial, colesterol, azúcar en la sangre, proteína C-reactiva (indicador de inflamación) y ciertos niveles hormonales, según la situación de tu peso.

Estrategias de botiquín para ti

❖ Toma dos aspirinas (162 miligramos) cada día para disminuir la inflamación arterial y los riesgos de salud asociados con la obesidad. Consulta primero a tu médico.

❖ Consulta a tu médico para solicitarle medicamentos de prescripción asociados con la pérdida de peso si llegas a una meseta de peso a lo largo del plan (consulta el apéndice).

❖ Se ha demostrado que los siguientes suplementos son efectivos para algunos aspectos de la administración de cintura: cromo picolinato, aceite de toronja, garcinia, hoodia, 5-http, L-carnitine, coenzima Q-10, cúrcuma, semillas de jojoba y simmondsin. Consulta a tu médico para saber cuáles de ellos son apropiados para ti.

Capítulo 11

Plan de actividades Tú

Estrategias físicas para la administración de cintura

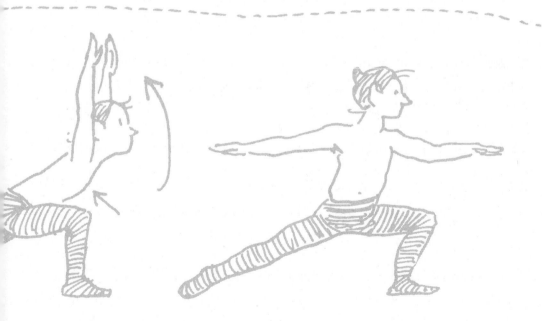

El mundo cuenta con toda clase de gimnasios: gimnasios en casa, gimnasios en hoteles, gimnasios para conocer chicas amistosas, gimnasios de músculos y cerebros, y gimnasios que parecen spas. A pesar de que cualquiera de ellos pueden ser opciones muy decentes para desarrollar tus músculos, hacer trabajar a tu corazón o admirar las telas elásticas, existe un gimnasio que te proporciona todo lo que necesitas: tu propio cuerpo. Tu propio cuerpo puede ser tu mejor gimnasio.

En realidad, todo lo que necesitas son dos cosas: tu cuerpo y el conocimiento para utilizarlo. Sin barras, sin pesas, sin pelotas, sin pesos en los tobillos, sin máquinas, sin equipo de infomercial; sólo tu cuerpo. Al aprender y aplicar un plan que sólo requiere de las pesas de tu cuerpo, tienes todas las herramientas que necesitas para hacer ejercicio de manera fácil y automática. Esto es así porque:

❖ No te cuesta nada utilizar tu cuerpo.
❖ Eliminas todas las excusas para evitar el ejercicio, como los problemas del tránsito o la necesidad de comprar equipo.
❖ Al utilizar sólo tu cuerpo, puedes trabajar todos los músculos necesarios para una efectiva administración de cintura, y ello aplica tanto para deportistas principiantes como para los avanzados.

De hecho, puedes realizar un programa de acondicionamiento físico completo que incluye las tres áreas de actividad: fuerza, flexibilidad y cardiovascular, en un sencillo programa de tres días por semana de veinte minutos al realizar algunos pequeños ejercicios que se ajustan a tos habilidades.

Antes de detallar el plan, recuerda por qué te ejercitas: al aumentar músculo a través del entrenamiento de fuerza, al hacer trabajar a tu corazón a través del entrenamiento cardiovascular y al flexibilizar tu cuerpo mediante los estiramientos quemas grasas, reduces el estrés, mejoras tu salud y disminuyes el tamaño de tu cintura. Todo ello sin que te hagas tan robusto como un condominio en Miami. El otro punto de este programa es que te enfocarás en tus músculos fundamentales, que son los músculos mayores y responsables de quemar grasas, afinar tu cintura y prevenir lesiones. Los grupos clave son tus muslos, espalda y abdominales.

Sin importar si eres novato para ejercitarte o un profesional, el plan Tú comienza con una caminata de treinta minutos al día, sin excusas. Sólo hasta que hayas dominado este primer paso, y sin importar cuánto tiempo te lleve, podrás comenzar con el resto del programa. Caminar media hora diaria es tan necesario e importante como el sueño diario y te beneficia tanto si tienes las habilidades para el ejercicio de un atleta profesional como si tienes las de una papa frita. Muchos de nosotros no soportaríamos la pesadilla de no dormir. Desde una perspectiva del envejecimiento, es tan malo no hacer la caminata diaria como lo es no dormir una noche. Mientras más sencillos se hagan para ti los ejercicios que no se refieren a caminar y mientras más fuerte y delgado te hagas, más hábil serás para desafiarte a agregar ejercicios o a hacer ligeras pero importantes variaciones en las posturas.

El plan de actividades Tú

Cada día:

- ❖ **Camina.** Camina durante treinta minutos sin importar cómo lo hagas. Sin excusas. No importa si lo haces en un solo bloque o lo divides en hasta tres sesiones más cortas.
- ❖ **Estírate.** Una vez que tu cuerpo esté caliente (después de caminar, por ejemplo), estírate durante cinco minutos para ayudarte a alongar tus músculos. Encontrarás estiramientos detallados en el acondicionamiento físico Tú y en las posturas de yoga que describimos más adelante.

Tres veces por semana:

Realiza el acondicionamiento físico Tú de veinte minutos. Haz los ejercicios en este orden; por lo general, fortalecerás un músculo y después lo estirarás. Si deseas dividir el acondicionamiento en sesiones más cortas, elige según lo desees, pero siempre intenta cumplir con los ejercicios de fuerza y estiramiento para una parte del cuerpo en particular; es decir, trabaja con tus piernas con un ejercicio de fuerza y después haz los ejercicios de estiramiento en seguida. Además, en los cuatro días restantes de la semana, puedes hacer los estiramientos que se describen más adelante (señalados con la E después del número) y conviértelos en el estiramiento total del cuerpo de tres a cinco minutos después de la caminata.

CONDICIÓN FÍSICA: CÓMO EJERCITARTE DE LA MANERA CORRECTA

1.- Mira hacia el frente o hacia arriba para no forzar el cuello y evitar que muevas los hombros hacia el frente.

2.- Asume la pose del bótox: mantén tu rostro relajado y libre de tensión.

3.- Relaja los hombros y eleva el pecho.

4.- Simula que la parte superior de tu cabeza cuelga de un hilo para alargar tu espina dorsal e impedir que te jorobes.

5.- Cuenta las repeticiones de cada ejercicio en voz alta; esto te ayudará a recordar que debes respirar con regularidad e impide que contengas el aliento.

6.- Mantén tu abdomen fuerte y contraído para dar soporte a tu espalda baja. (Practica la contracción abdominal cada vez que entres en un auto, autobús, tren, avión, elevador, escalera. Así se automatizará.)

7.- Mantén tus rodillas un poco dobladas para que no te lastimes.

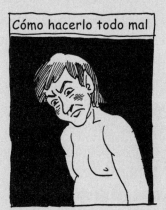

Cómo hacerlo todo mal

8.- Al realizar ejercicios para los hombros, asegúrate de siempre poder ver tus manos (si quisieras).

9.- Respira. Mucha gente contiene el aliento al realizar el entrenamiento de fuerza.

10.- Mantente en movimiento entre ejercicios para mantener alto tu ritmo cardiaco, o cambia de inmediato al siguiente ejercicio. Si no eres capaz de sostener una conversación, estás haciendo demasiado esfuerzo. Si eres capaz de sostener una conversación y darle todos los detalles a tu interlocutor, entonces te hace falta esforzarte más.

11.- A medida que adquieras fuerza, trabaja más tiempo en lugar de hacerlo más duro; es decir, haz más repeticiones en los ejercicios que no requieren pesas. Esto impedirá que te lesiones por exagerar tu esfuerzo. Si en verdad te sientes débil, sólo mantén la posición del ejercicio sin moverte y, después, muévete poco a poco. Es más importante hacer la forma perfecta y hacer menos repeticiones que hacer muchas repeticiones con una forma más inconsistente que un espagueti en una silla alta.

El plan de acondicionamiento físico Tú de veinte minutos

Realiza los siguientes movimientos en orden. Haz ajustes al tiempo o al número de repeticiones según te dicte el nivel de tu habilidad. A cada ejercicio de fuerza sigue un ejercicio de estiramiento para aflojar el mismo grupo muscular y mantenerte flexible. En los días que no realices este plan, puedes hacer sólo los estiramientos (marcados con una E) después de caminar para tener una breve sesión de flexibilidad. Consulta la página www.realage.com para ver videos de cada movimiento.

FACTOIDE

Puedes lograr ganancias de 100 por ciento de fuerza en unos cuantos meses, pero también actúa en sentido contrario: al no hacer el entrenamiento de fuerza cada semana, comenzarás a perder masa muscular y tu fuerza decrecerá en 50 por ciento en tres meses y en 80 por ciento en tres años. Considera el ejercicio como si estudiaras inglés: mientras más consistente seas, más consistentes serán los resultados. Tus músculos olvidan tanto como tu mente.

1: Gira

Permite que cualquier tensión en tus hombros se suavice.

Gira tus hombros hacia el frente diez veces y hacia atrás otras diez veces. Balancea los hombros hacia adelante diez veces y otras diez veces hacia atrás. Tu meta es conseguir un rango completo de movimientos con tus hombros. Nota cualquier área que no te permita un movimiento fluido e intenta abrirla al relajarte mientras describes círculos completos con tus manos. Entre sesiones, acostúmbrate a girar tus hombros cinco veces hacia el frente y cinco hacia atrás.

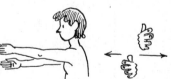

2: La cruz del pecho

(A) Estira los brazos hacia el frente tanto como puedas a la altura de los hombros y gira las manos hacia atrás y hacia adelante como si tuvieras una pelota de tenis en ellas. (B) Cruza los brazos rectos frente a tu pecho en series de rápidos movimientos horizontales con tus palmas una frente a la otra (para que proporcionen algo de resistencia en el aire al moverte). (C) Ahora mueve las manos rápido con las palmas hacia el suelo. Intenta repetir cada una de estas variaciones 25 veces.

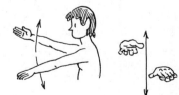

PREPARACIÓN PARA LA TRANSPIRACIÓN

Antes de comenzar un programa de ejercicios, necesitas más que una camiseta de lycra. El ejercicio no es peligroso, pero tu riesgo de sufrir lesiones será menor si vives de acuerdo con ciertos principios para proteger tus músculos y todo tu cuerpo.

Caliéntate. Antes de comenzar cualquier ejercicio, calienta tus músculos durante alrededor de cinco minutos para prevenir cualquier lesión (el plan de acondicionamiento físico Tú de veinte minutos incluye un calentamiento, pero si realizas otra actividad, sigue estas indicaciones). Recuerda, tus músculos son como tiras de espagueti: son flexibles cuando están tibios y más proclives a las lesiones cuando no. Correr, la caminata vigorosa, el ciclismo o realizar ejercicios con pesos ligeros o sin peso prepararán a tus músculos para la actividad. Una buena regla: Haz el mismo ejercicio que practicarás pero a un ritmo más bajo o con menor peso. Tu meta es mover tus articulaciones en el mismo rango de movimiento que harán durante el ejercicio en forma, para elevar tu ritmo cardiaco y para incrementar la temperatura de tus músculos, lo cual los hará más flexibles y menos tendientes a lesionarse. Algunos expertos recomiendan que, al final del ejercicio, te enfríes con una carrera o caminata ligera, pero no existe evidencia de que el enfriamiento reduzca más el riesgo de lesiones o dolor muscular que el estiramiento final. Pero si realizas un intenso ejercicio cardiovascular, necesitas un enfriamiento en lugar de detenerte de manera abrupta al final de la sesión. Para enfriarte, realiza la misma actividad, como correr, a un paso mucho más lento que el que mantuviste durante el acondicionamiento.

Enfócate en tus músculos. Presta especial atención a los músculos que tienes tensos. La idea es que liberes esa tensión en tu cuerpo y no que la cambies a otro lugar. Lo más común es que la gente la cambie a sus hombros y su frente. Préstale atención y concéntrate en los músculos que estás trabajando.

Escucha a tu cuerpo. Durante el estiramiento, asegúrate de respirar de manera continua y lenta. Si sientes dolor durante el estiramiento, detente. (Es diferente de una pequeña molestia mientras te aflojas; el dolor real debe ser tu advertencia para que te detengas. Queremos cierto ardor en los músculos.)

Utiliza el calzado apropiado. Para caminar necesitarás invertir en un buen par de tenis para correr (deberás estar descalzo para realizar el programa de estiramientos). Están bien acolchonados y diseñados para soportar los movimientos del empeine hasta los dedos tanto para caminar como para correr. La mejor opción es acudir a una tienda especializada en calzado deportivo donde los, con frecuencia mal pagados, vendedores son los expertos; pídele al profesional que te atienda que analice tu pisada y que te ofrezca el mejor calzado para tus pies.

3 (estiramiento): El aplauso

Estira el pecho

De pie y con el pecho erguido, aplaude frente a ti.
Después, dobla los brazos hacia atrás y aplaude en tu
espalda. Mantén tus manos tan alto como puedas tanto al
frente como atrás durante el movimiento. Mantén el pecho erguido al aplaudir atrás. Repítelo diez veces.

4 (estiramiento): El Hippie

Estira las caderas y las corvas

Con los pies apoyados en el suelo, inclínate hacia el frente a la altura
de la cintura. Alterna doblar una rodilla y mantener estirada la otra
pierna (pero mantén los pies sobre el piso). Permite que tu cabeza cuelgue hacia
abajo para liberar toda la tensión. Estira cada pierna durante quince segundos.

5: Flexiones orgullosas

Fortalece el pecho

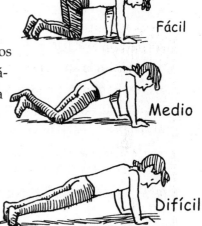

Colócate en la posición adecuada para ti, ya sea con los
dedos de los pies o las rodillas apoyados en el piso. Bá-
jate hasta que tu pecho casi toque el suelo y empuja
hacia arriba de nuevo. Al enderezar los codos, presiona tu espina dorsal hacia el techo para ejercitarla (y
para ayudar a que los músculos de tu espalda también
trabajen). Aleja tus talones de tus hombros para mantener un cuerpo largo y sólido. No permitas que tu
abdomen cuelgue hacia el piso; activa tu estómago
contrayéndolo para darle soporte a tu espalda baja. Así
ayudarás a liberar cualquier tensión innecesaria en esa zona. Mantener tu estómago
fuerte durante cualquier ejercicio fortalece tus músculos abdominales. Si comienza a
dolerte la espalda baja, eleva un poco el trasero y encorva el coxis al contraer las nalgas. Mantén un poco alto el mentón y dirige la mirada unas seis pulgadas más
allá de los dedos de tus manos. Esto te obliga a utilizar el pecho y a no extender demasiado el cuello al hacer las flexiones. Haz tantas flexiones como puedas (éste se

Entrenamiento básico

A veces el escoger un entrenador es como comprar un carro: lucen bonitos pero ¿de verdad sabes cómo trabajan? Mientras que un entrenador personal no es necesario, a muchas personas les gusta trabajar uno a uno, especialmente por el conocimiento del entrenador y el tener que darle resultados regulares. Para asegurarnos de que están calificados sigue estos consejos:

❖ Asegúrate de que están certificados por una organización respetable.
❖ Asegúrate que entrenen de tiempo completo y no que sólo lo hagan mientras encuentran otro trabajo.
❖ Asegúrate que su forma de motivar (incluyendo el tono de su voz), esté de acuerdo con tu forma de entrenar. Algunos son más parlanchines, mientras otros son más callados. Si ellos te inspiran tú te esforzarás más para dar mejores resultados, lo cual es el 90 por ciento de la batalla. Si el dinero es un problema, prueba nuestro curso gratuito con los entrenadores personales Joel Harper o Tracy Hafen en www.oprah.com o www.realage.com.

conoce como ejercicio para fallar y es lo que ayuda a construir proteínas de fortaleza en tus músculos). Si son muy difíciles para ti, sólo mantén tu pecho lejos del piso sin moverte. También puedes hacer una rutina de flexiones de pirámide: Haz cinco flexiones, después mantén la posición alejada del suelo durante cinco segundos. Después haz cuatro flexiones y sostén la posición arriba durante cuatro segundos, y continúa así hasta el uno.

6 (estiramiento): Flexión pectoral

Estira el pecho y los brazos
Siéntate derecho sobre tus talones y entrelaza los dedos detrás de las nalgas con los brazos rectos. Eleva los dedos, con los dorsos de las manos hacia abajo, mientras abres tu pecho. Intenta juntar tus omóplatos para abrir más tu pecho. Utiliza tu respiración a tu favor y respira hacia los músculos que estiras. Otra opción es entrelazar los dedos detrás de la cabeza y jalar las manos para alejarlas de ella. La mirada hacia el frente para todas las versiones.

7: Plancha sobre el suelo

Fortalece abdominales y hombros

Colócate en posición de flexiones con tus codos y dedos de los pies apoyados en el suelo mientras presionas el área entre tus hombros hacia el techo y mantienes tu estómago contraído hacia tu espalda baja, para darle soporte. Mantén las nalgas contraídas y los ojos hacia el suelo (ignora el hecho de que de pronto te das cuenta de que necesitas pasar la aspiradora). Sostén la posición durante tanto tiempo como puedas. Si logras aguantar más de un minuto, hazlo un poco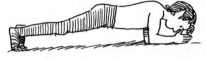
más difícil: abre la mandíbula veinte veces frente a tus manos entrelazadas o intenta balancearte sobre un pie.

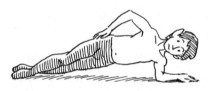

8: ¿De qué lado estás?

Fortalece los oblicuos (los músculos que están en los costados de tu abdomen)

Gira a un costado colocando un codo sobre el suelo y rotando la cadera opuesta hacia el cielo. Mantén tu cuerpo como una línea recta y resiste la tendencia a echar el trasero hacia atrás. Mantén la contracción de tu abdomen mientras sostienes la postura durante tanto tiempo como puedas. Alterna los lados. Si aguantas más de un minuto, puedes incrementar la dificultad al hacer repeticiones de bajar la cadera, apoyarla sobre el suelo y elevarla de nuevo hasta la posición de línea lateral.

9 (estiramiento): Arriba, perro, arriba

Estira abdominales y oblicuos

Desde una posición baja de flexión, con las manos bajo los hombros, eleva el pecho y torso hacia el aire de manera que tu cuerpo superior se encuentre en posición casi perpendicular al suelo mientras te apoyas en los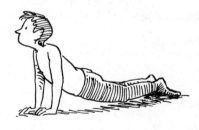
empeines de tus pies descalzos. Alárgate hacia atrás para estirar tus abdominales, pero mantén el trasero relajado. Sostén la postura durante diez minutos. Después mira sobre tu hombro derecho durante diez segundos; luego sobre tu hombro izquierdo otros diez segundos y regresa la mirada al frente.

10: La mesa dispareja

Fortalece la espalda superior y el trasero

Coloca las manos y las rodillas en el suelo con los dedos separados y apuntados hacia el frente. Mantén la espalda recta y paralela al suelo, y el codo de soporte un poco doblado. Dirige la mirada unas 6 pulgadas más adelante de tus dedos. Eleva tu mano derecha hacia el frente y tu pie izquierdo hacia atrás y jálalos tan lejos entre sí como puedas, con la mano derecha por encima de tu cabeza. Mientras más eleves el brazo, más trabajará tu espalda y más efectivo será el ejercicio. Ahora acerca tu codo derecho a tu rodilla izquierda. Repite este ejercicio veinte veces y después alterna para hacerlo de nuevo con el otro brazo y pierna. Para ejercicios más avanzados, puedes mover tu pierna y brazo contrarios hacia afuera en ángulo recto respecto de tu cuerpo y mantenerlos por encima de tu espina dorsal y sostener la postura durante veinte segundos. Tu estómago deberá estar contraído hacia adentro todo el tiempo para dar soporte a tu espalda baja.

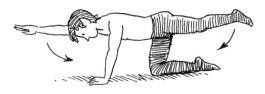

11: Superman

Fortalece la espalda baja

Apóyate recto sobre tu vientre y extiende los brazos hacia el frente con las palmas hacia abajo. Estira tus extremidades hacia afuera en las cuatro direcciones y eleva brazos y piernas al mismo tiempo. Haz las repeticiones suficientes hasta que sientas una ligera fatiga. Mira hacia 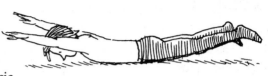 abajo durante el ejercicio y no fuerces el estiramiento del cuello hacia arriba. Este ejercicio se refiere a cuánto puedes estirar tu cuerpo y no cuán alto puedes llegar. Concéntrate en apretar el trasero mientras te elevas. Intenta aguantar un minuto.

12 (estiramiento): El pretzel sentado

Estira la espalda baja, media y alta y la cadera

Siéntate en el suelo con las piernas rectas frente a ti. Levanta el pie derecho y colócalo en la parte exterior de tu muslo izquierdo. Para tener soporte posterior, apoya la mano derecha detrás de tu nalga derecha. Flexiona los dedos del pie 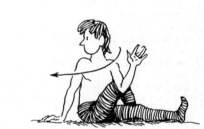 izquierdo hacia arriba. Levanta la mano izquierda como si dijeras "alto" y baja la barba. Después gira tu cuerpo hacia la derecha y lleva tu tríceps izquierdo a la parte exterior de tu muslo derecho. Para intensificar el ejercicio, gira más y aplica presión contra tu muslo derecho. Imagina que tu cabeza cuelga de una cuerda desde el techo, para alargar la espina dorsal. Respira y dilata tu tórax como si inflaras un globo. Concéntrate en respirar profundo cada vez. Alterna con la pierna y el brazo contrarios.

Nota para los ejercicios 13 y 14: Para todos los ejercicios de reclinación abdominal, mantén tu espalda baja apoyada por completo en el suelo. Imagina que hay una moneda atrapada entre tu espalda baja y el suelo y mantén el abdomen firme para acostumbrarlo a estar plano. Tan pronto como sientas que tu espalda baja se curva hacia arriba, detente y regrésala a su posición original contra el suelo, tan recta como

Lo mejor de la mañana

El café, los gallos y los conductores de programas de radio no son las únicas cosas con las cuales se despierta la gente. Muchas personas disfrutan de comenzar su día con el saludo al sol del yoga: una serie de movimientos que fortalecen, estiran y energizan nuestro cuerpo. Considera tu manera no cafeínica de comenzar el día. Realiza la secuencia dos veces y cambia de pierna durante la segunda repetición.

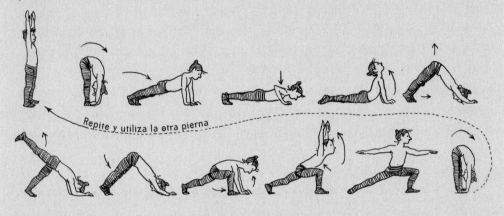

Repite y utiliza la otra pierna

Saludo al sol

1. Párate con los pies juntos. Junta las palmas de tus manos y con los dedos hacia arriba. Asegúrate de distribuir bien tu peso sobre tus pies. Exhala. Eleva los brazos e inclínate despacio hacia atrás, presionando tu abdomen hacia el frente y arriba con los brazos estirados sobre la cabeza. Relaja tu cuello. Inhala.

2. Exhala mientras te inclinas lento hacia el frente hasta que tus manos se alineen con tus pies; si es posible, toca tus rodillas con la frente. Presiona tus manos hacia abajo con los dedos de las manos alineados con los de los pies (dobla las rodillas si lo necesitas) y toca el suelo. Mantén las rodillas un

sea posible antes de continuar. Si te resulta muy difícil, detente y mantenla recta durante treinta segundos. Imagina que tienes una pesa atada a tu ombligo y que empuja tu abdomen hacia abajo, hacia la moneda.

13: Caída de pierna

Fortalece toda el área abdominal

Recuéstate sobre tu espalda con las manos en el pecho y coloca las rodillas en un ángulo de 45 grados con los pies en el aire. Baja los talones, toca el suelo y regrésalos a la postura de 45 grados. Haz tantas repeticiones como puedas (hasta sentir un poco

poco dobladas para liberar presión de tu espalda hasta las corvas, y extiende y alarga la espalda en lugar de arquearla para evitar lesiones en la parte baja. Relaja el cuello y los hombros; permíteles colgar hacia el suelo. Utiliza su peso para estirar tu espina dorsal.

3. Cambia a una postura alta de flexión con tus manos y dedos de los pies apoyados en el piso y con la espalda recta.

4. Lleva tu cuerpo a una postura baja de flexión con los codos doblados y tu cuerpo en posición recta, desde las piernas hasta la cabeza.

5. Mientras inhalas, eleva la cabeza y dóblate hacia atrás tanto como te sea posible con los brazos estirados. Para profundizar el movimiento, arquéate hacia atrás y lleva tu cabeza hacia tus pies mientras separas la pelvis del suelo. Tus cuatro puntos de apoyo serán las palmas de tus manos y tus empeines.

6. Con los brazos derechos, eleva las caderas en la postura del perro mirando abajo. Presiona las axilas en dirección a tus rodillas y alinea la cabeza con tus brazos. Exhala mientras realizas el movimiento.

7. Con la pierna izquierda recta, eleva la pierna derecha hasta alinearla con tu espina dorsal. En la segunda secuencia elevarás la pierna izquierda.

8. Regresa lento a la postura del perro mirando abajo. Dobla la pierna derecha hacia el frente.

9. Mientras inhalas, mantén tus manos y piernas en el suelo con el pie derecho entre tus manos. Cambia de pierna en la segunda secuencia.

10. Eleva la cabeza y levanta los brazos hacia el cielo mientras mantienes la postura con la pierna derecha doblada.

11. Abre tus caderas al girar hacia la izquierda. Estira los brazos; el derecho hacia el frente y el izquierdo hacia atrás de manera que queden paralelos al suelo.

12. Junta los pies y párate derecho. Con las piernas rectas, inclina tu cuerpo superior hacia el frente, doblado por la cintura. Si es posible, toca tus rodillas con la frente. Exhala.

13. Vuelve a la posición número uno: eleva lento tu cuerpo superior y enderézalo hasta la postura de pie. Estira los brazos sobre tu cabeza mientras inhalas. Exhala y repite la secuencia para que puedas trabajar con los músculos opuestos.

de fatiga). Tan pronto como tu espalda baja comience a curvarse hacia arriba, recupera los 45 grados; no dejes de esforzarte un poco más cada vez con tu espalda pegada a la moneda. Principiantes: trabajen con una pierna a la vez. Avanzados: realicen el ejercicio con las piernas estiradas.

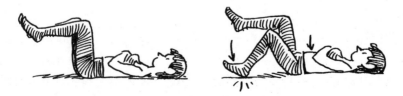

14: Abdominales en X

Fortalece los músculos abdominales superiores

Recuéstate sobre tu espalda con los pies en el suelo y tus rodillas en un ángulo de 45 grados. Cruza los brazos detrás de la cabeza; coloca cada mano en el hombro opuesto para formar una X detrás de tu cabeza. Descansa la cabeza en esta X y mantén tu cuello relajado (al principio puedes colocar una pelota de tenis debajo de tu barba como recordatorio). Con tus músculos abdominales, elévate a unos 30 grados del suelo. Sin contener el aliento, necesitas presionar tu ombligo hacia el piso para fortalecer el cinturón natural que tienes (es un músculo llamado abdomen transversal) y así mantener firme el *six pack*.

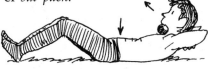

También contrae tus músculos pélvicos (como si te aguantaras para hacer pipí) para fortalecer el fondo del cinturón natural. Haz tantas repeticiones como puedas mientras miras hacia el techo todo el tiempo. Después repite "Arriba, perro, arriba" (ejercicio 9) para estirar tus abdominales.

15: Patear sentado

Fortalece los cuádriceps

Siéntate en el suelo con las piernas rectas frente a ti. Dobla la pierna derecha con la rodilla apuntada hacia el techo. Para mantener recta la espalda, entrelaza las manos alrededor de la rodilla doblada. Imagina que tu cabeza cuelga de una

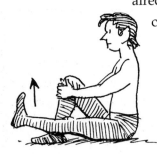

cuerda desde el techo, para alargar tu espina dorsal (y que no muevas la cabeza). Eleva la pierna izquierda unas 6 pulgadas sobre el suelo y mantén los dedos de tus pies hacia el techo. Levanta 25 veces y después cambia de pierna. Haz que cada pierna repita la secuencia dos veces. La única parte de tu cuerpo que se mueve es tu pierna; para variar este ejercicio, eleva la pierna y muévela hacia los lados.

¡Ejercítate cuando sea, donde sea!

Practica la postura perfecta mientras estás sentado, parado o mientras caminas. Contrae tus músculos abdominales (presiona tu ombligo hacia tu espina dorsal). Visualiza una línea recta desde la parte superior de tu cabeza hasta tus corvas, en la parte trasera de tus rodillas, y asegúrate de mantener tu cuello y hombros hacia atrás, relajados y lejos de tus orejas. Visualiza que tu cabeza cuelga de una cuerda desde el techo para alargar tu espina dorsal. Mantener una buena postura corporal no sólo fortalecerá tus músculos fundamentales, sino que aumentará tu consumo de calorías porque realizarás un esfuerzo adicional para mantener dicha posición. Si descubres que tus hombros tienden a encorvarse hacia el frente, practica entrelazar tus manos a la espalda mientras hablas con la gente.

16: Silla invisible

Fortalece las piernas completas

Siéntate en posición de silla (¡sin silla!) con la espalda apoyada contra la pared y con las palmas de tus manos en tus rodillas. En términos ideales, ten un banco debajo de ti para que puedas sentarte cuando termines. Mantén los talones justo debajo de tus rodillas y en ángulo de 90 grados; tus hombros deberán estar relajados y hacia atrás, y la parte trasera de tu cabeza deberá 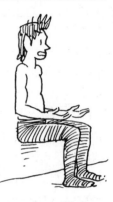 apoyarse en la pared. Sostén la postura durante tanto tiempo como puedas e intenta llegar hasta los dos minutos. Mantén el rostro relajado y respira.

17 (estiramiento): Bellos muslos

Estira los cuádriceps

Parado sobre un pie, dobla la rodilla de la pierna opuesta y sujeta el pie a tus espaldas con los dedos entrelazados de ambas manos (o emplea un brazo para apoyarte en algo y que puedas mantener el equilibrio). Jala el pie hacia tu trasero mientras estiras el pecho hacia en frente y juntas tus omóplatos. Mantén juntas las rodillas. Cambia de pierna. Mantén el abdomen contraído todo el tiempo, para dar soporte a tu espalda baja. Sostén cada postura durante veinte segundos.

FACTOIDE

Puedes agregar un elemento de equilibrio en casi cualquier ejercicio al modificarlo un poco. Intenta hacer los ejercicios de dos piernas con una sola, o haz un ejercicio apoyado en una pelota de estabilidad en lugar de utilizar un banco.

Figura 11.1 **Imagina esto** Para eliminar cualquier posible excusa de tu repertorio, el plan de acondicionamiento físico Tú se resume en estas tres páginas que puedes pegar en donde sea que lo requieras para facilitar tus ejercicios. Recuerda: tu cuerpo es tu gimnasio.

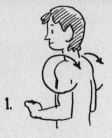

1.

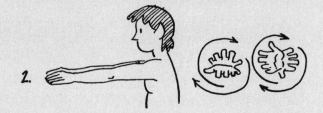

2.

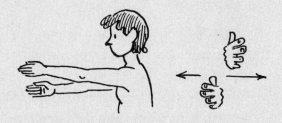

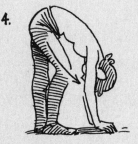

4.

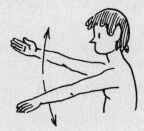

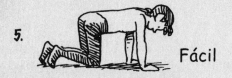

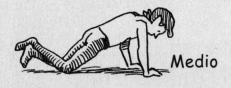

5.

Fácil

Medio

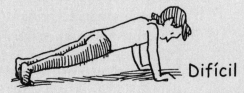

Difícil

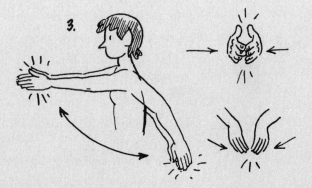

3.

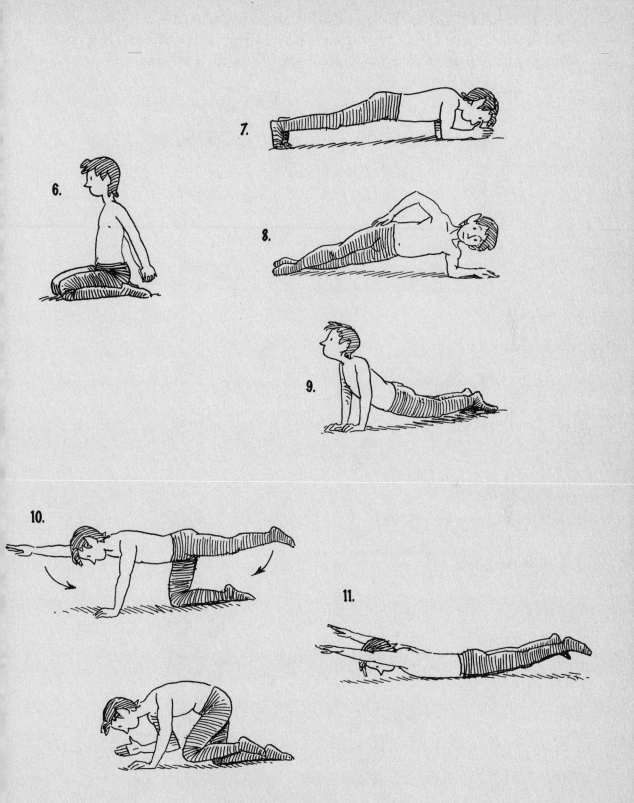

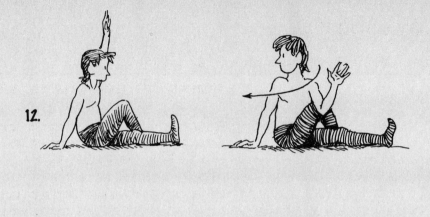

12.

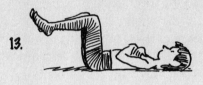

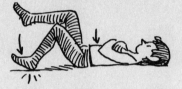

13.

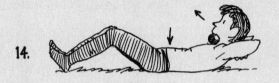

14.

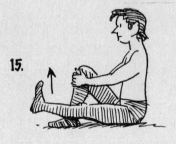

15.

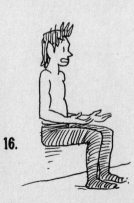

16.

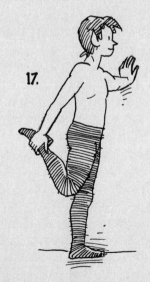

17.

¿Estás bien equipado?

¿Te gusta sudar? Entonces considera estas adiciones a tu gimnasio fisiológico.

A medida que te fortaleces: pesas

A pesar de que puedes utilizar objetos domésticos para realizar ejercicios de resistencia, vale la pena invertir en un par o dos de pesas para hacer desplantes, sentadillas y otros ejercicios a medida que te fortaleces.

Gran adición al gimnasio casero: pelota de ejercicio

Una vez que establezcas los fundamentos de la condición física, estas pelotas grandes e inflables son maravillosas para hacer abdominales y muchos otros ejercicios en los cuales por lo regular te sientas sobre una banca o sobre el piso. Las pelotas te ayudan a desarrollar equilibrio y trabajar tus músculos de estabilización en tu sección abdominal. También son excelentes para los estiramientos. Consulta www.realage.com para ver ejemplos.

Para el viajero: ligas

Las ligas de resistencia te permiten incrementar tu resistencia a medida que te fortaleces y también son pequeñas, de manera que puedes llevarlas contigo en tus viajes.

Para equilibrio y agilidad: cuerda para saltar

Son baratas y fáciles de usar. Además de elevar tu ritmo cardiaco, también ponen a prueba y mejoran tu agilidad.

Para ejercicios cardiovasculares en casa: trampolín

Una vez que progreses en tus ejercicios cardiovasculares, puedes correr, nadar, andar en bicicleta o lo que quieras para hacer latir tu corazón. Si eres uno de nuestros lectores muy coordinados, una de las maneras más sencillas de poner a trabajar tu corazón es con una cuerda para saltar o un minitrampolín. Ya sabes de qué se trata aquello de saltar la cuerda, pero puedes guardar el trampolín debajo de tu cama, jalarlo y realizar sesiones de ejercicio cardiovascular al saltar en él durante un tiempo determinado. (Toma una breve lección de uso para que aprendas las reglas de seguridad.)

Bono de versatilidad: el chaleco con peso

Este chaleco contiene peso adicional para darte resistencia (muchos son ajustables para que puedas cambiar las pesas en incrementos de una libra a la vez) y puedes utilizarlo para todos los ejercicios centrales, como desplantes, sentadillas, abdominales y flexiones.

Acondicionamiento cardiovascular

En una semana, necesitas sesenta minutos de actividad que eleven tu ritmo cardiaco a 80 por ciento de tu ritmo máximo (220 menos tu edad). Puedes elegir entre actividades como correr, andar en bicicleta, nadar, remar o utilizar un aparato elíptico. (El sexo vigoroso también cuenta pero tienen que ser minutos continuos, así que no es probable que sea una buena alternativa.) Durante los últimos cuatro minutos incrementa la intensidad hasta el nivel más alto que puedas para obtener los máximos beneficios. Luego enfriáte de 5 a 10 minutos realizando la misma actividad pero con menor intensidad. Si realizas el programa de acondicionamiento físico Tú a un nivel que eleve tu ritmo cardiaco, esos veinte minutos de sudoración pueden contar como parte del total de sesenta minutos semanales de ejercicio cardiovascular a la semana.

Nota: cuando sientas que te resulta demasiado fácil ejercitarte con el peso de tu propio cuerpo, puedes agregar resistencia con pesas o envases de leche rellenos con piedras, arena o agua, o con otro tipo de productos domésticos como latas de sopa.

¡Amplifícalo: bonos de movimiento!

A pesar de que el acondicionamiento físico Tú que utiliza el peso del cuerpo es un programa de fuerza y estiramiento totales, también creemos que algunos de nuestros lectores pueden buscar algunos movimientos de crédito adicional, o están listos para ello. Puedes realizar los siguientes movimientos, además del acondicionamiento básico de veinte minutos, que están enfocados en las áreas fundamentales de piernas, pecho, espalda y abdominales. Puedes intercambiarlos por ejercicios similares en el acondicionamiento de veinte minutos o agregarlos como ejercicios adicionales. Para los socios de un gimnasio o los propietarios de un gimnasio casero, utilicen pesas u otros accesorios. Realiza de diez a veinte repeticiones, a menos que las indicaciones sean distintas.

Opciones para piernas

Desplantes

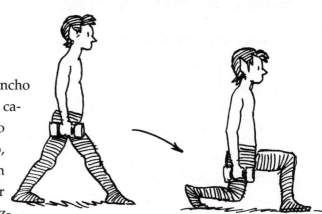

Párate con los pies separados al ancho de los hombros, las manos en las caderas o con pesas. Da un paso largo hacia el frente con el pie izquierdo, como si cruzaras un charco o un arroyo. Ahora, para trabajar mejor el músculo, dobla la rodilla izquierda de manera que tu muslo quede paralelo al piso. (Asegúrate de que tu rodilla no rebase los dedos de tu pie.) Haz una pausa y después regresa a la posición original de pie. Repite el ejercicio con la pierna contraria. Este movimiento también desarrolla la fuerza necesaria para tener más equilibrio. Si tienes problemas para equilibrarte, gira los dedos de tu pie un poco hacia el centro para que no te sientas en la cuerda floja. Al hacer los desplantes, imagina que tienes un palo de escoba atado a la espalda para que permanezcas derecho a lo largo de todo el movimiento. También puedes realizar este ejercicio sin alternar las piernas: haz determinado número de desplantes con una pierna y después cambia de pierna. Así facilitas la tarea de las rodillas.

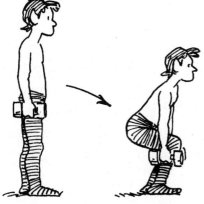

Sentadillas

Párate con los pies separados un poco más que el ancho de tus hombros y con pesas en las manos o al estilo *Mi bella genio* (codos alineados con los hombros y manos cruzadas al antebrazo opuesto). Tomo el tiempo mantén los codos alineados con los hombros. Sin encorvar la espalda, agáchate hasta el punto en que tus muslos queden paralelos al piso (o antes si sientes dolor en las rodillas o en la espalda baja). Debes sentir como si fueras a sentarte en el inodoro, pero hasta justo antes de que tu trasero toque el asiento. Haz una pausa y después levántate y retoma la postura inicial. Mira hacia el frente durante el movimiento. Mantén tus hombros hacia atrás y alineados con tus caderas. Inhala al agacharte, exhala al subir. Puedes agregar resistencia si sostienes pesas u otros objetos. Puedes hacer sentadillas con una silla o sofá por cuestiones de seguridad en caso de que caigas. Para hacer variaciones, sostén la postura baja durante una cuenta hasta treinta y después continúa tus repeticiones.

Escaleras y golpes

Párate frente a una escalera. Coloca un pie dos escalones más arriba; deja el pie allí mientras levantas el otro pie. Golpea con el segundo pie en el escalón veinte veces consecutivas y después cambia de pierna. Utiliza tus brazos para impulsarte hacia arriba, como lo haría un corredor. No querrás escuchar que tu pie golpea el escalón y luego baja de nuevo. Mientras más suaves sean los golpes, más trabajarán los músculos y menor será el impacto para tus rodillas.

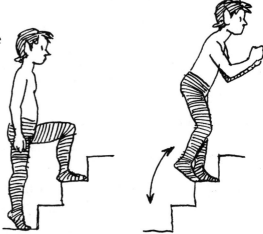

Opciones para el pecho

Variaciones de flexiones

A medida que te fortaleces, puedes intentar estas variantes:

❖ Colócate en la postura de perro mirando abajo: Manos y dedos de los pies apoyados en el piso y el trasero hacia arriba, como una V invertida. Dirige la mirada unas 2 pulgadas arriba de tus manos (separadas al ancho de tus hombros) y dobla sólo los codos. Apoya la frente en el sitio donde tenías puesta la mirada. Después estira los brazos. Mantén tu cuerpo en la postura del perro mirando abajo durante todo el tiempo.

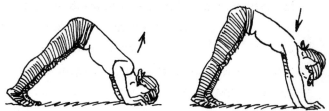

- ❖ Utiliza un chaleco con pesas (disponible en la mayoría de las tiendas deportivas, o prueba alguno de los que se venden en www.thexvest.com), lo cual incrementará la cantidad de resistencia durante el movimiento.
- ❖ Alterna levantar un pie a unas cuantas pulgadas del suelo y doblar la rodilla en cada repetición para incorporar equilibrio al ejercicio.
- ❖ Flexiones con una sola mano. *¡Guau!* (Si puedes hacer esto, ¿qué haces leyendo este capítulo, Rocky?

Opciones para la espalda

Pesas inclinadas para la espalda

Párate junto a una silla de lado, inclínate, coloca una mano en el asiento y jala una pesa (o botella de agua) con tu mano libre. Con la espalda recta, jala la mano con peso hacia la parte externa del pecho y dirige el codo hacia el techo, después baja la mano con peso hasta donde alcances y mantenla estirada para alargar el músculo. Repite. Mientras jalas el peso, mantén la espalda paralela al piso y tus pies firmes, no vacilantes, con las rodillas un poco dobladas. Para elevar tu ritmo cardiaco y lograr un excelente trabajo muscular, repite el ejercicio cien veces con menos peso. Si te resulta

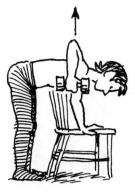

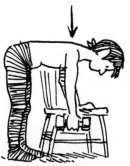

muy difícil, disminuye el peso y continúa. Pero debes mantener la postura correcta durante todo el ejercicio. Es mejor utilizar la forma apropiada que hacer muchas repeticiones.

Opciones para el abdomen

Variaciones de abdominales

❖ Al tiempo que levantas la parte superior de tu cuerpo, dobla las piernas hacia tu cabeza y contrae el ombligo hacia el suelo. (Así trabajas todo el *six pack* en tres grupos de dos músculos: superior, bajo y medio, respectivamente.)

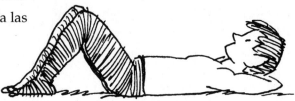

❖ Cruza los brazos con suavidad sobre el pecho. Eleva las piernas hasta que las plantas de tus pies queden hacia el techo. Mantén las piernas estiradas y eleva el coxis unas pulgadas sobre el suelo y después bájalo con lentitud. (Trabajas con la región más baja de tus abdominales.)

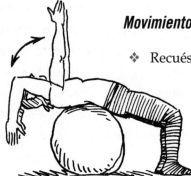

Movimientos con pelota para ejercicio

❖ Recuéstate en una pelota para ejercicio. Levanta los brazos hacia el techo con las palmas juntas. Con los brazos derechos, lleva tus bíceps hacia tus orejas con las manos juntas por encima de la cabeza y regresa. Lo único que mueves son los brazos.

❖ Haz una plancha (con la cara hacia abajo) con los codos apoyados en una pelota para ejercicio y con el vientre fijo en el mismo lugar. Alterna un movimiento giratorio de cada cadera hacia el piso unas 2 pulgadas y después regresa a la plancha.

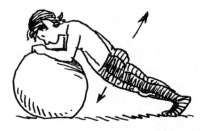

Bicicleta

Recuéstate en el piso con las manos apoyadas detrás de la cabeza. Eleva los pies del suelo, dobla la rodilla derecha y dirígela hacia tu pecho. Al mismo tiempo gira el hombro opuesto hacia esa rodilla y mantén los codos fuera de tu área de visión. Cambia de lado una y otra vez. Mantén el pie

bajo suspendido en el aire mientras cambias de lado. Después sostén la postura del hombro contra la rodilla opuesta durante treinta segundos. Cambia y sostén la postura con el hombro y rodilla contrarios durante treinta segun-

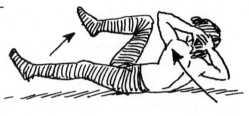

dos más. Mientras más contraigas tu estómago hacia abajo, más podrás elevar tu cuerpo del suelo. Para una versión más difícil, conserva la última postura, y eleva y baja la pierna estirada treinta veces.

Recuerda no caer en la trampa de pensar, erróneamente, que los ejercicios de fuerza son para incrementar tu talla. Puedes realizar ejercicios de resistencia sin hacer crecer tus músculos más que los ojos de un perro pug. La verdadera recompensa de fortalecer tus músculos es que construirás un poco de masa muscular lisa que te ayudará a quemar más calorías a lo largo del día y a acelerar tu metabolismo. El truco es reducir tus excusas (lo cual ya hemos hecho al eliminar el equipo en el programa de acondicionamiento físico Tú) de manera que dediques sesenta minutos a la semana a construir, mantener y maximizar los quemadores de grasa naturales de tu cuerpo.

Capítulo 12

La dieta Tú

El plan de alimentación
de la administración de cintura

Sin importar si eres el tipo de persona que se salta las páginas para llegar hasta el final, ya llegaste. Bienvenido a la dieta Tú; nuestro plan de reprogramación te proporciona las herramientas para tomar decisiones inteligentes y con las estrategias que te permiten dar vuelta en U después de tomar malas decisiones. El programa específico comienza en la página 240, pero primero revisemos algunos de nuestros principios.

Tanto en el trabajo como en la escuela o en los deportes, solemos alabar a los que trabajan duro. Si trabajas mucho y sudas como loco, entonces queremos que procedas de inmediato al pedestal. Tal vez no siempre te merezcas la promoción, estar en la lista del decano, o el campeonato pero, como sociedad, le damos más valor al esfuerzo que casi a cualquier otra cosa (excepto, tal vez, a un café de Starbucks a las siete de la mañana). Lo malo es que justo ésa es la razón de que nuestra cintura se haya extendido hasta tener el tamaño de un anillo de Saturno. Esperamos que un poco de X (trabajo duro) y mucho Y (sufrimiento) nos conduzcan a la tierra prometida de Z (cintura esbelta). Pero nuestro cuerpo no funciona así. De hecho, no puedes ganar la batalla contra la talla de la cintura con esfuerzos dirigidos a actividades o a dietas: mientras más te esfuerces en hacer una dieta (con ayunos, con fuerza de voluntad, con la férrea terquedad de evitar el guisado de cerdo), lo más probable será que te ahogues en un contenedor tamaño industrial de *marshmallow*.

Existen muchos planes de dieta, sólidos e inteligentes, disponibles para ti. *Tú: a dieta* no pretende competir con esos valiosos programas, sino darte las herramientas para triunfar sin importar lo que intentes. Eso se debe a que la escasa información de las investigaciones actuales ofrece reflexiones acerca de la biología de tu cuerpo que deben mejorar tus decisiones sobre comida y ejercicio. Permite que las explicaciones basadas en la ciencia que te ofrecemos se conviertan en tu sistema operativo, al cual tu dieta y tus planes de ejercicio puedan agregarse como programas de computación. Después de leer *Tú: a dieta*, sabrás lo suficiente para evaluar todos y no tendrás que preocuparte por el efecto de yo-yo nunca más. Sin importar cuál sea tu plan, ya deberías saber para este momento que la administración de cintura no es cuestión de precipitarse sino de las dos cosas siguientes:

Automatización. Lo primero que debes hacer es dejar de intentar y comenzar a vivir. De manera normal. De manera automática. De manera inteligente. Puedes lograrlo

Una porción del plan

Muchos expertos te dirán que la clave para una dieta exitosa depende de tres palabras: control de porciones. Eso tiene sentido, pero no como tú crees. Nosotros enfatizamos el hecho de que comas porciones saludables de comida (como del tamaño de un puño) y que utilices platos de 9 pulgadas de diámetro no para limitar tu ingesta de calorías, sino para que tu ingesta de calorías sea más lenta. Si logras lo anterior, le darás a tu cerebro la oportunidad de hacer su labor y activar las cantidades adecuadas de leptina y ghrelina para mantenerte satisfecho. De manera que comienza con las porciones adecuadas de comida, date tu tiempo para comerlas y eleva tus niveles de saciedad; después califica tu nivel de hambre (según la escala de hambre en la página 179). Si aún tienes hambre, entonces sírvete otra porción (del tamaño de un puño, no del tamaño de una cabeza) de alimentos buenos para ti.

al reprogramar tu cuerpo con las herramientas que te proporcionamos a lo largo de este libro (y el programa de catorce días que presentamos a continuación) de manera que tus decisiones, elecciones de alimentos y estilo de vida se conviertan en una rutina disfrutable, vigorizante y energizante, no en una carga.

Ajuste. Para hacer la transición de una cintura amplia a una esbelta, también tienes que reconocer que la administración de cintura no es una proposición de éxito o fracaso. Es un viaje con algunas calles secundarias, algunos callejones sin salida y algunas bifurcaciones en el camino, literales y metafóricas. Ésa es la razón por la cual debes practicar las acciones psicológicas y conductuales que te ayudarán a desarrollar rutinas para permanecer en el camino correcto. Ésa es nuestra vuelta en U, basada en saber que está bien enfrentar obstáculos y que está bien que a veces esos obstáculos lleguen hasta tu boca. Mientras más conozcas la vía de regreso al camino correcto y puedas dar vuelta en U más rápido que un ratón que esquiva a un gato, entonces puedes planear una vida de administración exitosa de cintura.

Para continuar con los fundamentos de un sistema operativo dietético, también queremos ofrecerte una opción de "programa": la dieta Tú, el plan alimenticio para reiniciar tu cuerpo y que aprendas a comer con inteligencia, sin esfuerzo. Con este plan puedes esperar perder dos pulgadas de cintura en dos semanas.

Al comenzar este programa de reinicio de catorce días (en realidad es tan sencillo que es un plan de siete días re-

Llénalo

Alrededor de veinte minutos antes de comer, come media onza de nueces con una taza de tu sopa Tú favorita o bebe al menos un vaso de agua con una cucharada de ispágula. Con cualquiera de las dos opciones te llenarás y no necesitarás comer mucho para sentirte satisfecho.

Hoja de referencia de la dieta Tú

Estrategia para las comidas	Tres comidas principales además de bocadillos, para que nunca sientas hambre. No comer tres horas antes de irte a dormir. Considera los postres como un premio para un día sí y un día no.
Alimentos para la cintura (cómetelos)	Carbohidratos de granos enteros, fibra y nueces, que incluyen grasas monoinsaturadas y poliinsaturadas saludables; proteínas como carnes magras (de preferencia de animales de dos patas) y pescado.
Alimentos basura (deséchalos)	Azúcares agregadas, carbohidratos simples, fructosa como la miel de maíz alta en fructosa, grasas trans, grasas saturadas, harina que no sea de granos enteros y harina enriquecida o blanqueada.
En una emergencia de hambre	Manzanas, almendras, nueces, frijoles de soya, chicle sin azúcar, agua, vegetales rebanados, yogurt sin grasa, queso cottage o sopa Tú previamente preparada.
Alimentos de sustitución	En cualquier receta o plan alimenticio puedes remplazar cualquier fruta o vegetal por otro para que las recetas sean a tu gusto.
Diario de alimentos	Puedes mantener un registro de lo que comes en www.mychoicescount.com.

petido, de manera que podrás cumplirlo a la perfección y aprender a hacerlo de manera automática), recuerda que tu cuerpo está compuesto por cientos de bellos instrumentos bioquímicos que tocan distintas notas, melodías, armonías y compases dentro de tu orquesta anatómica. Como director, tú eres quien dirige cómo se tocan esas notas y el tipo de sonido que resultará. Como cualquier pieza musical nueva, la dieta Tú te tomará una o dos semanas de aprendizaje, para que la sientas y para que profundices en ella. Pero una vez que esto suceda, tu orquesta tocará como nunca antes.

Suplementos	Una vez al día toma un multivitamínico como una póliza de seguros contra las elecciones alimenticias imperfectas. (Es mejor partir la píldora y tomar una mitad dos veces al día.) A través de la comida y del multivitamínico, necesitas alcanzar un total de 1 200 miligramos de calcio, 600 IU de vitamina D, 400 miligramos de magnesio y 300 miligramos de ácido pantoténico (vitamina B-5). También toma 2 gramos de aceite de pescado destilado para obtener ácidos grasos omega-3 y media cucharadita de canela al día. Además asegúrate de tomar 10 cucharadas de salsa guisada de tomate a la semana.
El equipo	No temas pedir la asesoría de nutriólogos y entrenadores profesionales. Pero uno de los miembros más importantes de tu equipo será tu compañero de apoyo; alguien que te motive y te disuada de cometer errores (no querrás reportarle a esa persona que te atascaste cuatro *doughnuts*).
La vuelta en U	Está bien cometer errores. Lo importante es descubrirlos, reconocerlos, controlarlos y permitirte la oportunidad de regresar al camino correcto de la administración de cintura.

La dieta Tú: antes de comenzar

Antes de comenzar cualquier cosa, tanto si es un trabajo nuevo como una carrera de cinco kilómetros o armar la casa de Barbie de 547 piezas para tu hija, siempre vale la pena prepararse. Lees el resumen del manual del empleado, estudias la ruta o despliegas todas las piezas de plástico en el piso mientras maldices en silencio a los fabricantes de juguetes. Antes de iniciar la dieta Tú aplica el mismo principio (menos las maldiciones). Por si te saltaste la introducción, haremos una breve revisión de los datos que necesitas conocer antes de comenzar. (Si leíste el libro completo, éste será un breve curso de recordatorio.)

Los mejores planes para cortar

Al seguir un plan alimenticio, lo que haces y no haces con tu tenedor y tu cuchara son tus acciones más cruciales. Pero no le quites importancia al poder de un gran cuchillo para hacer lo que haces en la cocina tan placentero como lo que haces en la mesa. Que no te importe gastar en el mejor cuchillo de chef de 8 pulgadas (sin sierra) que puedas pagar. Sigue estas reglas para que no dejes un dedo en el guacamole:

Siempre mantén la punta del cuchillo sobre la tabla de picar; sólo elévalo a partir de la punta y desliza el cuchillo lejos de ti bajo el mango.

Siempre corta hacia la dirección opuesta a ti.

Mientras alineas los alimentos con la mano que no tiene el cuchillo, dobla las puntas de tus dedos hacia abajo, de manera que tus nudillos, y no tus dedos, sean la guía.

Consulta la página www.realage.com para conocer más instrucciones para cortar.

Cambia el interior para cambiar el exterior: Esta dieta se refiere a comprender y automatizar tu biología para reiniciar tu cuerpo hacia las configuraciones de fábrica originales que te hacen esbelto y saludable, no las configuraciones que han causado un alarmante incremento en solicitudes para Santa Claus cada año. Esta dieta se refiere a comer los alimentos que ayudan a todos tus órganos y sistemas a funcionar como deben hacerlo. Al concentrarte en los ingredientes y nutrientes recomendados, ayudarás a los químicos y hormonas de tu cuerpo a hacer lo que quieren hacer: tener tu forma corporal ideal. Ellos son los que harán que tu cuerpo desee quemar grasa, no almacenarla. Y son los que harán que tu cuerpo se sienta satisfecho, no hambriento. Les llamamos alimentos rejuvenecedores porque te mantienen saciado y menos proclive a los alimentos malos para ti. En conjunto, ésta es la receta real para tener una cintura esbelta y un cuerpo sano.

Identifica mejor el problema para que puedas resolverlo mejor: Tendemos a tratar la pérdida de peso más como un arte que como una ciencia; más prueba y error que causas y efectos predecibles. A través de los avances recientes en genética molecular, neurología y bioquímica, ahora somos capaces de saber lo que en verdad genera el aumento y la pérdida de peso y lo que causa que nos sintamos satisfechos o hambrientos. A causa de lo anterior, la pérdida de peso se revela como un proceso complejo, aunque predecible. En pocas palabras, el hecho de trabajar de manera inteligente define el problema con claridad; es decir, comprender cómo trabaja tu cuerpo antes de prepararte para resolverlo. Un problema bien definido casi está resuelto.

Automatiza el proceso: Una de las razones por las cuales somos una sociedad de lanzadores de bala en lugar de una sociedad de corredores de carreras es que tenemos millones de opciones para comer. Y mientras esa variedad es una ganancia para la industria alimenticia, también es una miserable derrota para nuestra cintura. Una de las maneras de reiniciar tu cuerpo es liberarte de pensar y discutir acerca de la comida. Por unas cuantas comidas al día, tú eliminarás los millones de opciones para automatizar tus actos. En esencia comerás los mismos alimentos para el desayuno, el almuerzo y los bocadillos, y tendrás varias opciones para la cena. Al disminuir la variedad de alimentos que comes durante el día, tendrías menos probabilidades de atascarte con comida hedonista que puede ser tan dañina.

Deja de castigarte por cada error que cometes: En alguna parte y en algún momento aprendiste a creer que la única manera de perder peso es comer perfecto todo el tiempo. Eso no es realista. No es justo. Es la razón por la cual falla la mayoría de las dietas. La perfección es imposible. Una de las maneras de evitar la demencia con la salsa Alfredo es activar tus planes de contingencia: alimentos y bocadillos preparados, a los cuales puedes recurrir cuando te sientas estresado, cansado o aburrido. Estos alimentos te ayudarán a superar los antojos, a dar vueltas en U y a tomar buenas decisiones para evitar los alimentos malos.

Facilítatelo: Todos sabemos que la única manera en que serás capaz de automatizar tu alimentación es que sea rápida y fácil. Casi todas las recetas de desayunos, almuerzos y bocadillos toman menos de diez minutos de preparación, y ninguna comida toma más de media hora de preparación.

Tú comes para sentirte satisfecho, no para cumplir con determinado conteo de calorías: Antes de describir las recetas y las estrategias para tener éxito con la dieta Tú, queremos recordarte este principio para comer: comer no sólo se refiere a las calorías sino a permanecer satisfecho. La clave de este programa es comer alimentos ricos en nutrientes, evitar los malos y utilizar las claves de tu cuerpo en lo que respecta a la saciedad, para que dejes de comer cuando debas hacerlo.

Se refiere a comer los alimentos que te harán sentirte satisfecho y bien, de manera que puedas lograr y mantener tu peso ideal. Dicho lo anterior, sabemos que algunos de nuestros lectores son parte del escuadrón de las matemáticas y las calorías, así que seremos indulgentes con su amor a los números por un momento.

Hemos diseñado esta dieta y sus porciones de acuerdo con una persona con un rango metabólico de 1 700 calorías. Es decir, la persona que quema 1 700 calorías al día a través de procesos y actividades normales puede llevar esta dieta para mantener su peso. Para perder peso, esta persona tendría que disminuir un poco las porciones de comida, por ejemplo. Si tú quemas 2 000 calorías al día, perderías peso al consumir estas porciones de comida, pero si sólo quemas 1 400 calorías al día, consumirías más calorías de las que quemas. Para conocer tu punto aproximado de no disminución de cintura, encuentra tu rango metabólico en reposo y agrégale tus actividades físicas.

❖ Una manera sencilla de calcular tu rango metabólico en reposo es multiplicar tu peso deseado en libras por 8 y súmale 200. Esta cifra es muy variable; de manera que, si alguien te ofrece medir tu rango metabólico real, acepta la oferta.

❖ Para calcular las calorías que quemas con la actividad física, multiplica el número de minutos que caminas por cuatro, y los minutos durante los cuales realizar ejercicios cardiovasculares y de estiramiento (no el tiempo que miras a otras personas hacerlos) por 8. El resultado es alrededor de 300 calorías por 30 minutos de caminata y 25 minutos de ejercicio de fuerza o cardiovascular. También puedes utilizar los registros que aparecen en las pantallas de los aparatos cardiovasculares, si las tienen.

Veamos cómo funciona.

Digamos que quieres pesar 150 libras y quemas un promedio de 300 calorías con tu actividad física diaria, que es lo que harás con nuestro plan (más algunos días y menos en otros). Eso significa que:

Tus calorías básicas utilizadas son 8 x 150= 1 200

+ 200 = 1 400

+ 300 en actividad = 1 700

Así que para mantener tu peso deseado, necesitas alrededor de 1 700 calorías diarias. Para perder una libra por semana, necesitas disminuir esa ingesta en 500 calorías por día o incrementar tu actividad física en 500 calorías al día, o una combi-

Prepárate

He aquí un hecho de la administración de cintura: los alimentos malos no son malos sólo por los ingredientes que contienen, sino también porque muchos de ellos son rápidos y fáciles, que son las características exactas que pueden meterte en muchos problemas. La clave para un plan de contingencia exitoso es tener alimentos preparados y listos para esos momentos en los cuales estás condicionado a buscar bolsas de asesinos de cintura que contienen azúcares. En cambio, elige tus favoritos entre estas opciones para preparar una vez por semana para que cuentes con algo a lo cual echar mano cuando lo necesites.

Vegetales en rebanadas: A tu elección. Córtalos, empácalos, cómetelos. No hay nada de malo en las zanahorias miniatura y los floretes de brócoli, pero si prefieres la jícama, las habas o las rebanadas de pimiento, adelante.

Vegetales salteados: A tu elección. Saltéalos en aceite de oliva con ajo picado, hojuelas de pimiento rojo y un poco de azafrán. Refrigéralos y sírvelos como guarniciones o como bocadillos calientes (en horno de microondas).

Sopas: Prepara una o más de las sopas Tú (consulta las recetas) una vez por semana y almacénalos en recipientes del tamaño de una ración (una taza) en el refrigerador. Come una taza como aperitivo previo a la comida, para que no te gane el hambre, o cómete una taza de sopa como bocadillo.

Avena: Si te preocupa el tiempo, prepara avena para una semana según las indicaciones y guárdala en el refrigerador durante no más de siete días. Para algunas personas, la avena es como una rebanada de papel para envolver horneado, pero la avena recalentada tiene muy buen sabor.

Alimentos de emergencia: Todos los hogares necesitan alimentos para apagar incendios; es decir, alimentos buenos para ti que apagarán los fuegos de la inanición. En nuestra lista de alimentos a los cuales puedes recurrir cuando tienes hambre se incluyen todos los anteriores, así como puñados de almendras, cacahuates o nueces, bolsas de frutas o vegetales ya rebanados que compras en la tienda, frutas secas (melocotones, arándanos) y frijoles de soya (busca los empaques que puedes calentar en horno de microondas en la sección de congelados del supermercado). ¿En emergencia verdadera? Consigue una de esas banditas de menta para el aliento; pueden apagar tu hambre al hacer menos apetitosa la comida.

nación de ambas. Pero llevar un registro de las calorías es demasiado trabajo si no automatizas tu comida. (También existen programas con aparatos manuales que pueden hacerlo por ti, como los que se ofrecen en www.mychoicescount.com.) Sin embargo, la idea no es que lleves la cuenta de tus calorías sino que permitas que tu cuerpo, tu estómago y tu cerebro te den las señales de detenerte cuando estés satisfecho y no rebosado.

Las comidas de la dieta Tú: a tu elección

Piensa en este programa de reiniciación como las ruedas de entrenamiento en administración de cintura. Te ayudará a encontrar tu equilibrio al comer. El plan se refiere a utilizar tu química corporal, y no tu fuerza de voluntad, para tener éxito. Por ejemplo, por la mañana se incluye mucha fibra y mucha proteína. (En caso de que te hayas saltado desde el primer capítulo hasta aquí, la fibra por la mañana ayuda a controlar los antojos vespertinos. La proteína adicional disminuye el apetito.) Más ayuda a la bioquímica corporal proviene de las grasas buenas (nueces, aceitunas, aceite de oliva, aceites de pescado ricos en omega-3) que son útiles para mantener estable tu sensación de saciedad, además de que aumentan el nivel de colesterol bueno LAD y disminuyen el nivel del colesterol malo LBD. Hemos limitado los azúcares simples porque disparan altibajos en los niveles de azúcar en la sangre que te colocan en un ciclo de deseo por los alimentos con abundantes calorías. Además, todos estos alimentos combaten los efectos inflamatorios destructivos que te hacen sentir hambriento, que enferman a tus arterias y que hacen tu cintura más grande, no más pequeña.

De un vistazo detectarás muchos vegetales crudos y pan integral tostado. De hecho, realizar la misma rutina es la clave. Algunos estudios demuestran que la gente que come lo mismo al menos durante una comida al día pierde más peso que la gente que tiene más variedad. Si tú eres como nuestros pacientes, no sentirás hambre con este plan. Contar con demasiadas opciones para comer es lo que nos hace vivir como si viviéramos en un concurso permanente de velocidad para comer. Pero al disminuir tus opciones para comer, en automático disminuyes tu apetito y el tamaño de tu cintura. Elige la comida que hagas con mayor prisa y automatízala. Para la mayoría de la gente es el almuerzo, de manera que elige un almuerzo saludable que te guste -ensalada de pechuga de pollo asada y aceite de oliva, pavo en pan integral- y cómelo todos los días. Todos los días. Sí, todos los días.

Más adelante presentamos una lista de tus opciones para cada comida (excepto la cena, de la cual encontrarás especificaciones en el programa diario). Puedes elegir cualquiera, pero lo ideal es que elijas una o dos para comer la mayoría de los días. Las personas más exitosas son las que eligen sólo una y se apegan a ella.

Tus elecciones para el desayuno

Para los amantes del cereal	Para los amantes de los huevos	Para los amantes del pan	Para los que odian el desayuno
Cereal de avena cocida con 4 onzas de leche descremada o leche de soya fortificada con vitamina D y calcio, y una porción de tu fruta favorita. O Cereal frío alto en fibra o cereal de avena con una porción de tu fruta favorita, con 4 onzas de leche descremada o leche de soya fortificada con vitamina D y calcio.	*Omelette* de claras de huevo (tres claras de huevo y un huevo completo) con vegetales mixtos picados. O 2 huevos revueltos, cocidos o tibios con dos salchichas de pavo o de tofu.	1 rebanada de pan integral tostado con una cucharadita de mantequilla de cacahuate o 1 cucharadita de mantequilla de manzana o de nuez, o de aguacate.	Licuado mágico para el desayuno (consulta la receta en la página 265). O Licuado de proteínas con piña y plátano (consulta la receta en la página 264).

Tus elecciones para el almuerzo

Ensalada del tamaño de una comida	Sopa y ensalada	Hamburguesa saludable	Comida rápida
Ensalada picada: seis nueces y vegetales varios picados (a tu elección) y vegetales de hojas verdes con 4 onzas de salmón, pavo o pechuga de pollo; con aderezo de vinagre balsámico (dos partes) con aceite de oliva (una parte). O Una de las ensaladas Tú (recetas más adelante).	1 taza de una de las sopas Tú y cualquiera de las ensaladas Tú (recetas para ambas más adelante), o una ensalada que no sea César con aderezo de aceite de oliva o canola, o de vinagre balsámico y aceite de oliva.	Hamburguesa vegetariana o de pollo en un *muffin* integral tostado con una cucharada de salsa marinara de aceite de oliva libre de fructosa, una rebanada de tomate, lechuga romana u hojas de espinaca y rebanadas de cebolla morada.	Consulta las mejores opciones para comida rápida en la página 259.

Tus elecciones de bocadillos para la mañana y la tarde

Fruta y nueces	Granos y moras	Vegetales acelerados	Fruta y yogurt
Media onza de nueces con una manzana, plátano, ciruela, pera, naranja, rebanada de melón, taza de moras, dos kiwis, media toronja o cualquier otra fruta.	½ taza de cereal entero mezclado con ¼ de taza de almendras y ¼ de taza de moras secas, melocotón o pasas.	1 taza de vegetales picados y salteados, calentados en horno de microondas como relleno de una pita de trigo integral. 0 Vegetales picados en 4 onzas de yogurt descremado o queso cottage bajo en grasa mezclados con mucho eneldo, cebollín, jengibre, hojuelas de pimiento rojo u otras especias (a tu elección). 0 Sólo vegetales rebanados.	Yogurt probiótico bajo en grasa con cultivos lácticos vivos cubierto por melocotón enlatado sin azúcar o naranjas mandarinas y algunas pasas.

Tus elecciones de postres

Cómelos un día sí y otro no
Manzanas cocidas con canela, mandarina y arándanos silvestres (consulta la receta). 0 Manzana a la canela *Sauté a la Mode* (consulta la receta). 0 Pera rostizada con coulis de frambuesa, chocolate y pistachos (consulta la receta). 0 Melocotones rebanados con frambuesas, arándanos y chispas de chocolate (consulta la receta). 0 Una onza de chocolate oscuro (hecho con cacao real), alrededor de tres o cuatro mordidas.

Tus elecciones de bocadillos para la tarde-noche

(No comas después de las 8:30 p.m.)

Palomitas de Simón (consulta la receta).

O

Cualquier opción de bocadillo.

O

Pitas de trigo integral tostadas y salsa de tomate y aguacate (consulta la receta).

Tus elecciones de bebidas

Agua natural o mineral (con una rebanada de fruta si lo deseas), leche descremada, café, té caliente o frío (descafeinado es mejor si tienes problemas para dormir), refresco dietético (pero sólo uno o dos al día).

Para el desayuno puedes incluir un vaso de jugo de fruta o vegetales, como jugo de tomate o jugo 100 por ciento de toronja o jugo de naranja con pulpa fortificado con calcio y vitamina D.

Para la comida puedes incluir un vaso de bebida alcohólica; preferimos que lo bebas hacia el final de la comida para que no obstruya la habilidad de tu centro de saciedad de aminorar tu voraz apetito. Si no sueles beber alcohol, es recomendable que lo sustituyas por una coctel preparado con jugo de uvas bajo en azúcar, agua mineral y limón.

La lista del supermercado

Actualmente los alimentos tienen más etiquetas que un exhibidor de ropa, los nombres de sus ingredientes parecen de diosas griegas y la mercadotecnia hace que el cereal saturado en azúcares aparente ser más saludable que un puñado de pasas. "Toda la nutrición" suena genial hasta que al leer la etiqueta no encuentras nutriente alguno, únicamente azúcar y grasa saturada disfrazadas con maestría. El truco para navegar en las tiendas no sólo es comprar por el valor, sino también por el contenido; es decir, los ingredientes y nutrientes que te permiten comer inteligentemente y no hacer la dieta difícil. Ésta es nuestra guía de inspección:

Busca menos. Regularmente menos etiquetas equivalen a mejores alimentos. Los que provienen de la tierra son naturales y por lo general no las requieren. (¿Alguna vez has visto un arbusto de *marshmallows*?) Ésa es la razón por la cual las frutas y los vegetales frescos son buenos para ti. (Asegúrate de que no sean encerados, pues éstos son como las muñecas Barbie: se ven bien pero no tienen sustancia y poseen menos valor nutricional).

Gira el empaque. Ignora lo que está al frente y ve directo al valor nutricional y los ingredientes. "Sin grasa" o "libre de grasas saturadas" puede ser el sueño de cualquier dietista, pero estos alimentos (en especial el aderezo para ensaladas) pueden tener más azúcar que el recipiente de un pastelero. Sólo porque un producto diga que "contiene granos enteros" no significa que esté hecho por completo de granos enteros, ni siquiera en su mayor parte (más para descifrar el aviso de "granos enteros" en la página 257). El punto principal es que el frente de un empaque es tan revelador como el exterior de un automóvil nuevo. Tal vez luzca seductor, pero de verdad tienes que revisar qué hay detrás de tanto encanto. La lista de ingredientes es donde se encuentran las respuestas.

Ten cuidado con los impostores. Muchas etiquetas contienen palabras tramposas que no exclaman con claridad "¡ataque cardiaco inminente!", como otras lo harían, pero indican peligro al mismo tiempo. Éstas son algunas claves importantes que debes buscar:

Para azúcar: Dextrosa, sacarosa o cualquier palabra que termine en "osa". Y manitol o cualquier palabra que termine en "ol". Son alcoholes que se convierten en azúcar. Aléjate de los alimentos que contengan más de 4 gramos de azúcar. Incluso los azúcares naturales, como el jarabe de maple y la melaza, son azúcar, así que calcula que sólo sean 4 gramos por porción a menos que sea fruta pura (hacemos la excepción porque la fruta tiene muchos nutrientes).

Para grasas: Además de las grasas saturadas (menos de 4 gramos por porción) y de las grasas trans (evítalas todas), deberás excluir todos los alimentos con palabras clave de grasa, como parcialmente hidrogenado o aceite de palma o coco.

Relájate. No queremos que pases más tiempo en el supermercado que en las clases de economía de la preparatoria. Si nunca habías inspeccionado las etiquetas, sólo te tomará un poco de tiempo aprender a identificar a los héroes y a los impostores nutricionales. Tampoco queremos que sientas paranoia al comer. Algunos alimentos podrían sonar peligrosos, como nueces, mantequilla de cacahuate real o incluso miel (menos de 4 gramos por porción) están bien si los consumes con moderación.

La dieta Tú de catorce días

Durante estas dos semanas te proporcionaremos las guías alimenticias, las herramientas, las estrategias, los trucos, el plan y la ayuda que necesitas para convertir tu dieta en una forma de vida. Al finalizar los catorce días habrás desarrollado patrones de alimentación y hábitos de conducta que te ayudarán a continuar en el camino de transformar tu cuerpo desde el interior hasta el exterior. Aquí describiremos el plan y las estrategias de siete días para tomar decisiones inteligentes acerca de los alimentos y de qué comer. En la segunda semana repetirás lo mismo de la primera y podrás hacer sustituciones apropiadas de alimentos cuando lo desees.

Día uno: sábado

1. **Camina:** Treinta minutos. Caminar, tanto si lo haces a solas, con un amigo, con tu perro (sólo cuenta el tiempo real de caminata, no el tiempo invertido en esperar a que el perro olfatee) o alrededor de la mesa del comedor te proporciona tu primera dosis de éxito físico. Camina todos los días durante treinta minutos y establecerás los fundamentos conductuales y motivacionales para la dieta Tú.

2. **Estírate:** Haz de tres a cinco minutos de estiramientos después de caminar. Consulta el capítulo 11. El estiramiento mantiene tus músculos tersos y flexibles para evitar las lesiones y además contiene un elemento meditativo, pues te ayuda a concentrarte y a lidiar con los antojos, como explicamos en la página 199. "Sin dolor no hay ganancia" no aplica aquí.

3. **Limpia tu refrigerador:** Con el fin de hacer espacio para toda la comida buena que estás a punto de comprar, es momento de liberar a tu cocina de los timadores nutricionales. Se acabaron las defensas; llegó el momento de la ejecución. Lee las etiquetas de todo lo que guardas en tus alacenas, tu refrigerador, tus cajas secretas y en cualquier otro lugar donde guardes comida. Si algún alimento tiene los siguientes ingredientes como uno de los primeros cinco de la lista, deséchalo.

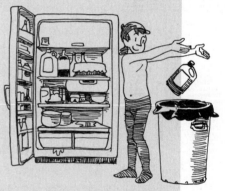

❖ Azúcar simple. Incluye azúcar morena, dextrosa, edulcorante de maíz, fructosa (como en la miel de maíz alta en fructosa), glucosa, jarabe de maíz, miel, azúcar invertida, maltosa, lactosa, jarabe de malta, melaza, azúcar no refinada y sacarosa. Guarda un poco de azúcar a la mano, y miel y azúcar de maple porque utilizarás un poco para las recetas. (Consulta el recuadro de edulcorantes en la página 98.)

❖ Grasa saturada. Incluye la grasa de la mayoría de los animales de cuatro patas, grasa de leche, mantequilla o manteca y aceites tropicales, como el de palma o el de coco.

❖ Grasa trans. Incluyen las grasas parcialmente hidrogenadas, mezclas de aceites vegetales que están hidrogenados y muchas margarinas y mezclas para guisar. (Si lo deseas, utiliza esteroles que combaten el colesterol, como Promise y Benecol.)

❖ Harinas enriquecidas y todas las harinas que no sean 100 por ciento de grano entero o 100 por ciento de trigo entero. En ellas se incluyen harina blanca enriquecida, semolina, trigo duro y todos los acrónimos de harina que no sean de trigo entero. No deben estar en tu cocina.

4. **Ve a comprar comida:** En gran medida, tu cocina actual es como una prisión: está llena de tipos malos. Queremos transformar tu cocina en una sociedad de honor nutricional de manera que esté llena de alimentos buenos para ti que además convengan a tu cintura y que faciliten (¡y automaticen!) que comas bien. La primera semana harás una compra mayor a lo normal porque adquirirás los productos esenciales, así como ingredientes que necesitarás para las recetas de estos días. Para contar con una lista de supermercado que funciona para nuestro calendario de siete días, consulta la página 252.

5. **Prepara tus alimentos principales para la semana:** Tu elección de vegetales o sopa. Consulta el recuadro anterior.

¡Come!

Sigue las indicaciones para el desayuno, almuerzo y bocadillos. Para la cena…
Salmón asiático con pilaf de arroz integral

Día dos: domingo

1. **Camina:** Treinta minutos.
2. **Estírate:** Haz cinco minutos de estiramientos.
3. **Consigue un compañero:** Si intentas realizar esto tú solo, existe un riesgo mayor de que termines con los labios embarrados de maíz con crema. Encuentra a tu compañero Tú, sea un esposo, un amigo o un colega; es decir, alguien a quien puedas hablarle acerca de tus metas, tus comidas y tu nuevo plan. Prográmate para llamarle (o enviarle un mensaje de correo electrónico) cinco minutos al día para decirle que ya caminaste y tus comidas de esa jornada. Si prefieres un amigo cibernético, inscríbete a www.realage.com y conoce a alguien allí.

Mejor aún, intenta conseguir un compañero (o varios) que comparta esto contigo. Comparte este libro; comparte el conocimiento que has adquirido; embárquense juntos en un viaje de "trabajar de manera inteligente, no pesada". Una cosa es perder varias pulgadas de cintura y otra cuando puedes contribuir a la disminución de cintura de tu país. Después de todo, ¿qué es mejor que experimentar la satisfacción de alcanzar tu meta? Ayudar a otras personas a hacer lo mismo.

¡Come!

Sigue las indicaciones para el desayuno, almuerzo y bocadillos. Para la cena…
Chili con especias o pizza de harina integral

Día tres: lunes

1. **Camina:** Treinta minutos.

2. **Haz el programa de acondicionamiento físico Tú:** Sigue las instrucciones del programa de acondicionamiento físico Tú sin pesas, el cual incluye tanto ejercicios de fuerza como estiramientos, en la página 209. El entrenamiento de fuerza te ayuda a construir músculos, lo cual será útil para acelerar tu metabolismo y quemar grasas. También comienza a contraer el abdomen al caminar para ayudarte a mejorar tu postura y que tu ropa te quede mejor. Camina a un paso que eleve tu ritmo cardiaco o incluye veinte minutos más de cualquier otro ejercicio cardiovascular.

3. **Escríbelo (a mano o en computadora):** Por lo general favorecemos los sentimientos de culpa tanto como utilizamos el brandy como anestésico, pero también creemos que existe una fina línea entre la culpa y la motivación. Una de las maneras de ayudarte a reprogramar tu cuerpo es escribir (o grabar, para los tecnófilos) todo lo que comes. En cierto modo, eso te hace confiable; no querrás comer alimentos malos porque no querrás el recordatorio visual de que te los comiste. Sólo durante estas dos semanas, con el fin de establecer tu nueva rutina, escribe todo lo que comas. Sí, incluso los tres M&M que te robaste. (Para los diestros en la técnica, algunos artefactos manuales tienen programas que te permiten escanear los códigos de barras de los alimentos que comen. Ingresa la cantidad que comiste y el programa guardará un registro de las calorías. Consulta www.realage.com o www.mychoicescount.com.)

4. **Ve de compras:** Con tres días de caminata debajo de tu cinturón, a punto de quedarte flojo, es momento de hacer otro viaje a la tienda. Esta vez, que sea a la tienda de artículos deportivos para comprar un par de tenis para correr. Utilízalos sólo para caminar. Los tenis para correr son ligeros y proporcionan soporte a los talones porque están hechos para personas que reciben un mayor impacto del suelo. Tu mejor elección: acude a una tienda especializada en calzado para correr, donde el personal no sólo puede medir el tamaño de tus pies, sino también analiza tu pisada y determina el tipo de caminador que eres. (**Nota:** ve de compras durante la tarde, cuando es más probable que tengas los pies hinchados; así te asegurarás de que te queden mejor.) Si lo deseas, puedes agregar lo siguiente a tu lista:

   ❖ Calcetas con acolchonado adicional en la base. (Evita el algodón; necesitas calcetas que absorban la humedad de tus pies.)

   ❖ Un tapete para yoga, para que no te resbales al realizar las posturas profundas (y pesas o bandas de resistencia si ya estás lo bastante avanzado para utilizarlas; consulta la página 223).

¡Come!

Sigue las indicaciones para el desayuno, almuerzo y bocadillos. Para la cena…

Pollo mediterráneo con tomate, aceitunas y habas a las hierbas

Día cuatro: martes

1. **Camina:** Treinta minutos.
2. **Estírate:** Haz cinco minutos de estiramientos.
3. **Da una vuelta en U si lo requieres:** No es poco común que en este punto ya hayas probado el pastel del vecino, hayas comido una de las papas fritas de los niños o hayas dado unas cuantas mordidas a un pretzel cubierto de mantequilla en el centro comercial. Está bien. Sólo vuelve al camino correcto.

   En cuanto puedas, da una vuelta en U autorizada.

   La siguiente vez que te encuentres danzando con el perro diabólico, intenta estas estrategias:

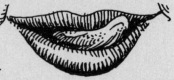

   ❖ **Pasa tu lengua por tus labios:** Inhala, pasa tu lengua por tus labios, traga saliva, exhala lento y dí "ohm". Permite que el aire fresco fluya a través de tus labios. Este movimiento, que sólo te toma tres segundos, te ayuda a calmarte y reconcentrarte.
   ❖ **Cintura colgada:** Párate derecho, inclínate hacia el frente desde la cintura y permite que tu espalda baja se relaje. Alcanza el suelo y sujeta tus codos con las manos contrarias o sujeta la parte trasera de tus rodillas. Lo importante es permitir que toda la tensión que has acumulado en tu espalda y caderas se libere. Relaja tu cuello por completo. Si sientes tensión, no endereces las rodillas en su totalidad.

¡Come!

Sigue las indicaciones para el desayuno, almuerzo y bocadillos. Para la cena…

Pasta real primavera provenzal

Día cinco: miércoles

1. **Camina:** Treinta minutos.
2. **Realiza el programa de acondicionamiento físico Tú:** Sigue las indicaciones para el programa de acondicionamiento físico Tú sin pesas, el cual incluye tanto ejercicios de fuerza como estiramientos, en la página 209.
3. **Llama a tu médico:** Recuerda, la administración de cintura es un juego de equipo y tu médico es uno de tus jugadores más importantes. Obtén una cita dentro de 30 días (o antes si llevas una excelente relación con él). Puedes aprovechar su ayuda de muchas maneras distintas:

   ❖ Actualizar tus signos vitales, como presión arterial, medida de cintura y ritmo cardiaco. Si necesitas una línea de partida para números tales como colesterol LAD y LBD (el LAD es más importante para las mujeres), ahora es un buen momento para programar un examen físico completo, hacerte algunos análisis de sangre y hablar con tu médico acerca de tu nuevo plan.
   ❖ Hacerte un examen físico también resultará útil cuando llegues a una meseta; es decir, cuando la

medida de tu cintura y tu ritmo de pérdida de peso parezcan estancarse. (Entonces, tu médico podría prescribirte algún medicamento para ayudarte a superar esta etapa; consulta el apéndice A.)

¡Come!

Sigue las indicaciones para el desayuno, almuerzo y bocadillos. Para la cena…
Pollo al melocotón y habichuelas con almendras rebanadas

Día seis: jueves

1. **Camina:** Treinta minutos.
2. **Estírate:** Haz cinco minutos de estiramientos.
3. **Fanfarronea un poco:** Si haces públicos tus éxitos, cualquier retroceso te resultará más difícil. Cuéntale a un amigo o a un colega acerca de tus progresos y los cambios que has notado.

¡Come!

Sigue las indicaciones para el desayuno, almuerzo y bocadillos. Para la cena…
Envuelto de pavo en tortilla con papa roja cocida

Día siete: viernes

1. **Camina:** Treinta minutos.
2. **Realiza el programa de acondicionamiento físico Tú:** Sigue las indicaciones para el programa de acondicionamiento físico Tú sin pesas, el cual incluye tanto ejercicios de fuerza como estiramientos, en la página 209.
3. **Reabastece tu cocina:** Revisa tu alacena para ver cuáles ingredientes se te han terminado y elabora una lista de compras para las recetas de la siguiente semana.
4. **Califícate:** Tanto si se trata de un trabajo como de una primera cita, siempre es bueno contar con alguna manera de saber cómo has progresado. Ahora es el momento de medir tu cintura y pesarte, sólo para averiguar los cambios que has logrado. En tu primera semana podrás notar una reducción de 1 pulgada en tu cintura y de 2 a 4 libras menos de peso. Incluso es probable que hayas bajado una talla de ropa.

¡Come!

Sigue las indicaciones para el desayuno, almuerzo y bocadillos. Para la cena…
Trucha, róbalo o dorado a la parrilla con romero y limón

Día ocho y para siempre: tu cuerpo reprogramado

Ahí lo tienes. Te hemos dado todas las herramientas, acciones y ajustes que necesitas para regresar a tu cuerpo a sus condiciones de fábrica, con una cintura y un peso saludables. Ahora sólo repite los pasos en la segunda semana y realiza sustituciones de alimentos según desees (consulta las recetas adicionales que comienzan en la página 264).

Trabaja con inteligencia, no con esfuerzo. La primera semana te pone en movimiento y permite que tu cuerpo se ajuste, La segunda semana te da siete días para practicar el plan, saber cómo se siente comer bien y descubrir lo que debes hacer cuando no sea así. Las investigaciones demuestran que se necesitan dos semanas de acciones repetitivas para que la acción se automatice, así que ahora puedes afinar el plan o repetirlo. También puedes probar nuevas recetas que encontrarás en nuestro sitio *web* www.realage.com. Realiza ajustes basados en nuestras indicaciones nutricionales, así como en tus preferencias. Éste no es el final de tu plan de administración de cintura; sólo es el principio.

En algún momento entre la segunda y la tercera semana, los datos muestran que los cambios en el comportamiento que son cruciales para una pérdida de peso sostenida comenzarán a ser parte integral de ti. Más o menos al mismo tiempo, tu nuevo y desintoxicado cuerpo se hará más sensible a los alimentos de baja calidad. Además, al adoptar los hábitos de *Tú: a dieta*, se te antojarán los alimentos similares a los que aquí enlistamos. Tu hígado disfrutará el hecho de no tener que procesar elementos tóxicos y transmitirá ese amor al resto de tu cuerpo mediante la reducción de la inflamación. Todos los datos que tenemos de personas que han perdido mucho peso y se han mantenido estables señalan que es importante aplicar un programa constante y flexible. Puedes cometer errores, pero siempre regresar al camino correcto si continúas en movimiento y das calmadas vueltas en U sin sobrecarga de equipaje emocional. Los tipos de alimentos que recomendamos siempre acudirán en tu ayuda incluso si das varias vueltas equivocadas.

Cuando llegues a una meseta, lo cual sucederá, tendrás tres opciones: eliminar unas cuantas calorías más de tu ingesta diaria, incrementar tu actividad física o solicitar ayuda adicional a tu médico si es apropiado. Pero recuerda que el propósito de bajar de peso es ganar salud, así que cuando alcances tu peso ideal y tu cuerpo ame la sensación, sólo mantén el curso.

Ejemplo de programa de alimentación

Ya te hemos dado todas las herramientas que necesitas para reprogramar tu cocina, tu cuerpo y los bioquímicos que impedirán que te sientas hambriento y que almacenes grasa. Ahora pondremos todo en acción al mostrarte una semana como ejemplo del funcionamiento de la dieta Tú. ¿Quieres un plan que no requiera esfuerzo mental alguno? Entonces sigue este programa y la lista de compras en la página 252.

Nota: Dado que todos tenemos necesidades calóricas distintas (según los genes, los rangos metabólicos, los niveles de actividad y otros factores), no indicamos aquí el tamaño de las porciones. Tu meta es comer la cantidad que te permita sentirte satisfecho, que es el nivel tres o cuatro en la escala de saciedad (consulta la página 179), y no sentirte más inflado que un pez globo. Para algunas personas, las porciones pueden ser un poco mayores que la porción regular. Para otras, puede ser un poco menores.

Domingo
Desayuno: *Omelette* de claras de huevo; jugo y café o té.
Bocadillo matutino: Vegetales rebanados con aderezo.
Almuerzo: Hamburguesa saludable con su guarnición.

Bocadillo vespertino: Yogurt con fruta.

Cena: Trucha con arroz pilaf integral.

Postre: 1 onza de chocolate oscuro con rebanadas de naranja.

Bebidas: Agua, café, té, según desees (consulta la lista más amplia de sugerencias).

Lunes

Desayuno: Licuado mágico para el desayuno.

Bocadillo matutino: Media onza de nueces.

Almuerzo: Ensalada de nueces, vegetales, hojas verdes y salmón/pavo/pollo.

Bocadillo vespertino: Yogurt con fruta.

Cena: Pizza de harina integral.

Postre: Palomitas caseras

Bebidas: Agua, café, té, según desees.

Martes

Desayuno: Cheerios con leche descremada; jugo y café o té.

Bocadillo matutino: Manzana.

Almuerzo: Taza de Sopa cosecha del jardín; arándanos, nueces y queso sobre verduras.

Bocadillo vespertino: Yogurt con fruta.

Cena: Pollo mediterráneo con tomate, aceitunas y frijoles blancos.

Postre: Manzana a la canela asada.

Bebidas: Agua, café, té, según desees.

Miércoles

Desayuno: Licuado mágico para el desayuno

Bocadillo matutino: 1 onza de nueces.

Almuerzo: Ensalada de nueces, vegetales, verduras y salmón/pavo/pollo.

Bocadillo vespertino: Yogurt con fruta.

Cena: Pasta real primavera provenzal.

Postre: Salsa de tomate y aguacate y pan pita tostado.

Bebidas: Agua, café, té, según desees.

Jueves

Desayuno: Cheerios con leche descremada; jugo y café o té.

Bocadillo matutino: Ciruelas.

Almuerzo: Taza de Sopa cosecha del jardín; arándanos, nueces y queso sobre hojas verdes.

Bocadillo vespertino: Vegetales rebanados en media pita de trigo integral.

Cena: Pollo al melocotón y habichuelas con almendras rebanadas.

Postre: 1 onza de chocolate oscuro con rebanadas de naranja.

Bebidas: Agua, café, té, según desees.

Viernes

Desayuno: Licuado mágico para el desayuno.

Bocadillo matutino: 1 onza de nueces.

Almuerzo: Ensalada de nueces, vegetales, verduras y salmón/pavo/pollo.

Bocadillo vespertino: Yogurt con fruta.

Cena: Envuelto de pavo en tortilla con papa roja cocida.

Postre: Palomitas caseras.

Bebidas: Agua, café, té, según desees.

Sábado

Desayuno: Cheerios con leche descremada; jugo y café o té.

Bocadillo matutino: Yogurt con fruta.

Almuerzo: Taza de Sopa cosecha del jardín; arándanos, nueces y queso sobre verduras.

Bocadillo vespertino: Vegetales rebanados con aderezo.

Cena: Trucha, róbalo o dorado a la parrilla con romero y limón; espárragos Rock.

Postre: Manzana a la canela asada.

Bebidas: Agua, café, té, según desees.

Tu lista de compras

Durante la primera semana comprarás más cosas que el resto de las semanas porque reunirás los ladrillos de tu nuevo refrigerador y alacena (incluso especias, aceites y otros ingredientes de larga duración). Creemos que vale la pena recorrer la tienda de adentro hacia afuera para que el calor y las bacterias tengan menos tiempo para afectar tus productos antes de que los lleves a casa. Esta lista incluye tanto los productos frescos como los ingredientes para las recetas en nuestro ejemplo de programación de alimentación de siete días (consulta la página 250 para dos personas). Puedes elaborar listas semanales o quincenales de compras para cualquiera de las recetas u opciones de bocadillos y para cualquier cantidad de personas (de una a 24) en la página *web* www.realage.com.

Productos básicos para la lista de compras

Para dos personas, una semana:

❖ La lista está subdividida en categorías para facilitarte las compras (granos, productos refrigerados, proteína, frutos secos y nueces, vegetales frescos).

❖ Una lista general de condimentos se incluye más adelante para lo que se refiere a aderezos, especias, aceites, necesarios para preparar las recetas. Es probable que ya tengas estos productos en tu alacena.

❖ Puedes sustituir el jugo de tomate o de arándano por jugo de naranja.

Pasillos interiores: granos

1 caja de cereal frío de avena (Cheerios)

1 paquete de galletas alemanas *wasa* 100 por ciento trigo integral o galletas alemanas *wasa* multigrano (búscalas sin azúcar, miel o miel de maíz alta en fructosa)

Una base preparada para pizza delgada de 12 pulgadas o de 10 onzas

1 caja de arroz integral de grano chico

1 caja de pasta Rigatoni o lingüini *cecco* integral

1 caja de avena cortada al acero

1 bolsa pequeña de Pitas 100 por ciento de trigo integral *Libanus*

1 bolsa de tortillas de harina 100 por ciento de trigo integral

Pasillos interiores: productos enlatados o en frasco

2 litros (8 tazas) de vegetales bajos en sales o consomé de pollo

1 lata (15 o 16 onzas) de habas

2 latas (cada una de 14½ onzas) de puré de tomate

1 lata de tomates enteros, molidos o rebanados

16 onzas de salsa de tomate (con aceite de oliva o de canola y menos de 4 gramos de azúcar por cada media taza)

1 frasco de aceitunas griegas, en mitades

1 frasco de aceitunas negras

1 lata de tomate deshidratado al sol o de tomates deshidratados picados (no en aceite)

2 latas de melocotones o mandarinas sin edulcorantes

1 lata pequeña de chiles jalapeños

1 frasco de maíz para palomitas (suficiente para preparar 8 tazas)

1 frasco de jugo de manzana o sidra (de preferencia orgánicos)

1 frasco de mantequilla de manzana (mantener en refrigeración)

1 frasco de mantequilla de cacahuate natural (sin grasas trans, sin azúcar adicional o fructosa)

Pasillos interiores: frutas secas y nueces

1 bolsa de nueces (al menos 8 onzas)

1 bolsa de avellanas (al menos 4 onzas)

1 bolsa de almendras (al menos 4 onzas)

1 bolsa de almendras rebanadas (al menos ¼ taza)

1 bolsa de arándanos (al menos ¾ de taza)

1 bolsa de melocotones secos

1 paquete de pistachos molidos (suficiente para 1 ½ cucharadas)

Condimentos / especias: cómpralos o asegúrate de tenerlos en tu alacena. Compra más según sea necesario

Aceite de oliva

Aceite de canola

Sal

Pimienta

Ajo fresco

Salsa de soya baja en sodio

Vinagre balsámico

Vinagre de vino

Jarabe de maple (busca alguna marca que no contenga miel de maíz alto en fructosa dentro de los primeros cuatro ingredientes de la lista)

Salsa marinara o alguna otra de tomate rojo

Mostaza dijon

Salsa de pimiento rojo picante

Aceite de canola en aerosol

Nuez moscada

Canela

Tu té o café favoritos

Barras de chocolate oscuro con al menos 70 por ciento de cacao o una bolsa pequeña de chispas de chocolate semidulces de cacao (no chocolate de leche y sin grasa de leche)

Productos refrigerados

½ galón de leche descremada o leche de soya baja en grasa fortificada con calcio y vitamina D

1 litro de 100 por ciento de jugo de naranja o toronja con pulpa, fortificado con calcio, magnesio y vitamina D

1 ½ tazas (6 onzas) de queso fresco o ranchero desmenuzado

6 huevos

1 bolsa de queso mozarella rallado y descremado (suficiente para 2 onzas)

8 vasos de yogur probiótico bajo en grasas de 4 onzas

Pollo / pavo / pescado

2 pechugas de pollo con hueso, sin piel

2 pechugas de pollo deshuesadas y sin piel en mitades (alrededor de 4 onzas)

12 onzas de salmón ahumado en rebanadas (o de carne blanca de pavo o de pollo)

8 onzas de filete de salmón sin piel (o de pechugas de pollo o pavo sin piel)

1 pescado entero (trucha, dorado o róbalo; alrededor de 4 onzas por porción)

Alimentos congelados

1 caja de croquetas de pollo con especias

1 bolsa de arándanos congelados y sin edulcorantes

1 bolsa de frambuesas congeladas y sin edulcorantes

1 recipiente pequeño de yogurt de vainilla congelado sin grasa o bajo en grasa

Pasillo de alimentos naturistas o tienda de alimentos naturistas

Proteína de soya

Ispágula

Linaza

Otros

1 botella de vino blanco

Área de frutas y verduras (cómpralas al final)

Bono: Si prefieres algunas frutas y vegetales en particular, compra las cantidades que desees y consúmelas como sustitutos o adiciones de tus recetas (en especial en temporada).

Tres bolsas de 10 onzas de ensalada mixta (romana clásica o alguna otra ensalada verde mixta)

10 tazas de lechugas tiernas y coliflor o coles de Bruselas

1 libra de vegetales rebanados y fritos (espárragos, brócoli, coliflor, champiñones, pimientos de varios colores, cebollas blanca y morada, calabacita)

Zanahorias, manzanas, brócoli o apio en paquete

2 libras de otros vegetales (a tu elección) para preparar salteados, mezclados en *omelettes,* y picar para ensaladas

5 manzanas pequeñas (jonagold o gala)

2 ciruelas pequeñas

3 tomates

1 manojo de zanahorias

1 manojo de plátanos

2 pimientos rojos

1 pimiento amarillo o naranja

1 col pequeña

1 taza de habichuelas delgadas

1 libra de espárragos

1 berenjena pequeña

3 chalotas

2 cabezas de ajo

3 cebollas amarillas medianas

1 cebolla morada

1 bolsa chica de cebollitas con rabo

1 chile ancho pequeño o pasilla

1 papa grande

1 manojo de perejil, albahaca, romero, tomillo, cebollín, orégano y perifollo

1 pieza de raíz de jengibre

1 limón

1 aguacate

1 canasta pequeña de frambuesas (si las hay; si no, sustituir por congeladas)

1 canasta pequeña de arándanos (si los hay; si no, sustituir por congelados)

La verdad integral

Ahora, tal parece que todos los productos están etiquetados como "integrales" esto o lo otro. Granos integrales, trigo integral, salud integral: es lo último en mercadotecnia alimenticia. ¿Por qué? Porque los fabricantes de alimentos saben que los granos integrales son, de hecho, uno de los ingredientes más saludables que puedes comer. Es cierto que cada vez más y más alimentos se preparan con ellos, pero eso no significa que todos se preparen de la misma manera. ¿Por qué? Porque esas palabras de la mercadotecnia no siempre presentan una imagen exacta de lo que contienen los alimentos.

Para descifrar todo este desorden necesitas comprender primero qué son los granos integrales y cómo funcionan. "Granos integrales" significa que el grano aún conserva sus tres elementos originales: la capa externa o afrecho, que contiene fibra y vitamina B; el germen, que contiene fitoquímicos y vitaminas B; y endospermo (¡qué nombre!), que contiene carbohidratos y proteína. La clave es que sean "integrales" y no "refinados", lo cual significa que se les quita la capa externa y el germen y sólo te comes el bien nombrado endospermo. En cambio, el grano integral debe estar intacto, lo cual significa que tú obtienes más fibra y

Para asegurarte de recibir los beneficios de salud y dietéticos de los granos y el trigo integrales, las etiquetas deben decir "100 por ciento granos integrales" o "100 por ciento trigo integral". Cualquier otra leyenda significa que el alimento también fue elaborado con harina enriquecida o refinada, que es menos benéfica. Recuerda evitar los productos con edulcorantes adicionales, como miel de maíz alta en fructosa o miel.

más micronutrientes que te protegen de las enfermedades. Estos granos integrales también son saludables para ti porque se absorben más lento que las harinas enriquecidas o blancas y, por tanto, elevan menos los niveles de glucosa e insulina. Así, te mantienes satisfecho durante más tiempo y tu digestión es más lenta. No todos los alimentos que presumen de contener granos integrales o trigo integral son las formas más saludables. Algunas palabras falsas que deberás revisar son:

Elaborado con: Tal vez tenga una pizca de granos enteros, pero al menos que esté elaborado por completo con granos enteros, no gozarás de todos los beneficios potenciales.

100 por ciento de trigo: Esto significa que puede tener algo de trigo, o mucho o nada de trigo "integral".

Multigrano: Esto no te indica nada acerca de si los granos son enteros o refinados. Incluso si el producto contiene 38 granos, no es tan benéfico si éstos son refinados.

Grano integral: Si la etiqueta no dice "100 por ciento grano integral", puede contener muchas mezclas. Las palabras malas que deberás buscar son: enriquecido, blanqueado, no blanqueado, semolina, trigo duro y harina de arroz.

Mezclas: "Mezcla de granos integrales" por lo regular significa que no tiene muchos granos integrales.

Buena fuente: Esto significa que el producto contiene ocho gramos de granos integrales por porción o 13.5 por ciento. No confundas granos integrales con fibra; ocho gramos de granos integrales puede contener menos de un gramo de fibra.

Excelente fuente: Significa que contiene 16 gramos por porción o un mínimo de 27 por ciento.

Apoya la salud del corazón: Cualquier alimento puede anunciar que "apoya" a un órgano. Lo que debes ver en la etiqueta es: "Puede reducir el riesgo de…" Esto significa que el alimento contiene ingredientes que a nivel clínico se ha probado que son efectivos para reducir el riesgo de, digamos, enfermedades cardiacas o colesterol alto, según el tipo de alimento de que se trate.

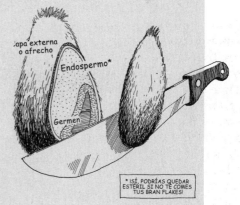

Capa externa o afrecho

Endospermo*

Germen

* ¡Sí, PODRÍAS QUEDAR ESTÉRIL SI NO TE COMES TUS BRAN FLAKES!

El ambiente perfecto para comer

Las investigaciones demuestran que tu ambiente puede jugar un papel importante para determinar cuánto comes. En términos específicos, mientras más cómodo y relajado te encuentres, más disminuirán tus inhibiciones. Si deseas generar un estado de ánimo para mantenerte saciado, haz de éste tu feng-shui para tu comedor:

❖ Elige luces brillantes en lugar de luces tenues.

❖ Elige una temperatura cálida en lugar del frío.

❖ Elige la conversación en lugar de la música o la televisión, lo cual puede distraerte y hacer que comas más.

Para cuando necesites el ajuste ante la comida rápida

Comprendemos cómo es esto. A veces necesitas el atajo más corto desde el alimento hasta tu barriga. A pesar de que la mayoría de las comidas rápidas son más destructivas que un acto vandálico a las cuatro de la mañana, aún puedes tomar algunas decisiones inteligentes en la fila de servicio en el automóvil. Algunas cosas que debes recordar son:

❖ Existen algunos platillos principales que pueden ser buenos para ti, pero debes ser cuidadoso. Algunas variaciones discretas en el nombre pueden establecer la diferencia entre que permanezcas esbelto o engordes.

❖ Evita las guarniciones y los postres a menos que te lo indiquemos más adelante. Están llenos de grasas malas y azúcares simples, y con frecuencia contienen más calorías que los platillos principales.

❖ Elige el aderezo bajo en calorías, no bajo en grasas. Los aderezos bajos en grasas contienen abundante miel de maíz alta en fructosa, la cual tiene muchas calorías y la fructosa engaña a tu cuerpo para que permanezcas hambriento.

❖ No desayunes en restaurantes de comida rápida. No pudimos encontrar opciones saludables ni menús para desayunos.

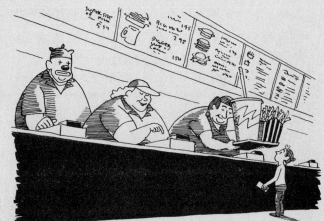

Cuando la vida te saca de tu cocina, éstas son tus mejores opciones en los siguientes lugares, los cuales ofrecen algunas alternativas decentes:

	Platillos principales*	Mejor aderezo para ensalada	Mejores guarniciones
Wendy's	Ensalada Mandarin Chicken con almendras asadas (pero sin los fideos crujientes).	Aderezo Creamy Ranch reducido en grasa.	Papa al horno sin aderezo (pídela con salsa marinara), copa de mandarinas, ensalada César para acompañar (sin crutones), chili.
McDonald's	Ensalada de fruta y nuez Ensalada César con pollo a la plancha.	Aderezo Newman's own Cobb.	Fruta con yogurt.
Burger King	Hamburguesa vegetariana (sin queso). Sándwich de pollo a la plancha (sin salsa).	Aderezo italiano light.	Ensalada del jardín.
Taco Bell	Taco de harina blanda y pollo picante.	Lleva el tuyo.	Ninguno hasta este momento.
Arby's	Filete de pechuga de pollo Arby's.	Vinagreta de frambuesa.	Ninguno hasta este momento.
Domino's Pizza	Pizza con pimiento, verde, cebollas y champiñones con base delgada y crujiente.	Lleva el tuyo.	Ninguna hasta este momento.

*Siempre solicita que el pan sea de trigo integral. Si no hay, considera desechar el pan y comerte la carne con cuchillo y tenedor.

Trucos de restaurantes

Salir a comer puede ser una gran experiencia para todos, excepto para tus tripas. Con porciones el tamaño del monte Rushmore y desastres dietéticos en cada plato, canasta y cucharada, los restaurantes son lugares muy peligrosos. A pesar de que siempre debes seguir nuestras indicaciones para comer bien (alimentos para tu cintura en nuestra hoja de referencia), también debes saber que muchos de los errores dietéticos se cometen entre los primeros y los últimos diez minutos de la experiencia en un restaurante. Algunos consejos para sustentar tu decisión de comer de la manera correcta son:

❖ Regresa la canasta de pan y pregunta si, a cambio, pueden darte una taza de vegetales crudos. (Hazlo unas cuatro veces en un periodo de tres semanas. Hemos descubierto que, pronto, la mayoría de los buenos restaurantes recuerdan el trueque y en automático hacen el cambio cada vez que llegas; si te ven al menos una vez por semana.)

❖ Pide el aceite y el vinagre en recipientes separados cuando te sirvan la ensalada. Agrega tú mismo un poco de aceite y vinagre a tu ensalada porque, si confías en que lo haga el mesero o el chef, puedes ganar un aumento de 400 calorías o más por cada ensalada de guarnición que te comas.

❖ Pide que sustituyan la papa o el arroz por vegetales salteados.

❖ Si vas a comer postre, ordena uno para compartir y sólo prueba algunos bocados.

❖ Como guía rápida, utiliza este cuadro para tomar decisiones inteligentes sobre la comida:

Menú	Ordena	Evita
Americano	Ensalada con aceite y vinagre; hamburguesa vegetariana; pollo a la parrilla; cualquier vegetal cocido y sazonado o salteado con cebollas y ajo; papa al horno con salsa marinara.	Hamburguesas, queso fundido y cualquier cosa frita.
Italiano	Vegetales salteados, ensalada, ensalada de mariscos, pescado con aceite de oliva, pasta de trigo integral en pequeñas cantidades con salsa marinara.	Calamar y zucchini frito, hongos rellenos, fetuchini Alfredo, cualquier cosa con pan, y pizzas con ingredientes de carne y extra queso.

Menú	Ordena	Evita
Árabe	Hummus (garbanzos), tahini (pasta de sésamo), tabbouleh (ensalada de cilantro), sopa de frijoles, lentejas.	Pasta hojaldrada, albóndigas, las comidas fritas o empanizadas.
Asiático	Ensalada de algas; vegetales marinos; sopa miso; edamame; sashimi; cualquier vegetal que no esté frito con bok choy, tallos de bambú, habichuelas salteadas, habichuelas con chícharos y castañas sin manteca; pollo a la parrilla; rollos primavera frescos; pollo o vegetales moo shu; berenjena con especias; tofu (no frito); pescado al vapor; sopa de pollo; pollo al vino.	Tempura; fideos (la mayoría tienen abundantes grasas saturadas); arroz blanco; cualquier cosa descrita como "frita" o "crujiente", incluso el arroz frito; pollo Tso; fideos fritos y rollos fritos de huevo; platillos con pepinillos; platillos con demasiada salsa de soya; platillos con huevo como los foo yong; sopas saladas y glutamato monosódico en platillos para personas menores de catorce años de edad o mujeres embarazadas.
Mexicano	Fajitas, frijoles negros, frijoles negros refritos guisados sin manteca, guacamole como condimento, arroz integral, jícama, pescado o pollo a la parrilla, ceviche, aguacates, enchiladas de pollo sin queso, arroz con pollo (pide arroz integral), camarones.	Harina frita o alimentos de maíz como las tortillas; cubiertas para tacos; crema agria; queso; quesadillas; chalupas; nachos; carne molida de res o de puerco.

Alimentos preparados

A veces es más fácil buscar comida en el refrigerador que sacar las ollas, incluso cuando cuentas con recetas de primer nivel para paladares exigentes. Está bien. Muchas opciones de alimentos preparados están disponibles para sustituir algunos de tus almuerzos o cenas, si es más sencillo para ti. Aun así deberás seguir las indicaciones que te hemos dado (revisa las etiquetas para evitar altos niveles de ingredientes destructores de tu cintura, como más de cuatro gramos de azúcar, grasas saturadas o grasas trans por porción). Éstas son algunas de las opciones que recomendamos:

Sopas:

Revisa la cantidad de sodio para asegurarte de que sea menos de 400 miligramos por porción. Evita las sopas de fideos pues pueden haber sido preparadas con grasas saturadas o trans.

   Seca: Sopa de municiones *Knorr*
   Enlatada: Sopa Caldo tlalpeño *Campbell's*

Bocadillos:

   Queso bajo en calorías: Palitos de queso *mozzarella* descremado

Comidas:

Revisa las etiquetas para asegurarte de que la comida es baja en grasas saturadas o trans.

Guía de solución de problemas de la dieta Tú

Si tú...	Entonces...
Comes algo que no debes	No te preocupes, pero no sigas comiendo. Utiliza alguna de las técnicas de la vuelta en U (un estiramiento, una técnica de meditación o pasa tu lengua por tus labios) para reenfocarte y que no conviertas un error en un atasque que termine con el buffet.
Te atoras en la pérdida de talla de cintura/peso	Comenta con tu médico la posibilidad de utilizar algún medicamento para ayudarte a superar la meseta y poder bajar más de peso y de medida de cintura (consulta la página 313 en el apéndice A).

Si tú...	Entonces...
No puedes encontrar un compañero de apoyo	Si no puedes chantajear a algún compañero con todos los beneficios que también recibirá (también aprenderá sobre las soluciones elegantes que podría aplicar a su propia vida), entonces conoce a alguien en www.realage.com.
Tienes una familia que decide ir al buffet hoy por la noche	Antes de marcharte come una taza de sopa, un puñado de nueces y un vaso de agua. Eso te llenará antes de comer y así comerás de manera sensible y automática. Limítate sólo a un viaje con un plato de 7 o 9 pulgadas y llénalo con porciones de un solo nivel.
Te duelen los pies y se te dificulta caminar	Deja de caminar y busca alguna actividad alternativa, como andar en bicicleta o nadar. Consulta a un podiatra para que diagnostique tu molestia.
Viajas todo el tiempo y tienes que comer en el camino	Come más bocadillos en lugar de comidas completas. Viaja con bocadillos fáciles de transportar en bolsas de plástico, como nueces, manzanas o zanahorias rebanadas para combatir los momentos álgidos de hambre.
Te diagnostican una enfermedad grave	No siempre es buen momento para bajar de peso cuando estás enfermo, pero sí es el momento ideal para poner a la comida de tu lado. Pero si te recetan un medicamento que pueda hacer más lento el proceso de bajar de peso (como los betabloqueadores), comenta con tu médico alguna estrategia más agresiva para adelgazar que sea adecuada para tu padecimiento, ya que la pérdida de peso subsecuente es más difícil.
Podrías sufrir alergia a algún alimento (por ejemplo, síndrome de colon irritable o letargo inexplicable)	Haz la dieta de eliminación descrita en la página 96.

Las recetas de la dieta Tú

Bebidas Tú

Licuado de proteínas con piña y plátano

2 porciones ❖ *207 calorías por porción*

1 plátano grande y maduro

½ taza de leche de soya baja en grasa (1 por ciento)

1 lata (4 onzas) de piña en trozos en su jugo, sin drenar

½ taza de nieve de piña baja en azúcar

1 cucharada de proteína de soya en polvo (8 gramos de proteína)

Pela el plátano y córtalo en trozos. Combina todos los ingredientes en la licuadora. Tápala. Licua hasta que quede uniforme.

¿Qué contiene para ti?	
Grasa total	2 g
Grasa saturada	0.8 g
Grasas saludables	1.1 g
Fibra	2.1 g
Carbohidratos	38 g
Azúcar	17 g
Proteína	11 g
Sodio	31 mg
Calcio	39 mg
Magnesio	40 mg
Selenio	1 mcg
Potasio	428 mg

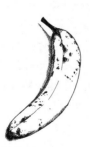

Licuado mágico para el desayuno

2 porciones ❖ 136 calorías por porción

½ plátano maduro grande
    (o alguna otra fruta a tu elección)
⅓ taza de proteína de soya
½ cucharada de aceite de linaza
¼ taza de arándanos congelados
½ cucharada de jugo concentrado de manzana o miel
1 cucharadita de cascarilla de semilla de ispágula
8 onzas de agua

Pela el plátano y córtalo en trozos. Combina todos los ingredientes en una licuadora.

Opcional: Agrega algunos cubos de hielo así como vitaminas en polvo. Tápala. Licua hasta que quede uniforme.

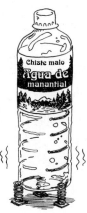

¿Qué contiene para ti?	
Grasa total	2.6 g
Grasa saturada	0.3 g
Grasas saludables	2.4 g
Fibra	6.3 g
Carbohidratos	16.8 g
Azúcar	11.1 g
Proteína	29 g
Sodio	380 mg
Calcio	93.5 mg
Magnesio	33.1 mg
Selenio	1.8 mcg
Potasio	195 mg

Sopas Tú

Sopa cosecha del jardín

10 porciones (alrededor de una taza cada una) ❖ 176 calorías por porción

1 cucharada de aceite de oliva

1 cebolla mediana, picada

1 zanahoria, picada

4 dientes de ajo en rebanadas finas

1 pimiento rojo, picado

2 litros (8 tazas) de consomé de vegetales, o de pollo bajo en sal

1 lata (28 onzas) de tomates enteros, en trozos o molidos,
  sin drenar

2 tazas de agua

1 col pequeña en rebanadas finas

½ cucharadita de salsa de pimiento rojo picante (opcional)

Sal y pimienta negra fresca, molida (opcional)

Decoración opcional: cilantro o perejil fresco, picado

Calienta una olla grande a fuego de medio a alto. Agrega el aceite y después la cebolla; fríe la cebolla durante cinco minutos y muévela. Agrega la zanahoria, el ajo y el pimiento; fríe hasta que estén suaves. Agrega el consomé, los tomates, el agua y la col; mantenla sin hervir y sin tapa durante 20 minutos. Sazona a tu gusto con salsa picante, sal y pimienta, si lo deseas. Decora con perejil o cilantro si lo deseas.

¿Qué contiene para ti?	
Grasa total	4 g
Grasa saturada	0.8 g
Grasas saludables	2.85 g
Fibra	3.6 g
Carbohidratos	15.9 g
Azúcar	4.6 g
Proteína	7.1 g
Sodio	374 mg
Calcio	73 mg
Magnesio	35 mg
Selenio	5.6 mcg
Potasio	631 mg

Gazpacho genial de Lisa

4 porciones (alrededor de una taza cada una) ❖ 120 calorías por porción

1 lata (28 onzas) de tomates enteros, en trozos o molidos, sin drenar

1 taza de jugo de tomate

1 taza de pimientos rojos o naranjas en cuadritos

1 taza de pepino sin pelar en cuadritos

¼ de taza de cebolla morada, picada

2 cebollitas verdes, picadas

1 manojo de hojas de cilantro, picadas

3 cucharadas de vinagre de vino tinto o vinagre de manzana

3 cucharadas de aceite de oliva extra-virgen de primera extracción

2 chorritos (o al gusto) de salsa picante

2 dientes de ajo, molidos

Sal y pimienta negra fresca, molida (opcional)

Decoración opcional: perejil fresco picado, aguacate en cuadritos

Coloca todos los ingredientes, excepto la sal, la pimienta y los ingredientes de decoración, en un recipiente grande y combínalos. Separa la mitad y lícuala hasta convertirla en puré en una licuadora o procesador de alimentos y devuélvela al recipiente; mezcla bien. Sazona a tu gusto con sal y pimienta si lo deseas. Refrigera durante al menos dos horas y no más de ocho antes de servir. Decora a tu gusto.

¿Qué contiene para ti?	
Grasa total	12.1 g
Grasa saturada	1.8 g
Grasas saludables	10.2 g
Fibra	4.6 g
Carbohidratos	19.2 g
Azúcar	5.2 g
Proteína	4.4 g
Sodio	207 mg
Calcio	74 mg
Magnesio	53 mg
Selenio	0.9 mcg
Potasio	780 mg

Sopa de vegetales y lentejas con especias

10 porciones (alrededor de una taza cada una) ❖ 94 calorías por porción

1 cucharada de aceite de oliva

1 cebolla mediana, picada

1 zanahoria, picada

1 pimiento rojo, picado

5 dientes de ajo, en rebanadas

2 litros (8 tazas) de agua

1 taza de lentejas secas

1 lata (28 onzas) de tomates enteros, en trozos o molidos,
    sin drenar

2 hojas de laurel

2 cucharadas de vinagre balsámico

Sal y pimienta negra fresca, molida (opcional)

Calienta el aceite en una olla a fuego de medio a alto. Agrega la cebolla; cocina durante 5 minutos y muévela. Agrega la zanahoria, el pimiento y el ajo; cocina durante 3 minutos. Agrega el resto de los ingredientes excepto la sal y la pimienta; deja hervir a fuego alto. Baja la flama y deja al fuego, sin tapa, de 18 a 20 minutos más o hasta que las lentejas y los vegetales estén suaves. Sazona al gusto con sal y pimienta si lo deseas. Retira las hojas de laurel al servir.

¿Qué contiene para ti?	
Grasa total	1.6 g
Grasa saturada	0.2 g
Grasas saludables	1.4 g
Fibra	2.8 g
Carbohidratos	8 g
Azúcar	1.6 g
Proteína	1.9 g
Sodio	82 mg
Calcio	26 mg
Magnesio	16 mg
Selenio	0.6 mcg
Potasio	228 mg

Delicia de dos cebollas

8 porciones (alrededor de una taza cada una) ❖ 129 calorías por porción

1 cucharada de aceite de oliva

2 cebollas en rebanadas

2 chalotas en rebanadas

1 cebollita con rabo (sólo la parte blanca y verde claro) en rebanadas

2 litros (8 tazas) de consomé de pollo bajo en sales

Sal y pimienta negra fresca, molida (opcional)

½ taza de queso suizo bajo en grasas, desmenuzado

1 manojo de cebollín finamente picado

Calienta el aceite en una olla grande a fuego de medio a alto. Agrega las cebollas; cocina 5 minutos y muévelas. Agrega las chalotas y la cebollita; cocina hasta que tomen un color dorado, alrededor de 5 minutos. Agrega el consomé, y calienta sin hervir y sin tapa durante 15 minutos. Sazona a tu gusto con sal y pimienta si lo deseas. Sirve en platos no muy hondos y decora con el queso y el cebollín.

¿Qué contiene para ti?	
Grasa total	5 g
Grasa saturada	1.2 g
Grasas saludables	3.4 g
Fibra	0.3 g
Carbohidratos	12.3 g
Azúcar	5.7 g
Proteína	8.5 g
Sodio	385 mg
Calcio	84 mg
Magnesio	16 mg
Selenio	6.4 mcg
Potasio	321 mg

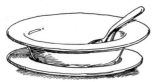

Sopa de chícharos secos en curry

8 porciones (alrededor de una taza cada una) ❖ 155 calorías por porción

1 cucharada de aceite de oliva

1 cebolla picada

1 zanahoria picada

4 dientes de ajo, en rebanadas

1 litro (4 tazas) de consomé de vegetales o de pollo bajo en sales

1 litro (4 tazas) de agua

1 taza de chícharos secos en mitades

1 cucharadita de polvo de curry

1 cucharadita de comino

½ manojo de perejil picado

Calienta el aceite en una olla grande a fuego de medio a alto. Agrega la cebolla; cocina durante 5 minutos y muévela. Agrega las zanahorias y el ajo, cocina hasta que estén suaves, alrededor de 5 minutos. Agrega el resto de los ingredientes excepto el perejil; deja hervir. Baja la flama; deja que se cocine sin hervir y sin tapa durante 30 minutos o hasta que los chícharos estén suaves. Sirve en platos no muy hondos; decora con perejil.

¿Qué contiene para ti?	
Grasa total	3.6 g
Grasa saturada	0.7 g
Grasas saludables	2.7 g
Fibra	6.8 g
Carbohidratos	22 g
Azúcar	5.1 g
Proteína	9.5 g
Sodio	183 mg
Calcio	30.8 mg
Magnesio	38 mg
Selenio	3.4 mcg
Potasio	432 mg

Sopa rápida de frijol negro

8 porciones (alrededor de 1 ¼ taza cada una) ❖ 445 calorías por porción

1 cucharada de aceite de oliva

1 cebolla picada

3 dientes de ajo, rebanados

1 zanahoria picada

2 ramas de apio picadas

2 litros (8 tazas) de consomé de vegetales bajo en sales

2 latas (15 onzas) de frijoles negros, enjuagados y drenados

1 cucharadita de cilantro seco

¼ cucharadita de pimienta de cayena

1 cucharada de vinagre balsámico

1 manojo de hojas de cilantro, picadas

Calienta el aceite en una olla grande a fuego de medio a alto. Agrega la cebolla; cocina durante 5 minutos y muévela. Agrega el ajo, la zanahoria y el apio; cocina hasta que estén suaves, alrededor de 5 minutos. Agrega el consomé, los frijoles, el cilantro seco y la pimienta de cayena; calienta sin hervir y sin tapa durante 10 minutos. Agrega el vinagre. Pásala a una licuadora o procesador de alimentos y muele hasta obtener la consistencia deseada. Calienta de nuevo si es necesario. Sirve en platos no muy hondos y decora con el cilantro.

¿Qué contiene para ti?	
Grasa total	6 g
Grasa saturada	1.4 g
Grasas saludables	2.8 g
Fibra	15.3 g
Carbohidratos	71.8 g
Azúcar	7.4 g
Proteína	27.4 g
Sodio	360 mg
Calcio	139 mg
Magnesio	180 mg
Selenio	1 mcg
Potasio	1,771 mg

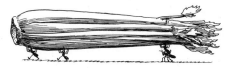

Sopa de chícharos a la menta fresca

8 porciones (alrededor de una taza cada una) ❖ 157 calorías por porción

1 cucharada de aceite de oliva

1 cebolla picada

1 zanahoria picada

2 dientes de ajo molidos

2 tazas de chícharos frescos o congelados

2 litros (8 tazas) de consomé de vegetales bajo en sales

1 taza de yogurt descremado y bajo en grasa

Sal y pimienta negra fresca, molida (opcional)

1 manojo pequeño de hojas de menta, picadas

Calienta el aceite en una olla grande a fuego de medio a alto. Agrega la cebolla; cocina durante 5 minutos y muévela. Agrega el ajo y la zanahoria; cocina hasta que estén suaves, alrededor de 5 minutos. Agrega los chícharos y el consomé; calienta sin hervir y sin tapa durante 20 minutos. Pásala a una licuadora o procesador de alimentos y agrega el yogurt; licua hasta que adquiera consistencia suave, como de puré. Sazona con sal y pimienta al gusto si lo deseas. Calienta de nuevo si es necesario; sirve en platos no muy hondos y decora con las hojas de menta.

¿Qué contiene para ti?	
Grasa total	4.8 g
Grasa saturada	1.1 g
Grasas saludables	3.5 g
Fibra	2.3 g
Carbohidratos	18.2 g
Azúcar	9.5 g
Proteína	10 g
Sodio	376 mg
Calcio	84 mg
Magnesio	30.3 mg
Selenio	7.3 mcg
Potasio	466 mg

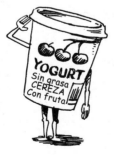

Ensaladas TÚ

Ensalada japonesa de jengibre con semillas de calabaza y germen

8 porciones ❖ 230 calorías por porción

Ingredientes para el aderezo

½ taza de aceite de oliva de primera extracción

½ taza de vinagre de arroz

1 cebolla dulce pequeña, en trozos

1 zanahoria grande picada

1 cucharada de jugo de naranja

1 cucharada de jengibre fresco, desmenuzado

¼ cucharadita de salsa de soya

Sal y pimienta negra fresca, molida (opcional)

Ingredientes para la ensalada

2 lechugas romanas grandes, trozadas

½ taza de germen de frijol

¼ taza de semillas de calabaza

Combina todos los ingredientes del aderezo excepto la sal y la pimienta en una licuadora o procesador de alimentos y licua hasta que tengan consistencia de puré suave. Sazona a tu gusto con sal y pimienta si lo deseas. Mezcla la lechuga con el aderezo; coloca el germen y las semillas arriba.

¿Qué contiene para ti?	
Grasa total	22 g
Grasas saludables	12.1 g
Fibra	6 g
Carbohidratos	16.8 g
Azúcar	4 g
Proteína	6.4 g
Sodio	53 mg
Calcio	79 mg
Magnesio	74 mg
Selenio	2 mcg
Potasio	499 mg

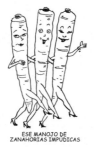

ESE MANOJO DE
ZANAHORIAS IMPÚDICAS

Ensalada de espinaca y nueces persas con cítricos

2 porciones ❖ 246 calorías por porción

Ingredientes para el aderezo

1 cucharada de aceite de oliva

1 cucharada de vinagre de vino blanco

1 cucharadita de miel

1 pizca de pimienta de cayena

Sal y pimienta negra fresca, molida (opcional)

Ingredientes para la ensalada

1 espinaca grande, lavada y en trozos

¼ taza de nuez Pecán en mitades, crudas o tostadas (ten cuidado con la alarma del detector de incendios si haces esto como el doctor Mike y respondes el teléfono cuando suena y olvidas lo que se tuesta en la sartén)

½ naranja, cortada en segmentos

½ toronja, cortada en segmentos

2 cebollitas verdes picadas

Combina el aceite, el vinagre, la miel y la pimienta de cayena; mezcla bien. Sazona a tu gusto con sal y pimienta si lo deseas. Mezcla la espinaca con el aderezo y las nueces. Coloca los trozos de naranja y toronja hasta arriba y decora con las cebollitas verdes.

¿Qué contiene para ti?	
Grasa total	17 g
Grasa saturada	1.9 g
Grasas saludables	14.4 g
Fibra	6.8 g
Carbohidratos	21 g
Azúcar	7.6 g
Proteína	8 g
Sodio	138 mg
Calcio	218 mg
Magnesio	169 mg
Selenio	3.6 mcg
Potasio	1,203 mg

Arándanos, nueces y queso en trozo sobre lechuga

2 porciones ❖ 304 calorías por porción

Ingredientes para el aderezo

1 cucharada de aceite de oliva

1 cucharada de aceite balsámico

½ cucharadita de mostaza Dijon

1 diente de ajo, picado

¼ cucharadita de salsa de soya

Sal y pimienta negra fresca, molida

Ingredientes de la ensalada

3 tazas de mezcla de lechugas verdes

¼ de taza de arándanos secos

¼ de taza de nueces, peladas y tostadas

½ taza de queso fresco

Combina el aceite, el vinagre, la mostaza y la salsa soya; mezcla bien. Sazona con sal y pimienta al gusto. Baña la lechuga con el aderezo, los arándanos y las nueces. Sirve en el plato y decora con el queso.

¿Qué contiene para ti?	
Grasa total	22.7 g
Grasa saturada	6 g
Grasas saludables	15.6 g
Fibra	4.7 g
Carbohidratos	19.6 g
Azúcar	11.9 g
Proteína	10 g
Sodio	183 mg
Calcio	146 mg
Magnesio	57 mg
Selenio	3 mcg
Potasio	391 mg

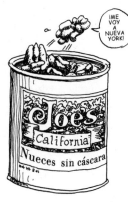

Ensalada de rúcula, sandía y queso feta

2 porciones ❖ 190 calorías por porción

Ingredientes para el aderezo

1 cucharada de aceite de oliva

1 cucharada de vinagre balsámico

1 chalota pequeña, picada

Sal y pimienta negra fresca, molida (opcional)

Ingredientes para la ensalada

1 manojo grande de rúcula (3 tazas de la empacada), lavada y seca

1 taza de sandía sin semillas y en cuadritos

½ taza de queso feta bajo en grasa, desmenuzado

Combina el aceite, el vinagre y la chalota; mezcla bien. Sazona al gusto con sal y pimienta si lo deseas; deja reposar durante 5 minutos. Coloca la rúcula en dos platos. Coloca la sandía y el queso sobre la rúcula; báñalos con el aderezo.

¿Qué contiene para ti?	
Grasa total	13.3 g
Grasa saturada	5.3 g
Grasas saludables	7.3 g
Fibra	1.1 g
Carbohidratos	13 g
Azúcar	6.9 g
Proteína	6.4 g
Sodio	334 mg
Calcio	235 mg
Magnesio	41.8 mg
Selenio	5 mcg
Potasio	377 mg

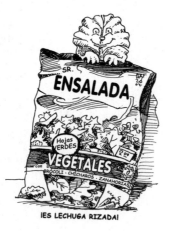

SR. ENSALADA

Hojas VERDES

VEGETALES

con BRÓCOLI · CHÍCHAROS · ZANAHORIAS

¡ES LECHUGA RIZADA!

Ensalada griega de queso feta con pimientos y aceitunas

2 porciones ❖ *305 calorías por porción*

Ingredientes para el aderezo

1 cucharada de aceite de oliva de primera extracción

1 cucharada de vinagre de vino tinto

1 cucharada de jugo de limón

½ cucharadita de orégano seco

1 diente de ajo, molido

½ cucharadita de miel

Sal y pimienta negra fresca, molida (opcional)

Ingredientes para la ensalada

1 lechuga romana en trozos

1 tomate en trozos

4 pimientos dulces

1 pepino pequeño, en rebanadas

½ taza de queso feta bajo en grasa, desmenuzado

Hierbas aromáticas frescas de la estación, picadas

½ pimiento verde, en rebanadas

8 aceitunas griegas

Combina todos los ingredientes para el aderezo, excepto la sal y la pimienta; mezcla bien. Sazona a tu gusto con sal y pimienta si lo deseas. Deja marinar 5 minutos. Combina todos los ingredientes para la ensalada en un recipiente grande; mezcla con el aderezo.

¿Qué contiene para ti?	
Grasa total	16 g
Grasa saturada	5.7 g
Grasas saludables	9.6 g
Fibra	10.9 g
Carbohidratos	35.8 g
Azúcar	17.9 g
Proteína	12 g
Sodio	510 mg
Calcio	324 mg
Magnesio	108 mg
Selenio	619 mcg
Potasio	1,593 mg

Ensalada de pastor turco

2 porciones ❖ 153 calorías por porción

1 pepino pequeño

1 tomate

1 cebolla dulce pequeña

1 cucharadita de aceite de oliva de primera extracción

1 cucharada de vinagre de vino tinto

Sal y pimienta negra fresca, molida (opcional)

½ taza de queso feta bajo en grasa, desmenuzado

Corta el pepino, el tomate y la cebolla; pásalos a un recipiente. Agrega el aceite y el vinagre; mezcla bien. Sazona a tu gusto con sal y pimienta si lo deseas. Sirve en platos y agrega el queso.

¿Qué contiene para ti?	
Grasa total	8.6 g
Grasa saturada	4.6 g
Grasas saludables	3.6 g
Fibra	2.2 g
Carbohidratos	14.7 g
Azúcar	9 g
Proteína	6.1 g
Sodio	329 mg
Calcio	186 mg
Magnesio	39 mg
Selenio	5.1 mcg
Potasio	479 mg

Ensalada Oriente Express con cacahuates picados

2 porciones ❖ 200 calorías por porción

Ingredientes para el aderezo

1 cucharada de aceite de oliva de primera extracción

2 cucharadas de jugo de naranja

1 cucharada de vinagre de vino de arroz

1 cucharadita de jengibre fresco, desmenuzado

1 cucharadita de salsa de soya

½ cucharadita de aceite de ajonjolí tostado

Sal y pimienta negra fresca, molida (opcional)

Ingredientes para la ensalada

2 lechugas romanas pequeñas

1 pepino pequeño, en rebanadas

1 manojo pequeño de cilantro, picado

1 zanahoria rallada

2 cucharadas de cacahuates picados

2 cebollitas verdes, picadas

Combina todos los ingredientes para el aderezo, excepto la sal y la pimienta; mezcla bien. Sazona al gusto con sal y pimienta. Mezcla la lechuga, el pepino, el cilantro y la zanahoria con el aderezo. Sirve. Coloca los cacahuates y las cebollitas arriba.

¿Qué contiene para ti?	
Grasa total	13.1 g
Grasa saturada	1.8 g
Grasas saludables	10.6 g
Fibra	5.1 g
Carbohidratos	17.7 g
Azúcar	7.9 g
Proteína	7.1 g
Sodio	458 mg
Calcio	121 mg
Magnesio	72 mg
Selenio	2.3 mcg
Potasio	936 mg

Ensalada mediterránea de coliflor

4 porciones ❖ 94 calorías por porción

1 coliflor cocida durante 5 minutos

1 lata pequeña de anchoas, drenadas y picadas (opcional)

1 cucharada de alcaparras, drenadas

2 cucharadas de jugo de limón fresco

1 cucharada de aceite de oliva

1 diente de ajo, prensado o molido

1 cucharada de orégano fresco y picado o 1 cucharadita
   de orégano seco

Escurre la coliflor y córtala en secciones pequeñas. Combina la coliflor, las anchoas (si lo deseas) y las alcaparras en un recipiente mediano. Agrega los ingredientes restantes y mézclalos.

¿Qué contiene para ti?	
Grasa total	4.6 g
Grasa saturada	0.7 g
Grasas saludables	3.7 g
Fibra	3.8 g
Carbohidratos	8.8 g
Azúcar	3.7 g
Proteína	6.2 g
Sodio	519 mg
Calcio	63 mg
Magnesio	31 mg
Selenio	8.7 mcg
Potasio	514 mg

Ensalada de remolacha dulce y gorgonzola

4 porciones ❖ 106 calorías por porción

6 remolachas medianas, en trozos

1 cucharada de aceite de oliva de primera extracción

1 cucharada de vinagre balsámico

1 cucharadita de miel

1 diente de ajo, prensado o molido

½ cucharadita de salsa de soya

½ manojo de cebollines, picados

2 cucharadas de queso gorgonzola desmenuzado

En una olla grande, cuece las remolachas en agua hasta que estén suaves, pero sin perder la firmeza, alrededor de 30 minutos. Escúrrelos, enfríalos y pélalos. Mientras tanto, combina el aceite, el vinagre, la miel, el ajo y la salsa de soya en un recipiente mediano. Corta las remolachas en cuadritos grandes y colócalos en el recipiente. Mézclalos con el aderezo y los cebollines. Sirve en platos y decora con el queso.

¿Qué contiene para ti?	
Grasa total	4.8 g
Grasa saturada	1.3 g
Grasas saludables	3.3 g
Fibra	3.5 g
Carbohidratos	13.7 g
Azúcar	9.8 g
Proteína	3.1 g
Sodio	239 mg
Calcio	45 mg
Magnesio	31 mg
Selenio	1.6 mcg
Potasio	424 mg

Ensalada de palmitos con tomate y champiñones

2 porciones ❖ 132 calorías por porción

1 lata (16 onzas) de palmitos, drenados

1 tomate picado

1 chalota picada

6 champiñones rebanados

1 manojo pequeño de perejil, picado

2 cucharadas de vinagre de vino tinto

1 cucharada de aceite de oliva

Sal y pimienta negra fresca, molida (opcional)

Corta los palmitos a lo largo y colócalos en un plato. Combina los ingredientes restantes, excepto la sal y la pimienta; mezcla bien. Sazona a tu gusto con sal y pimienta si lo deseas. Baña los palmitos con el aderezo.

¿Qué contiene para ti?	
Grasa total	8 g
Grasa saturada	1.2 g
Grasas saludables	6.2 g
Fibra	5 g
Carbohidratos	12.2 g
Azúcar	2.6 g
Proteína	6.2 g
Sodio	632 mg
Calcio	102 mg
Magnesio	72 mg
Selenio	6 mcg
Potasio	632 mg

Ensalada de zanahoria, pasas y yogurt

2 porciones ❖ 193 calorías por porción

4 zanahorias ralladas

1 manojo pequeño de cilantro, picado

1 taza de yogurt bajo en grasa

¼ taza de pasas de Corinto o doradas secas

1 diente de ajo molido

1 cucharadita de jugo de limón

1 chorrito de salsa inglesa

Sal y pimienta negra fresca, molida (opcional)

Combina todos los ingredientes, excepto la sal y la pimienta, en un recipiente; mezcla bien. Sazona al gusto con sal y pimienta si lo deseas.

¿Qué contiene para ti?	
Grasa total	4.5 g
Grasa saturada	2.7 g
Grasas saludables	1.4 g
Fibra	5.1 g
Carbohidratos	35 g
Azúcar	23 g
Proteína	6.5 g
Sodio	166 mg
Calcio	2.5 mg
Magnesio	41 mg
Selenio	3.3 mcg
Potasio	850 mg

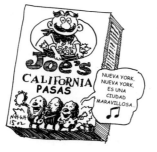

Ensalada de ajonjolí y pepino

2 porciones ❖ 187 calorías por porción

1 cucharada de vinagre de vino de arroz

1 cucharadita de aceite de oliva

½ cucharadita de aceite de sésamo tostado

1 pizca de pimienta de cayena

2 pepinos, en rebanadas finas

½ manojo de cebollines, molidos

1 cucharadita de semillas de ajonjolí

Combina el vinagre, el aceite de oliva, el aceite de sésamo, la salsa de soya y la pimienta de cayena en un recipiente mediano; mezcla bien. Agrega los pepinos, los cebollines y el ajonjolí; mezcla bien.

¿Qué contiene para ti?	
Grasa total	6.8 g
Grasa saturada	1 g
Grasas saludables	5.3 g
Fibra	3.2 g
Carbohidratos	29 g
Azúcar	8.2 g
Proteína	6.2 g
Sodio	180 mg
Calcio	90 mg
Magnesio	85 mg
Selenio	18.1 mcg
Potasio	750 mg

Comidas TÚ

Salmón asiático con pilaf de arroz integral

4 porciones ❖ 674 calorías por porción

Ingredientes para el arroz integral

1 cucharada de aceite de oliva

½ cebolla, picada

½ pimiento rojo, picado

2 tazas de agua

1 taza de arroz integral de grano corto

¼ taza de perejil, picado fino

Sal y pimienta negra fresca, molida (opcional)

Ingredientes para el salmón

4 filetes de salmón sin piel (alrededor de 4 onzas cada uno)

1 cucharada de aceite de oliva

1 diente de ajo, prensado o molido

1 cucharada de raíz de jengibre, molida

1 cucharadita de salsa de soya

1 cucharadita de jarabe de maple

2 cebollitas verdes, picadas

Para preparar el arroz, calienta el aceite en una olla mediana. Agrega la cebolla y el pimiento rojo; cocina durante 5 minutos. Agrega el agua y el arroz; deja hervir. Reduce la flama; cubre y cuece durante 50 minutos o hasta que el arroz esté suave y el líquido se haya evaporado. Esponja con un tenedor y agrega el perejil. Sazona con sal y pimienta si lo deseas. Mientras tanto, coloca el salmón en un refractario o plato plano. Combina el resto de los ingredientes para el salmón; mezcla bien. Baña el salmón con el marinado y déjalo reposar de 15 a 20 minutos. Calienta una sartén a fuego medio hasta que esté caliente. Agrega el salmón y elimina el marinado; cocina de 3 a 4 minutos por lado o hasta que el salmón esté opaco y firme al tacto. Sirve con arroz integral.

¿Qué contiene para ti?	
Grasa total	20.5 g
Grasa saturada	3.4 g
Grasas saludables	15 g
Fibra	2.6 g
Carbohidratos	45.9 g
Azúcar	4.9 g
Proteína	71 g
Sodio	411 mg
Calcio	81 mg
Magnesio	165 mg
Selenio	145 mcg
Potasio	1,421 mg

Chili con especias

4 porciones ❖ 390 calorías por porción

1 cucharada de aceite de oliva

½ libra de pavo molido o carne molida de soya como sustituto
(como la marca Boca)

½ cebolla picada

2 dientes de ajo, molidos

1 lata (28 onzas) de tomates molidos, sin drenar

1 lata (16 onzas) de frijoles bayos, escurridos

½ cucharadita de polvo de chili

1 pizca de pimienta de cayena

1 cucharadita de jarabe de maple

1 cucharadita de vinagre de vino

½ cucharadita de cilantro molido

½ cucharadita de azafrán

Pilaf de arroz integral (consulta la receta en la página 285)

Calienta el aceite en una olla grande. Agrega el pavo, la cebolla y el ajo; cocina durante 5 minutos y revuelve con frecuencia. Agrega los ingredientes restantes; cuece sin tapa durante 25 minutos. Sirve sobre el pilaf de arroz integral.

¿Qué contiene para ti?	
Grasa total	8.9 g
Grasa saturada	1.9 g
Grasas saludables	6.2 g
Fibra	10.7 g
Carbohidratos	31.5 g
Azúcar	2.2 g
Proteína	18.8 g
Sodio	646 mg
Calcio	86 mg
Magnesio	73 mg
Selenio	13.3 mcg
Potasio	838 mg

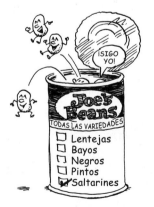

BASE CONFIABLE

Para hornear tu base para pizza de trigo integral, la receta requerirá de 25 a 70 minutos adicionales desde el principio hasta el fin, incluso el tiempo que requiere la levadura para hacer su labor. En un recipiente pequeño combina 1 cucharada de levadura seca y ⅛ de cucharadita de azúcar con 1½ taza de agua tibia. Déjalo reposar durante 10 minutos. En un recipiente grande, por separado, combina 1½ taza de harina de trigo integral y 1½ taza de harina regular (enriquecida). (Después de haberlo probado con tu familia varias veces, puedes incrementar de manera gradual y en medias tazas la proporción de trigo integral contra la harina regular hasta que la mezcla sea de 2½ tazas de trigo integral por ½ taza de harina regular.) Agrega 1 cucharadita de sal kosher molida a la masa. Mezcla bien. Después agrega la mezcla de la levadura y revuelve a mano a conciencia. Agrega 1 cucharada de aceite de oliva. Amasa durante dos minutos hasta que la masa esté suave. Cubre el recipiente y deja que se esponje en un área tibia hasta que la masa haya alcanzado el doble de su tamaño (entre 20 y 60 minutos). Aplasta la masa con el puño y amasa durante 1 o 2 minutos más. Divide en cuatro porciones iguales (puedes guardar las porciones sobrantes en el refrigerador). Forma pelotas y precalienta el horno a 450ºF. Cubre una bandeja para hornear con aceite de oliva. Con un rodillo extiende una de las pelotas de masa sobre una base para amasar o sobre la bandeja para hornear (agrega harina si la masa se pega al rodillo) y aplana hasta formar una base para pizza de 10 a 12 pulgadas de diámetro. Pícala con un tenedor en unos seis sitios distintos. Hornea durante 5 minutos. Retira del horno y agrega los ingredientes.

Pizza de harina integral

4 porciones (2 rebanadas por porción)

Durante las primeras dos semanas puedes comerte hasta la mitad de la pizza, pero muchas personas no necesitarán tanta comida para sentirse satisfechas ❖ *322 calorías por porción*

Aceite para cocinar en spray

1 libra de vegetales frescos fritos como espárragos, brócoli, coliflor,
    champiñones, pimientos de varios colores, cebollas morada y
    blanca y calabacitas, picados

2 dientes de ajo molidos

Sal y pimienta negra fresca, molida (opcional)

1 taza de salsa para pizza o salsa de tomate

2 cucharadas de aceitunas verdes o negras

2 cucharadas de trozos de tomate deshidratado

1 base para pizza de harina de trigo integral de 10 a 12 pulgadas de
    diámetro

½ taza de queso *mozzarella* descremado, desmenuzado

Calienta el horno a 425ºF. Calienta una cacerola a fuego de medio a alto hasta que esté caliente, cubre con aceite en spray. Agrega los vegetales y el ajo; fríe hasta saltearlos de dos a cinco minutos o hasta que los vegetales estén suaves pero crujientes. Sazona a tu gusto con sal y pimienta si lo deseas. Combina la salsa para pizza, las aceitunas y los trozos de tomate deshidratado. Extiende esta mezcla sobre la base para pizza y coloca encima los vegetales salteados y el queso. Hornea la pizza directo en el horno de 10 a 15 minutos o hasta que la base adquiera un tono dorado y el queso esté derretido. Corta la pizza en 8 rebanadas.

¿Qué contiene para ti?	
Grasa total	11.5 g
Grasa saturada	3.5 g
Grasas saludables	7.9 g
Fibra	5.7 g
Carbohidratos	44.2 g
Azúcar	3.5 g
Proteína	12.2 g
Sodio	682 mg
Calcio	151 mg
Magnesio	44 mg
Selenio	2.9 mcg
Potasio	481 mg

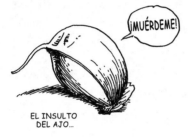

¡MUÉRDEME!

EL INSULTO
DEL AJO...

Pollo mediterráneo con tomate, aceitunas y habas a las hierbas

2 porciones ❖ 567 calorías por porción

Ingredientes para el pollo

2 muslos de pollo con hueso, sin piel

1 tomate, picado

½ cebolla, picada

8 aceitunas Kalamata sin semilla, en mitades

1 cucharada de aceite de oliva

1 cucharadita de vinagre de vino o vinagre balsámico

1 manojo pequeño de albahaca fresca

Ingredientes para las habas

1 cucharada de aceite de oliva

2 dientes de ajo, molidos

1 lata (15 o 16 onzas) de habas, enjuagadas y escurridas

1 tomate, picado

¼ taza de hierbas mixtas frescas, picadas

1 cucharadita de vinagre de vino tinto o vinagre balsámico

Sal y pimienta negra fresca, molida (opcional)

Para preparar el pollo, calienta el horno a 375°F. Coloca cada muslo de pollo en un cuadro grande de aluminio. Combina el resto de los ingredientes para el pollo; baña los muslos de pollo con esa mezcla. Envuelve los muslos de pollo con el aluminio y sella los extremos hasta formar un paquete con cada uno. Hornea durante 25 minutos o hasta que el pollo esté cocido. Mientras tanto, para preparar las habas, calienta el aceite en una sartén mediana a fuego medio. Agrega el ajo; cocina durante 2 minutos. Agrega el resto de los ingredientes para las habas y cocina durante 5 minutos o hasta que estén bien calientes. Abre con cuidado los paquetes de pollo y sirve en dos platos; sirve las habas junto a los muslos de pollo.

¿Qué contiene para ti?	
Grasa total	19.2 g
Grasa saturada	3.1 g
Grasas saludables	15 g
Fibra	15.2 g
Carbohidratos	67.4 g
Azúcar	5.1 g
Proteína	34.4 g
Sodio	313 mg
Calcio	243 mg
Magnesio	171 mg
Selenio	14.3 mcg
Potasio	1,715 mg

Pasta real primavera provenzal

2 porciones ❖ 451 calorías por porción

6 onzas de pasta de trigo rigatoni o linguini

1 chile ancho o pasilla seco

1 taza de berenjena sin pelar, en cuadritos

1 cucharadita de aceite de oliva

1 cebolla amarilla pequeña, en trozos

1 pimiento amarillo o naranja, en trozos

3 dientes de ajo, rebanados

2 latas (14½ onzas cada una) de tomates cocidos, sin drenar, en trozos

1 taza de mezcla de vegetales y hojas verdes para ensalada, de paquete

1 cucharadita de tomillo fresco, picado

Sal y pimienta negra fresca molida (opcional)

Cuece la pasta de acuerdo con las indicaciones del paquete; omite la sal y la grasa. Mientras tanto, calienta una sartén grande a fuego medio hasta que esté caliente. Agrega el chile; cocina y muévelo hasta que esté tostado y fragante, alrededor de 2 minutos. Cuando el chile se haya enfriado lo suficiente para que puedas tocarlo, retira las venas y reserva las semillas para el decorado. Corta el chile. Coloca la berenjena en la sartén y cocina hasta que se torne marrón, alrededor de 4 minutos, y muévela con frecuencia. Agrega el aceite, la cebolla, el pimiento y el ajo; cocina durante 3 minutos y muévelo un poco. Agrega los tomates y el chile picado. Reduce la flama; deja cocer sin tapa durante 10 minutos o hasta que los vegetales estén suaves y con consistencia de salsa; agrega la mezcla para ensalada y el tomillo. Sazona al gusto con sal y pimienta si lo deseas. Escurre la pasta y sírvela en dos platos. Coloca la salsa encima de la pasta.

¿Qué contiene para ti?	
Grasa total	4.3 g
Grasa saturada	0.6 g
Grasas saludables	2.9 g
Fibra	6.3 g
Carbohidratos	95.2 g
Azúcar	15.4 g
Proteína	17.6 g
Sodio	533 mg
Calcio	179 mg
Magnesio	183 mg
Selenio	65.5 mcg
Potasio	1 163 mg

Pollo al melocotón (durazno) y habichuelas con almendras rebanadas

2 porciones ❖ 430 calorías por porción

Ingredientes para el pollo

2 pechugas de pollo sin hueso y sin piel, en mitades (alrededor de
    4 onzas cada una), (o sustitutos de puerco)

4 melocotones deshidratados, picados

2 cucharadas de vino blanco

2 chalotas picadas

1 cucharada de aceite de oliva

⅛ cucharadita de canela molida

Ingredientes para las habichuelas

1 taza de habichuelas delgadas

3 chalotas, en rebanadas finas

1 cucharada de aceite de oliva

1 cucharadita de vinagre de vino

1 cucharadita de jarabe de maple

¼ taza de almendras rebanadas

Sal y pimienta negra fresca molida (opcional)

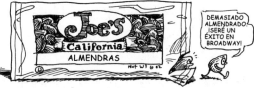

Para preparar el pollo, calienta el horno a 375°F. Coloca en pollo en un refractario. Saltea el resto de los ingredientes para el pollo juntos hasta que estén suaves; pásalos a una licuadora o procesador de alimentos y muélelos hasta convertirlos en puré. Baña el pollo con esa mezcla y hornea hasta que el pollo esté cocido, entre 15 y 20 minutos. Mientras tanto, para preparar las habichuelas, cuécelos hasta que estén suaves pero firmes y de color verde brillante. Saltea las chalotas en aceite de oliva, vinagre y jarabe de maple hasta que estén transparentes. Agrega las almendras y tuéstalas un poco. Mezcla con las habichuelas. Sazona al gusto con sal y pimienta si lo deseas. Sirve las habichuelas junto al pollo.

¿Qué contiene para ti?	
Grasa total	22 g
Grasa saturada	2.8 g
Grasas saludables	18.1 g
Fibra	4.6 g
Carbohidratos	25 g
Azúcar	3.5 g
Proteína	32.7 g
Sodio	89 mg
Calcio	95 mg
Magnesio	100 mg
Selenio	22.4 mcg
Potasio	813 mg

Envuelto de pavo en tortilla con papa roja cocida

2 porciones ❖ 497 calorías por porción

Ingredientes para la papa roja

1 papa roja grande, lavada y perforada con un cuchillo

2 cucharadas de salsa marinara o cualquier otra salsa de tomate

Ingredientes para el envuelto de pavo

2 tortillas de trigo integral de 6 pulgadas de diámetro

4 rebanadas de pechuga de pavo ahumado

4 hojas de lechuga romana

4 rebanadas de tomate

2 rebanadas delgadas de cebolla morada o amarilla

Mostaza o chiles (opcional)

Para preparar la papa roja, cuécela en el horno de microondas a temperatura máxima durante 8 o 9 minutos o hasta que puedas clavarle un tenedor. Córtala por la mitad a lo largo; baña cada mitad con una cucharada de salsa. Mientras tanto, para preparar los envueltos de pavo, coloca todos los ingredientes por capas en las tortillas y enróllalas.

¿Qué contiene para ti?	
Grasa total	14.5 g
Grasa saturada	4.5 g
Grasas saludables	10 g
Fibra	7 g
Carbohidratos	64 g
Azúcar	6.5 g
Proteína	28.5 g
Sodio	1 654 mg
Calcio	180 mg
Magnesio	71 mg
Selenio	11.3 mcg
Potasio	1 596 mg

Trucha, róbalo o dorado a la parrilla con romero y limón

2 porciones ❖ 182 calorías por porción

8 onzas de pescado completo (2 truchas, róbalos o dorados)

Sal y pimienta negra fresca molida (opcional)

2 dientes de ajo, en rebanadas

4 ramitas de romero fresco

1 limón, en rebanadas

Precalienta la parrilla. Corta los pescados y ábrelos como si fueran un libro; sazona al gusto con sal y pimienta si lo deseas. Coloca el ajo, el romero y las rebanadas de limón en uno de los lados de cada pescado, ciérralos y colócalos en la parrilla previamente engrasada. Ásalos a una distancia de 5 a 6 pulgadas sobre la fuente de calor. Voltea los pescados para que se asen unos 4 o 5 minutos más, o hasta que adquieran un tono opaco parejo.

¿Qué contiene para ti?	
Grasa total	7.3 g
Grasa saturada	1 g
Grasas saludables	4.9 g
Fibra	2.7 g
Carbohidratos	10.3 g
Azúcar	4.9 g
Proteína	15.8 g
Sodio	126 mg
Calcio	76 mg
Magnesio	43 mg
Selenio	10.7 mcg
Potasio	688 mg

Brochetas de pollo con tabbouleh

2 porciones ❖ 397 calorías por porción

Ingredientes para el pollo

2 pechugas de pollo sin hueso y sin piel (alrededor de 4 onzas cada
    una), cortadas en cuadritos de 1 pulgada

1 cucharadita de orégano seco

½ cucharadita de salvia seca

1 chile molido (opcional)

1 cebolla en trozos

1 tomate en trozos

1 pimiento sin semillas, desvenado y en trozos

4 champiñones grandes

Ingredientes para el tabbouleh

¾ taza de bulgur de trigo

1½ taza de agua hirviendo

1 tomate picado

1 manojo de cebollitas verdes, picadas

1 manojo grande de perejil, picado fino

1 manojo pequeño de hojas de menta fresca, picadas finas

2 cucharadas de jugo de limón

1 cucharada de aceite de oliva

Sal y pimienta negra fresca molida (opcional)

Para cocinar el pollo, prepara la parrilla. Mezcla el pollo con el orégano, la salvia y, si lo deseas, el chile. Como alternativa, coloca los trozos de pollo, cebolla, tomate, pimiento y champiñones en brochetas de metal. Cocina en parrilla cubierta de 3 a 4 minutos por lado o hasta que el pollo esté cocido parejo y los vegetales estén suaves. Mientras tanto, para preparar el tabbouleh, coloca el bulgur de trigo en un recipiente mediano; agrega el agua hirviendo y mezcla bien. Deja reposar hasta que se absorba toda el agua, alrededor de 30 minutos. (Elimina el exceso de agua.) Agrega el resto de los ingredientes, excepto la sal y la pimienta; mezcla bien. Sazona con sal y pimienta si lo deseas. Sirve el tabbouleh con el pollo y los vegetales a la parrilla.

¿Qué contiene para ti?	
Grasa total	9.4 g
Grasa saturada	1.5 g
Grasas saludables	7.1 g
Fibra	5.6 g
Carbohidratos	72.1 g
Azúcar	12.1 g
Proteína	14.2 g
Sodio	22.4 mg
Calcio	93 mg
Magnesio	148 mg
Selenio	68 mcg
Potasio	1,121 mg

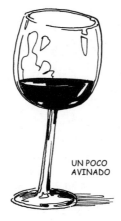

UN POCO
AVINADO

Pollo al limón con alcaparras y puré de boniato

2 porciones ❖ *273 calorías por porción*

Ingredientes para el pollo

2 muslos de pollo sin piel y sin hueso (4 onzas cada uno)

Jugo de un limón

1 cucharada de aceite de oliva

2 chalotas molidas

1 cucharada de alcaparras drenadas

1 cucharadita de mostaza Dijon

Ingredientes para el puré de boniato

2 boniatos cocidos en horno de microondas o al horno

2 cucharadas de jugo de naranja

¼ taza de pasas doradas secas

½ cucharadita de canela molida

Sal y pimienta negra fresca molida (opcional)

Para preparar el pollo, precalienta la parrilla. Coloca el pollo en una sartén para rostizar delgada. Combina el resto de los ingredientes para el pollo y baña el pollo con esa mezcla. Ásalo a unas 6 pulgadas de la fuente de calor durante 12 o 15 minutos o hasta que el pollo esté todo cocido. Para preparar los boniatos, muele la pulpa cocida de los boniatos en un recipiente. Agrega el resto de los ingredientes para el puré, excepto la sal y la pimienta; mezcla bien. Sazona con sal y pimienta si lo deseas. Sirve con el pollo.

¿Qué contiene para ti?

Grasa total	10.9 g
Grasa saturada	2 g
Grasas saludables	7.9 g
Fibra	1.4 g
Carbohidratos	20.6 g
Azúcar	12.7 g
Proteína	24.7 g
Sodio	336 mg
Calcio	39.5 mg
Magnesio	41 mg
Selenio	16.5 mcg
Potasio	494 mg

Salmón salvaje picante

2 porciones ❖ 384 calorías por porción

2 filetes de salmón salvaje con piel (alrededor de 4 onzas cada uno) o
    filetes de salmón (de preferencia pescado con anzuelo)
2 cucharadas de jengibre fresco, picado fino
1 cucharada de pasta de wasabi
¼ cucharadita de azafrán
Espárragos Rock (receta en la página 301)

Prepara o precalienta la parrilla. Frota el lado del salmón sin piel con una mezcla de jengibre, pasta de wasabi y azafrán. Asa en la parrilla a 4 a 6 pulgadas de la fuente de calor durante 10 o 12 minutos sin voltearlo o hasta que el salmón adquiera un tono opaco parejo en el centro. Sirve con espárragos Rock.

¿Qué contiene para ti?	
Grasa total	14.5 g
Grasa saturada	2.3 g
Grasas saludables	10.6 g
Fibra	0.4 g
Carbohidratos	2.7 g
Azúcar	0.2 g
Proteína	45.2 g
Sodio	11 mg
Calcio	31 mg
Magnesio	73 mg
Selenio	82.5 mcg
Potasio	1,176 mg

Camarones a la parrilla con salsa de cacahuate, chícharos al ajonjolí

2 porciones ❖ 163 calorías por porción

Ingredientes para la salsa de cacahuate

1 cucharada de mantequilla de cacahuate natural

1 cucharada de leche de coco light en lata

1 cucharadita de jugo de limón fresco

1 pizca de pimienta de cayena

1 cucharadita de miel

¼ cucharadita de salsa de soya

¼ taza de agua

1 diente de ajo, pelado

10 camarones medianos crudos, pelados y desvenados

Ingredientes para los chícharos

1 taza de chícharos frescos

1 diente de ajo, molido

1 cucharadita de ajonjolí

1 cucharadita de aceite de oliva

½ cucharadita de aceite de sésamo tostado

Prepara la parrilla. Coloca todos los ingredientes para la salsa de cacahuate, excepto los camarones, en una licuadora o procesador de alimentos. Licua la mezcla hasta que tenga consistencia de puré. Coloca los camarones en brochetas. Elimina los restos del marinado que no quede fijo a los camarones. Ásalos en la parrilla de 2 a 3 minutos por lado o hasta que los camarones adquieran un tono opaco. Mientras tanto, cuece los chícharos en agua hirviendo durante 2 minutos; escúrrelos y enjuágalos con agua fría. Guisa el ajo y el ajonjolí en aceite de oliva y de sésamo durante 2 minutos. Agrega los chícharos y mezcla bien. Sirve junto a los camarones.

¿Qué contiene para ti?	
Grasa total	10.5 g
Grasa saturada	2.9 g
Grasas saludables	7 g
Fibra	1.9 g
Carbohidratos	8.8 g
Azúcar	5.1 g
Proteína	9.5 g
Sodio	128 mg
Calcio	51.5 mg
Magnesio	40.6 mg
Selenio	13.1 mcg
Potasio	220 mg

Tofu de vegetales fritos

2 porciones ❖ 602 calorías por porción

1 cucharada de aceite de oliva

½ cucharadita de aceite de sésamo tostado

¼ cucharadita de hojuelas de pimiento molido

½ cebolla, rebanada

2 dientes de ajo, rebanados

1 taza de floretes de brócoli

½ pimiento rojo, rebanado

6 champiñones grandes, en mitades

1 cucharadita de salsa de soya

4 bloques de tofu horneado de 2 onzas, en cuadritos

2 cebollitas verdes, picadas

1 manojo pequeño de cilantro, picado

1 cucharadita de ajonjolí

En un wok o sartén grande calienta el aceite de oliva y de sésamo y las hojuelas de pimiento a temperatura de media a alta. Agrega la cebolla y el ajo; fríe durante 2 minutos. Agrega el brócoli, el pimiento, los champiñones y la salsa de soya; fríe hasta que los vegetales estén suaves pero crujientes, de 2 a 3 minutos. Agrega el tofu, las cebollitas, el cilantro y el ajonjolí; fríe hasta que la mezcla se caliente de manera uniforme.

¿Qué contiene para ti?

Grasa total	23 g
Grasa saturada	3.3 g
Grasas saludables	18.9 g
Fibra	11.1 g
Carbohidratos	43 g
Azúcar	16.4 g
Proteína	62.2 g
Sodio	873 mg
Calcio	400 mg
Magnesio	273 mg
Selenio	13.5 mcg
Potasio	2,403 mg

Salchichas de pavo o tofu con chucrut

2 porciones ❖ 298 calorías por porción

4 salchichas de tofu (sin carne) o de pavo

1 taza de chucrut

Panes de trigo integral (opcional)

2 cucharadas de tu mostaza favorita, como la especiada
    o la no refinada

Cuece las salchichas en agua con el chucrut hasta que estén lo bastante calientes, alrededor de 5 minutos. Escúrrelas. Sírvelas con mostaza (con o sin pan).

¿Qué contiene para ti?	
Grasa total	26 g
Grasa saturada	9 g
Grasas saludables	15.4 g
Fibra	0.7 g
Carbohidratos	3.8 g
Azúcar	2.1 g
Proteína	11.2 g
Sodio	1,219 mg
Calcio	158 mg
Magnesio	27 mg
Selenio	1.9 mcg
Potasio	160 mg

Guarniciones TÚ

Espárragos Rock

4 porciones ❖ 38 calorías por porción

1 libra de espárragos enjuagados y escurridos

1 cucharadita de aceite de oliva extra-virgen

Sal kosher, al gusto (opcional)

¼ cucharadita de cada una: tomillo seco, orégano, albahaca y pimienta
negra

Decoración opcional: Tomate deshidratado

Calienta el horno a 350°F. Coloca los espárragos en un refractario de 13 x 9 pulgadas o en una sartén de tres litros de capacidad con el aceite de oliva, la sal kosher si lo deseas, el tomillo, el orégano, la albahaca y la pimienta negra. Acomoda los espárragos en una sola capa en el plato. Hornéalos sin tapa durante 12 a 13 minutos, si los espárragos son delgados; o de 15 a 18 minutos, si los espárragos son gruesos, o hasta que estén suaves y crujientes. Decora con tomate deshidratado si lo deseas.

¿Qué contiene para ti?	
Grasa total	1.5 g
Grasa saturada	0.2 g
Grasas saludables	1.1 g
Fibra	1.4 g
Carbohidratos	5 g
Azúcar	1.8 g
Proteína	2.9 g
Sodio	5 mg
Calcio	27 mg
Magnesio	22 mg
Selenio	4 mcg
Potasio	352 mg

Salsa de tomate y aguacate

2 porciones ❖ 90 calorías por porción

¼ taza de cebolla morada, picada fino

1 cucharadita de jalapeño molido o más, al gusto

1 cucharada de jugo de limón

1 cucharada de vinagre de sidra

1 cucharadita de ajo molido

¼ cucharadita de sal

1 aguacate maduro (de preferencia Hass), pelado, sin semilla y molido

1 tomate mediano, picado

¼ de cilantro picado

Combina la cebolla, el jalapeño, el jugo de limón, el vinagre, el ajo y la sal en un recipiente. Agrega el aguacate, el tomate y el cilantro; mezcla bien. Sirve de inmediato o, para refrigerar, reserva la semilla del aguacate, agrégala a la mezcla para que no se oxide, cubre bien con película plástica y refrigera. Sirve con pitas de trigo integral cortadas en triángulos.

¿Qué contiene para ti?	
Grasa total	8 g
Grasa saturada	2.1 g
Grasas saludables	5.3 g
Fibra	3.1 g
Carbohidratos	8 g
Azúcar	2 g
Proteína	2 g
Sodio	25 mg
Calcio	20 mg
Magnesio	54 mg
Selenio	0 mcg
Potasio	805 mg

Postres TÚ

Manzanas a la canela con mandarina y arándanos

4 porciones ❖ 146 calorías por porción

2 manzanas grandes, como McIntosh o Roma
    (o sustituye por peras)
1 ¼ taza de jugo de manzana sin edulcorantes, de preferencia no
    filtrado y orgánico
½ taza (2 onzas) de arándanos secos (o sustituye por cerezas)
¼ cucharadita de canela molida
¼ cucharadita de clavo de olor
2 mandarinas separadas en gajos, peladas y sin semillas

Calienta el horno a 400°F. Corta las manzanas a la mitad a lo largo; corta y desecha el corazón, las semillas y el tallo. Coloca ¼ de taza del jugo de manzana en una cacerola o sartén de 8 pulgadas. Coloca las manzanas con la parte cortada hacia abajo en el jugo. Hornea de 15 a 18 minutos o hasta que las manzanas estén suaves. Mientras tanto, cuece el resto del jugo de manzana en una sartén pequeña con flama de media a alta durante 5 minutos. Agrega los arándanos, la canela y el clavo; reduce la flama y deja cocer sin tapa durante 10 minutos o hasta que los arándanos se inflen. Mueve un poco. Retira del fuego; agrega los gajos de mandarina. Coloca las mitades de manzana con el lado cortado hacia arriba en platos. Agrega el líquido restante de la cacerola a la mezcla de los arándanos; baña las manzanas con esta mezcla.

¿Qué contiene para ti?	
Grasa total	0.6 g
Grasa saturada	0.1 g
Grasas saludables	0.3 g
Fibra	4.1 g
Carbohidratos	37.7 g
Azúcar	30.4 g
Proteína	0.7 g
Sodio	15 mg
Calcio	30 mg
Magnesio	13 mg
Zinc	0.1 mg
Selenio	0.2 mcg
Potasio	281 mg

Manzana a la canela asada

2 porciones ❖ 220 calorías por porción

2 manzanas pequeñas, como jonagold o ambrosía

1 cucharada de mantequilla de manzana

1 cucharada de jugo de manzana sin edulcorantes o sidra, de
    preferencia orgánica

½ cucharadita de canela molida

6 nueces en mitades, tostadas y picadas

½ taza de yogurt de vainilla bajo en grasa o sin grasa, congelado

Corta las manzanas en cuatro partes; elimina los tallos, corazones y semillas. Corta los cuartos de manzana en rebanadas delgadas. Calienta una sartén a fuego de medio a alto hasta que esté caliente. Agrega las manzanas; cocina hasta que las manzanas comiencen a tostarse, alrededor de 4 minutos, y voltéalas ocasionalmente. Agrega la mantequilla de manzana, el jugo de manzana y la canela; cocina de 5 a 8 minutos más o hasta que las manzanas estén suaves y se espese la salsa. Voltéalas con frecuencia. Colócalas en platos y espolvorea las nueces. Sirve con yogurt congelado.

¿Qué contiene para ti?	
Grasa total	8.4 g
Grasa saturada	0.8 g
Grasas saludables	7.0 g
Fibra	6.7 g
Carbohidratos	38 g
Azúcar	27.6 g
Proteína	3.6 g
Sodio	23 mg
Calcio	83 mg
Magnesio	35 mg
Selenio	2 mcg
Potasio	346 mg

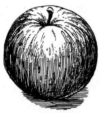

PROOF AGAINST M.D.s

Pera rostizada con coulis de frambuesa, chocolate y pistachos

2 porciones ❖ 184 calorías por porción

1 pera roja, grande

½ taza de vino blanco (de alta calidad)

6 onzas de frambuesas sin edulcorantes, descongeladas, o 1 taza de
    frambuesas frescas

1 cucharada de chispas de chocolate pequeñas y semidulces

1 ½ cucharada de pistachos picados, tostados

Calienta el horno a 400°F. Corta la pera a la mitad; retira el corazón con un cortador para melón o una cucharita para medir. Coloca las mitades de la pera con la parte cortada hacia abajo en un refractario no muy hondo. Baña las peras con el vino. Hornea de 18 a 20 minutos o hasta que la pera esté suave si la picas con la punta de un cuchillo. Mientras tanto, haz puré las frambuesas en un procesador de alimentos; cuela y retira las semillas. Coloca las peras en platos con el lado cortado hacia arriba; espolvorea las chispas de chocolate sobre las peras (el calor derretirá el chocolate). Combina el puré de frambuesas y el líquido restante en el refractario en un sartén pequeño. Cocina a fuego alto hasta que la salsa espese un poco. Baña las peras y los alrededores con la salsa y espolvorea los pistachos. Sirve caliente o a temperatura ambiente.

¿Qué contiene para ti?	
Grasa total	5.2 g
Grasa saturada	1.4 g
Grasas saludables	3.3 g
Fibra	4.9 g
Carbohidratos	31.8 g
Azúcar	24 g
Proteína	2.7 g
Sodio	7 mg
Calcio	45 mg
Magnesio	32 mg
Selenio	2 mcg
Potasio	344 mg

Melocotones (duraznos) rebanados con frambuesas, arándanos y chispas de chocolate

2 porciones ❖ 46 calorías por porción

2 melocotones maduros, en rebanadas

½ cucharadita de canela molida

1 pizca de nuez moscada

¼ taza de frambuesas frescas

¼ taza de arándanos frescos

1 ½ cucharada de chispas de chocolate pequeñas y semidulces

Combina las rebanadas de melocotón con la canela y la nuez moscada; sirve en platos. Cubre los melocotones con frambuesas, arándanos y chispas de chocolate.

¿Qué contiene para ti?	
Grasa total	0.4 g
Grasa saturada	0.1 g
Grasas saludables	0.28 g
Fibra	2.6 g
Carbohidratos	11.5 g
Azúcar	8.9 g
Proteína	1 g
Sodio	0.5 mg
Calcio	22 mg
Magnesio	11.5 mg
Selenio	0.1 mcg
Potasio	202 mg

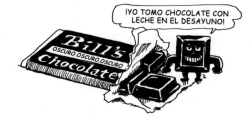

Aperitivo TÚ

Palomitas caseras

4 porciones ❖ 61 calorías por porción, 10 por ciento de grasa

½ taza de granos de maíz para palomitas
Spray para guisar con sabor (mantequilla, aceite de oliva o ajo)
Sal de ajo o canela

Coloca los granos de maíz en un recipiente de 2.5 litros para microondas; tápalo y cocina a alta temperatura por 4 o 5 minutos hasta que las palomitas hayan reventado, pero que no se quemen. Si el horno no tiene una base giratoria, utiliza guantes de cocina para sujetar y sacudir el recipiente tapado 3 minutos después de sacarlo del horno. De inmediato coloca las palomitas en un refractario y cúbrelas de spray para guisar. Para agregarles más sabor, espolvorea de inmediato tu aderezo favorito, como sal de ajo o canela.

¿Qué contiene para ti?	
Grasa total	0.8 g
Grasa saturada	0.1 g
Grasas saludables	0.7 g
Fibra	0.4 g
Carbohidratos	5 g
Azúcar	0 g
Proteína	1 g
Sodio	0 mg
Calcio	1 mg
Magnesio	0 mg
Selenio	1 mcg
Potasio	0 mg

Apéndices

La opciones médicas

Soluciones por si llegas a una meseta
o si tu salud y tu grasa se salen de control

Sobre los apéndices

Sabemos con exactitud lo que piensas. Cuando una persona menciona que utiliza algún tipo de "ayuda" médica para perder peso —trátese de un medicamento o hasta de una cirugía— tú percibes esas opciones como fracasos. Pero para algunas personas, esos fracasos son respuestas necesarias. Si ya llegaste hasta el límite, si tienes un bloqueo mental para deshacerte de las últimas 30 libras o si has perdido el control por completo, existen soluciones médicas que pueden ayudarte, o incluso revertir los problemas de obesidad. Su rango abarca desde lo leve (como los medicamentos de prescripción temporal) hasta los de mayor importancia (como la cirugía). Según la situación, pueden ser útiles a la persona que tiene algunas libras de sobra o hasta cientos. Si tuvieses cáncer de próstata o de seno, buscarías asistencia médica. Tener entre 40 y 100 libras de sobrepeso a los 50 años de edad es tan riesgoso como padecer cáncer de próstata o de seno. En serio: duplica tu riesgo de muerte o discapacidad en los siguientes siete años. A pesar de que creemos que la mayoría de los problemas del sobrepeso puede solucionarse con la dieta Tú y el programa de actividades Tú, también queremos advertirte que existen personas que pueden beneficiarse de la intervención médica. Todos esos procedimientos, que describiremos de manera breve en estos apéndices, corresponden a las siguientes categorías:

- ❖ Medicamentos de prescripción: utilizados como principio o para ayudar a las personas cuando llegan a una meseta al adelgazar.
- ❖ Cirugía plástica: ajustes quirúrgicos que se realizan después de que la persona ha perdido peso.
- ❖ Cirugía bariátrica: procedimientos mayores para personas con sobrepeso excesivo que se han bombardeado de dietas y ejercicio, cuyas vidas están en peligro.

Incluso si sólo necesitas perder unas 40 libras, tal vez conozcas a alguien que podría beneficiarse con uno o varios de estos tratamientos. Ofrecemos estas explicaciones no como una invitación general a cruzar la línea, sino como una base de conocimiento para ayudarte a comprender la fisiología de las soluciones médicas, además de proporcionarte una base para explorar si estas opciones pueden funcionar para ti o para algún miembro de tu familia.

Apéndice A

Ésta es tu grasa en drogas

El salto de inicio médico para la administración de cintura

Mitos sobre las dietas

- ❖ Utilizar medicamentos para el control de peso es una señal de fracaso.
- ❖ Los medicamentos de venta libre para bajar de peso son seguros.
- ❖ La cafeína te hace sentir hambriento.

En los deportes, las drogas son percibidas como trampas. En la escuela, las drogas son percibidas como un boleto inmediato para la suspensión. En la música, las drogas pueden ser consideradas como otro miembro de la banda. En los círculos de las personas que desean adelgazar, las drogas tienen la reputación de ser extremas o de ser la manera sucia de perder peso. Sin embargo, si se utilizan de forma adecuada y bajo la supervisión apropiada, los productos farmacéuticos que influyen en el peso pueden ayudar a cambiar tu química cerebral para ayudarte a alcanzar tus metas. ¿Por qué? Porque marcan el inicio de esos momentos cuando llegas a una meseta después de que has logrado algunos éxitos con la dieta y el ejercicio con el plan Tú. Son los recursos que pueden ayudarte a superar el obstáculo. ¡Eureka! Los medicamentos para controlar el peso —aquéllos supervisados por un médico, no los de venta libre que se ponen de moda cada determinado tiempo— te ayudan a regular tus químicos cerebrales, de manera que tú piensas menos en "hacer dieta" si necesitas ayuda para superar una meseta. Es como un entrenador que ayuda a un atleta después de una caída. Sin importar su uso, necesitas saber que no son métodos milagrosos para adelgazar, al menos todavía no. No derretirán tu grasa abdominal en 30 segundos como si fueran hornos de microondas, pero pueden ayudarte a perder de 5 a 10 por ciento de tu peso mientras las tomas. Ésa es una cantidad significativa, en especial cuando te has atorado. No obstante, la única manera de mantener el cambio es utilizarlas como complemento y suplemento del estilo de vida y los cambios conductuales que hemos comentado a lo largo de tu plan de administración de cintura en general. Aquí presentamos algunos números duros para una persona promedio:

Por lo regular, el cambio de vida por sí mismo te hará perder un 7 por ciento de tu peso total sin mayor dificultad. Los medicamentos solos te aporta-

¿El lado bueno de las drogas malas?

Pronto se desarrollarán más y más clases de drogas para controlar el apetito, y algunas de ellas tienen sus raíces bioquímicas en los mecanismos de las drogas ilegales. Una de las clases más nuevas en lo que se refiere a las drogas para adelgazar, que son los bloqueadores canabinoides, una de las cuales se llama Rimonabant, se utiliza para impedir que los receptores canabinoides te hagan sentir hambriento. Esos receptores en tu cerebro son aquéllos que se activan cuando alguien fuma mariguana (*Cannabis* es el nombre científico de la mariguana) y después devora todo lo existente en los dos estantes superiores de la alacena (de ahí provienen los

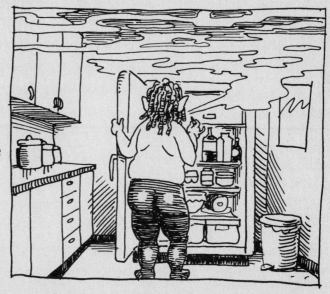

munchies de la mariguana). ¿Cómo es que te hacen sentir hambriento? Al bloquear la CCQ y la leptina, lo cual promueve la comida hedonista. Se sospecha que las drogas que bloquean a los receptores canabinoides funcionan porque esos bloqueadores ayudan a reducir el antojo. Los receptores canabinoides también se encuentran en tu hígado, músculos y grasa abdominal, y afectan la manera de tu cuerpo de utilizar y almacenar grasa. El resultado de este bloqueo de receptores es menos grasa en la sangre (triglicéridos), menos riesgo de diabetes y más colesterol LAD, que es benéfico, hermano.

rán los mismos beneficios, en promedio. Pero si combinas los efectos de ambas estrategias, puedes duplicar los beneficios y alcanzar un 14 por ciento.

Dado que las drogas tienen efectos secundarios, los medicamentos de prescripción sólo deben ser utilizados por pacientes cuyas complicaciones debidas a la obesidad son más serias que los posibles efectos secundarios. No deben ser utilizados para una pérdida de peso cosmética. Están aprobados para personas con un índice de masa corporal de 30 o superior (consulta la figura A.1 en la página 317) o de 27 o superior con padecimientos relacionados con la obesidad como presión arterial alta y diabetes. Sin embargo, la obesidad causa una imagen corporal alterada en muchas personas y eso también puede tener consecuencias en la salud. Nosotros consideramos conveniente recetar medicamentos a mujeres cuya cintura mida más de 36 pulgadas y a hombres con una medida de cintura mayor a 39 pulgadas, o a personas que padezcan diabetes, depresión, apnea durante el sueño, artritis, presión arterial alta, baja autoestima o alguna importante enfermedad arterial. El único requisito es que el paciente haya intentado cambiar su manera de comer y sus actividades. Ninguna de estas drogas ha demostrado tener una efectividad sostenida una vez terminado o interrumpido el tratamiento, pero la pérdida de peso obtenida mientras los pacientes tomaban los medicamentos tiene un efecto adicional: En nuestra experiencia y en la de nuestros colegas, los medicamentos han ayudado a los pacientes a adquirir confianza, a superar la meseta y a perder el sentimiento de culpabilidad y vergüenza asociadas con la obesidad.

Así es como inicia el proceso: los medicamentos ayudan a controlar el equilibrio de las reacciones químicas en tu cerebro, de manera que tu apetito nunca es un monstruo liberado que busca cualquier tipo de comida. (Lo malo es que puedes regresar a los viejos hábitos cuando dejas los medicamentos.) Por lo general, las drogas que influyen en el peso se clasifican según los mecanismos a través de los cuales funcionan. Muchas de ellas, como las que enlistamos más adelante, funcionan al controlar los caminos del cerebro (de manera es-

Hola Barbie

Resulta que la medida de tu cintura dividida entre tu altura es tan valiosa como tu índice de masa muscular para predecir los riesgos de la obesidad en tu salud. Tu índice cintura-altura debe ser menor a 50 por ciento; ten en mente que el de Barbie es 25 por ciento y el de Ken es 36 por ciento. El promedio para hombres es 58 por ciento y para mujeres es 54 por ciento.

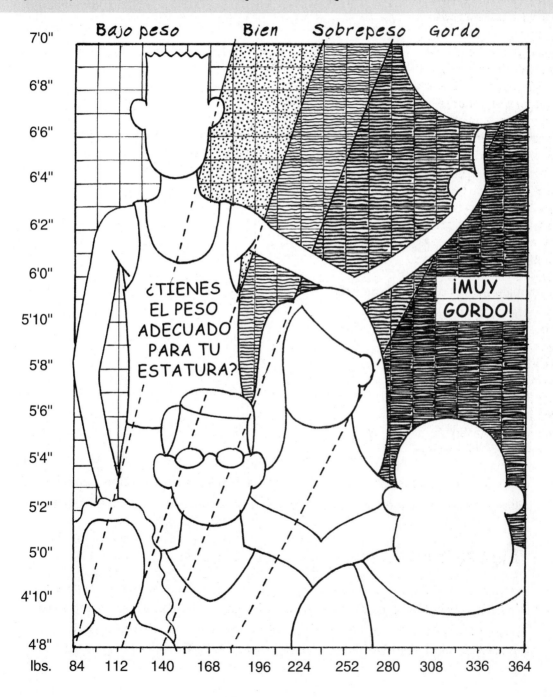

Figura A.1 **La cola de la escala** La tabla de índice de masa corporal (IMC) te permite ver con facilidad a cuál categoría perteneces. Sólo busca tu peso en la línea inferior y tu altura en la línea de la izquierda para averiguar dónde se cruzan. La manera más común en el gobierno y entre los médicos de llevar un registro de nuestra grasa es a través de tablas como ésta.

pecífica a través de los químicos cerebrales de los cuales hablamos en la parte 3), mientras otras, que explicaremos en este apéndice, tienen su efecto en el proceso digestivo.

Drogas que influyen en la norepinefrina: Algunos antidepresivos trabajan para controlar la manera de comer mediante el alivio de la ansiedad, de modo que no experimentes los cambios en tu estado de ánimo asociados con comer en exceso. Mientras algunos antidepresivos en realidad pueden hacer que aumentes de peso, al menos uno, llamado bupropión (Wellbutrin), ha demostrado ser efectivo para perder peso al influir en los niveles de norepinefrina (el neuroquímico de luchar o huir), además de incrementar la dopamina, hormona buscadora de placer. Así se crea un tigre dientes de sable sintético: el incremento de norepinefrina que suprime el hambre causa que se eleve tu ritmo cardiaco, que tu presión arterial suba también y que tu metabolismo se acelere. Un estudio demostró que las personas que tomaban Wellbutrin mantenían una pérdida constante de peso de 7 hasta 20 libras por año. (Lo malo es que el estudio se realizó con una dosis de Wellbutrin que está asociada con un alto riesgo de sufrir convulsiones; es decir, de 300 a 400 miligramos.) El Wellbutrin con frecuencia se emplea en conjunto con una clase de drogas llamada ISSR (inhibidores selectivos de serotonina de reabsorción) para revertir el aumento de peso y los efectos sexuales secundarios (descenso de la libido y orgasmo retardado) que a

Drogas truhanes

Tú crees que haces lo correcto: tienes exceso de peso, lo cual causa presión arterial alta, así que inicias un tratamiento con medicamentos para disminuir tu presión arterial. O tal vez estás deprimido por tener exceso de peso, así que tomas un antidepresivo para ayudarte a lidiar con los conflictos de la autoestima. ¿Cuál es la ironía de todo esto? Se ha demostrado que muchas de las drogas utilizadas para atender este tipo de padecimientos en realidad te hacen subir de peso. Los betabloqueadores, una de las drogas utilizadas con más frecuencia para tratar la hipertensión, por ejemplo, han demostrado que causan sobrepeso y un descenso de 10 por ciento en el metabolismo. Muchas clases de antidepresivos también han demostrado incrementar el peso corporal, como ha sucedido con la insulina (utilizada para ayudar a controlar la diabetes, la cual puede ser un efecto de la obesidad). La lección es: No asumas automáticamente que las medicinas, incluso aquéllas diseñadas para atender un problema específico, apoyarán tus esfuerzos para bajar de peso. Te recomendamos preguntarle a tu médico los efectos secundarios de los medicamentos en tu peso e intentar atender los problemas de este tipo primero a nivel de nutrición y de actividad física, antes de comenzar un régimen de prescripción que podría dejarte con un incremento justo en el problema que pretender disminuir.

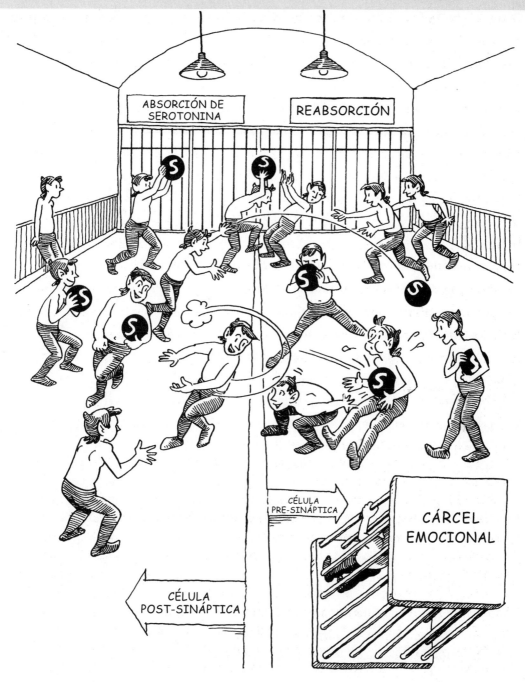

Figura A.2 **¿Recibiste el mensaje?** Las neuronas se comunican entre sí al enviarse y recibir señales químicas. La serotonina, por ejemplo, te hace sentir bien cuando tus sinapsis la atrapan. Cuando no hay suficiente para que la atrapen tus neuronas es cuando te sientes deprimido. Las drogas que estimulan el aspecto de sentirte bien podrían promover la pérdida de peso.

ABSORCIÓN DE SEROTONINA

REABSORCIÓN

CÉLULA PRE-SINÁPTICA

CÉLULA POST-SINÁPTICA

CÁRCEL EMOCIONAL

veces se asocian con algunos ISSR como el Zoloft. (Algunos ISSR como Celexa y Lexapro han demostrado disminuir el apetito al incrementar el CCQ y la oxitocina.)

La cafeína y la nicotina también actúan como supresores del apetito del mismo modo; es decir, al incrementar la norepinefrina, inhibir el apetito y acelerar el metabolismo (y el ritmo cardiaco). Estas drogas pueden ser parte efectiva de un plan de administración de cintura (sólo que no en forma de cigarrillos reales). La hierba efedrina, que se encuentra en muchas soluciones "milagrosas" para perder peso, tiene el mismo mecanismo de acción, pero puede causar ataques cardiacos. Sólo porque un ingrediente sea natural no significa que sea bueno para ti; los tornados y la plaga bubónica también son naturales.

Drogas que influyen en la serotonina: La droga sibutramina (Meridia) ha demostrado suprimir el apetito al actuar como el químico cerebral para sentirte bien: la serotonina, así que tú no experimentas los dramáticos incrementos y descensos en los químicos cerebrales que conducen a comer de manera hedonista. La mayoría de las personas pierde menos del 7 por ciento de su peso, aunque no mucho más con el uso de esta droga sola. Por cierto, la popular droga phen-fen para perder peso desempeñaba la misma acción psicológica, pero fue retirada del mercado debido a su relación con la hipertensión pulmonar (que es presión arterial alta en arterias que suministran sangre a los pulmones). Una interesante nota adicional: El incremento de serotonina ha demostrado reducir la ingesta de carbohidratos, así que esto se convierte en una discusión fisiológica del tipo del huevo y la gallina: ¿Los alimentos de consuelo ayudan a controlar la depresión? ¿O comemos porque estamos deprimidos?

Drogas que influyen en la dopamina: En la actualidad, ningún medicamento para perder peso cambia los niveles de dopamina, la hormona buscadora de recompensas, pero la dopamina podría contener la

El futuro de las drogas para la barriga

Una de las más promisorias terapias con medicamentos implica la inyección de CCQ o sustancias que tengan una estructura química similar a este péptido tan importante. (Recuerda que el CCQ hace que tu estómago retenga la comida durante más tiempo y envía mensajes a tu cerebro, a través del nervio vago, de que estás lleno.) El cuerpo produce enzimas específicas en el intestino delgado para degradar el CCQ, pero los nuevos estudios demuestran que tú puedes detener esa acción. Al ingerir o inhalar CCQ que puede acceder al torrente sanguíneo puede ayudar a incrementar los niveles de saciedad.

clave de por qué se te antojan los alimentos que te hacen sentir bien. Se ha demostrado que el azúcar incrementa los niveles de dopamina, lo cual te arroja hacia un círculo vicioso de adicción. Tú comes azúcar, lo cual te hace sentir en las nubes. Después, ese sentimiento disminuye; tú quieres más azúcar para sentirte bien, y así. Desde luego, otra dirección radical es atender el dolor emocional de forma directa en lugar de utilizar a la comida como vendaje emocional.

Drogas que influyen en el GABA: Las drogas que afectan los niveles de ácido gamma-aminobutírico (GABA) se utilizan como medicamentos anestésicos y anticonvulsivos porque este ácido actúa para calmarte, relajarte y hacerte dormir. Nosotros no recomendamos una vida de anestesia general para controlar el peso, pero dos medicamentos anticonvulsivos —topiramate (Topamax) y zonisamide (Zonegran)— han demostrado que causan pérdida de peso. Funcionan porque las drogas calman la actividad nerviosa en tu cerebro que genera las señales para que comas (además, en realidad es imposible que devores media docena de *doughnuts* si te quedas dormido en el sillón). El topiramate, de hecho, es una droga de elección para muchos médicos especializados en el control del peso, pero pertenece a la clase de drogas que tienen efectos secundarios potenciales: pueden hacerte sentir desorientado, como si estuvieras en un estado semejante al de un zombie.

Drogas que influyen en tus tripas: Mientras muchas drogas para adelgazar pueden ayudar a cambiar los circuitos en tu cerebro para controlar tu peso, existen otras que influyen en las funciones de tus tripas. El funcionamiento de la droga orlistat (también conocida como Xenical) es inhibir la digestión de la grasa; en específico, al bloquear la enzima lipasa, que es responsable de descomponer las grasas dietéticas para prepararlas para convertirse en bilis o para absorberse. Cuando la grasa no se descompone, el cuerpo no puede absorberla y así consumirás menos calorías. El orlistat parece ser más seguro que otras drogas para adelgazar y más efectivo para ayudarte a perder alrededor de 10 por ciento de tu peso corporal. También parece ayudar con el colesterol porque inhibe la absorción de la grasa. Una desventaja de este medicamento es que también absorbes menos vitaminas A y D, que son solubles en grasa, de manera que necesitas tomar un multivitamínico por la noche. Otro efecto secundario es que también experimentas una trifecta relacionada con el inodoro: evacuaciones más frecuentes, más gas y caca más grasosa que la cochera de un mecánico. Por suerte puedes contrarrestar estos efectos con fibra natural en forma de cascarilla de psyllium, lo cual parece reducir los síntomas al darle cuerpo a tus excrementos. También puedes reducir los efectos colaterales al ingerir un poco de grasa (y menos grasa, en total) con cada comida en lugar de toda tu ingesta de grasa diaria sólo durante una comida. Demasiada grasa y lo sabrás en una cita de tiempo completo con tu baño si no quieres embarrar tu ropa interior.

La droga funciona al no permitir que tu cuerpo absorba la grasa y al enseñar a la gente cuáles alimentos la contienen. Es como una vela para muchos pacientes: les enseña cuánto pueden acercarse a una vela sin quemarse. Sólo porque el empaque dice que el alimento está libre de colesterol (o algo similar) no significa que está libre de grasa. (Tú sabes por experiencia que la grasa se irá directo hacia tu interior.) Muchos médicos dicen que esta droga es útil pues te enseña cuáles alimentos contienen grasas malas escondidas en ellos, de manera que tú evitas el envejecimiento que causan las grasas saturadas y trans ocultas, además de perder peso. Muchos especialistas encuentran muy útil al orlistat como adición a un programa para adelgazar que tuvo un inicio exitoso y que se ha estancado. Vale la pena explorar otras drogas relacionadas con tus tripas:

❖ Dado que la droga glucophage (Metmorfin) incrementa la sensibilidad a la insulina, parece reducir la inflamación en el hígado, de manera que preserva el intercambio hormonal tan importante que previene el síndrome metabólico de ovario poliquístico. Los niveles de azúcar regresan a la normalidad puesto que la insulina es capaz de desempeñar su papel de empujar a estas sabrosas moléculas a las células para que éstas las consuman (lo cual bloquea la producción de nuevos azúcares que son producidos cada media hora pues los almacenes de energía están saturados.) Entre los efectos secundarios se incluyen gases y náusea; no es un mal paquete para forzar una menor ingesta de calorías. Si te deshidratas, esta droga puede causar severos problemas, así que no es apta para las personas que gustan de ejercitarse durante dos horas o más.

❖ El acarbose (Precose) funciona de manera similar a la droga orlistat, pero en los azúcares. Mientras el orlistat inhibe la absorción de grasa, el acarbose inhibe una enzima en el metabolismo de los carbohidratos, lo cual significa que ésta impide que los carbohidratos se descompongan en los intestinos y sean absorbidos por tu cuerpo. (El efecto secundario es que los azúcares pueden causar diarrea y también pueden fermentarse, lo cual da como resultado más gases.) Piensa en ello como un sutil recordatorio de que debes comer los alimentos adecuados.

❖ El funcionamiento de una nueva droga llamada Zelnorm (tegaserod) es estimular a los receptores de serotonina en tus tripas (recuerda: tus intestinos son tu segundo cerebro) y también enciende otros neurotransmisores que disminuyen la sensibilidad de los intestinos y te hacen sentir bien, de manera que tú comes menos. (Las personas con intestinos más sensibles tienen más problemas con los gases.) Al trabajar de manera distinta a la fibra y los laxantes, el Zelnorm puede ser una alternativa para las personas con síndrome de colon irritable.

FACTOIDE

Una de las nuevas intervenciones para adelgazar incluye Zantac de venta libre (una droga liberadora de ácidos). Es probable que su función sea activar el CCQ de manera que tú te sientas saciado. Algunos estudios han demostrado que la cimetidina, la forma de prescripción del Zantac liberadora de ácidos (vanitidina), en una dosis de 400 miligramos, tres veces al día, podría resultar en una disminución de 5 por ciento de la medida de la cintura.

¡CONSEJOS TÚ!

Drogas: Sólo dí tal vez. Cualquiera de las drogas que hemos comentado son saltos de inicio prácticos para que los utilices cuando te atores en una meseta o cuando necesites ayuda para librar un obstáculo. Así que, cuando inicies una dieta, haz una cita con tu médico cuando estés cerca de enfrentarte a un obstáculo, que es probable que suceda alrededor del día treinta. Si te encuentras dentro del índice de masa corporal o en el perfil de cintura que ya comentamos en este apéndice, sugerimos que tú y tu médico piensen en el Wellbutrin. Se piensa que esta droga ayuda a los comelones emocionales a sentir menos antojos. La razón por la cual funciona es que nos ayuda a no obsesionarnos con la comida. Puede programar a nuestro cuerpo a volver a su postura natural; es decir, no sustituir un paquete de seis barras de chocolate Hershey's por una pareja que no escucha, un jefe que no comprende o un hijo que quiere echar a rodar latas de sopa en el pasillo cuatro. Muy pronto, más y más clases de nuevos medicamentos serán desarrollados y vale la pena explorarlos con ayuda de tu médico. Pero éstas son muletas de corto plazo para apoyarte a lo largo del camino.

Prueba un coctel para administración de cintura. Cuando muchas personas dejan de fumar, una de las primeras cosas que harán será quejarse del peso que han aumentado a partir de entonces. Hay cierta verdad en ello. A pesar de que los cigarros son balas para tus pulmones, parecen ayudar a la gente a controlar su peso; en parte, tal vez, debido a la destrucción de las papilas gustativas. Pero también parecen ayudar al incrementar el ritmo metabólico en 10 por ciento, así como a disminuir el apetito.

Cazador de mitos

Las probabilidades de que ofrezcamos cigarros como método de control de cintura son casi las mismas de que regrese la cinta de audio de ocho canales. No queremos descartar la nicotina como uno de esos inicios tempranos de programas que puedes emplear para librar un obstáculo o para incrementar tu metabolismo y reducir tu apetito. Algunos estudios han demostrado que la nicotina, en forma de parches o de chicle y no como cigarros, al ser combinada con una modesta dosis de cafeína (como en dos tazas de café) puede ayudar a reducir peso a quienes la utilizan. No es una solución a largo plazo, pero sí puede ayudarte. Hemos prescrito parches de 7 miligramos de nicotina para ayudar a algunas personas a superar obstáculos, combinados con dos tazas de café. Desde luego nos aseguramos de que el paciente no sufra efectos secundarios por la cafeína, como migrañas, reflujo gastroesofagal, incremento en el ritmo cardiaco o ansiedad. La cafeína elevará tu ritmo metabólico sólo un poco para quemar más calorías. Combina ambas si tu programa se estanca. Éste es un consejo, como todos los demás en este apéndice, que debes compartir con tu médico para que sea seguro para ti. Además necesitas una prescripción médica.

Apéndice B

Piel, piel flaca
Cuando la cirugía plástica es una opción

Mitos sobre las dietas

❖ Si está bien realizada, la cirugía plástica garantiza en gran medida la felicidad corporal.

❖ La liposucción puede ayudarte a perder rápido mucha grasa.

❖ Algunos procedimientos pueden eliminar la celulitis.

Una de las razones por las cuales la mayoría de nosotros deseamos perder peso es lucir mejor, pero a veces, incluso después de adelgazar, eso no sucede. Lo anterior se debe al hecho de que toda la grasa que tenías ha estirado tu piel al tamaño de un globo de aire caliente y la dejó tan floja como las orejas de un basset hound. Pero a diferencia de otros efectos secundarios, existen algunas maneras de combatir éste. Si estás en proceso de rebote y experimentas los efectos de la piel colgada y flácida, tal vez debas considerar agregar otro jugador a tu equipo de administración de cintura: el cirujano plástico.

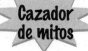 **Cazador de mitos** Igual que un pitcher sustituto en el beisbol, el cirujano plástico puede llegar para completar tu nueva imagen a través de esculpir, formar y reconstruir tu cuerpo. Antes de comenzar, dejemos dos cosas claras: La cirugía plástica no se refiere a la perfección y además tiene sus riesgos. En la realidad, la cirugía plástica bien puede tratarse del cambio de una deformidad (piel colgada) por otra (cicatrices más largas que el Amazonas), pero para muchas personas vale la pena.

Conocemos los prejuicios: Sólo las personas egocéntricas utilizan la cirugía plástica en la búsqueda de la perfección. (Dile esto a una persona que haya perdido peso y tenga la piel del abdomen colgada hasta las rodillas.) Pero no tienes que buscar con desesperación los implantes de solución salina para beneficiarte de la cirugía plástica. Para muchos individuos que han recurrido a la cirugía plástica después de adelgazar o como suplemento para perder peso, algunos procedimientos pueden mejorar su salud tanto como mejoran su apariencia. Desde luego, la cirugía plástica no es para toda la gente y no es algo que nosotros recomendemos si la idea te causa cierto rechazo. Hacerte una cirugía plástica no te convierte en una Barbie, no te hace una persona más superficial que un socio de un gimnasio adicto al espejo ni te señala como un tramposo. Si te

FACTOIDE

Cualquier persona que declare que puede eliminar las células de grasa sin cirugía es más fraudulenta que un ladrón de tarjetas de crédito. En las Páginas Amarillas, en las casetas de teléfono y en tu buzón de correo aparecen anuncios de "mesoterapia", pero mantente alejado de ello. Los anunciantes pretenden lograrlo a través de la inyección de un medicamento subcutáneo en el curso de diez a veinte sesiones; no se ha demostrado la efectividad de dicha droga para ese tipo de tratamientos. Desde luego, algunos químicos –como el ácido sulfúrico- podrían funcionar, pero preferimos dejar esas sustancias para desatascar cañerías.

sientes cómodo con ella, puedes concebirla como la pulida a un automóvil recién lavado, la crema batida del café, el beso después de la primera cita. Hace que tu pérdida de peso luzca completa, de manera que puedas sentirte complacido con tu cuerpo nuevo y reprogramado.

Estirar la verdad

Cualquier persona que haya aumentado o bajado de peso sabe lo que ello puede hacerle a tu piel: Empaca demasiada grasa y crearás estrías que parecen una familia de gusanos de tierra. Pierde mucha grasa y tu piel se desparramará de tu cuerpo como un recipiente de masa para preparar *hot cakes*. Desde luego, todos sabemos que la piel es elástica y tiene la habilidad de una liga para expandirse y recuperar su forma original; una mujer que da a luz y meses después recupera el vientre plano es evidencia de lo anterior. Así que la pregunta para las personas que han perdido muchas libras es la siguiente: ¿Por qué tu piel no recupera su estado natural después de que tu cuerpo lo ha hecho?

Piensa en tu piel como en una bolsa grande para basura. Cuando la sacas de su empaque, está doblada muy bien. Llénala de basura y se expande, se estira y se ensancha. Resistentes aunque flexibles, la mayoría de estas bolsas puede soportar latas, papeles, osamentas de pavo y todo lo que tiras en ellas. Tu piel funciona de la misma manera: es resistente, se estira y puede soportar la mayoría de la basura que arrojas en ella. Pero, ¿qué sucede cuando agregas demasiado peso? ¿Cuando llenas la bolsa de basura humana con pasteles, nachos y cadáveres de pavo? Se estira y se estira y se estira pero, en determinado punto, justo como la bolsa, la piel se rompe (consulta la

FACTOIDE

El número de procedimientos cosméticos realizados en Estados Unidos ha alcanzado la cantidad de 12 millones por año. (Entre ellos se incluyen tanto los procedimientos quirúrgicos como los no quirúrgicos, como las inyecciones de Bótox y la eliminación de vello con rayos láser.) De acuerdo con la American Society of Plastic Surgeons (Sociedad Estadounidense de Cirujanos Plásticos, en español), los principales procedimientos quirúrgicos son:

Liposucción: Alrededor de 475 000 (cuestan desde dos mil dólares por un área hasta diez mil dólares por cinco áreas).

Aumento del tamaño de los senos (implantes): Alrededor de 325 000 (entre cinco y ocho mil dólares).

Cirugía de párpados: Alrededor de 290 000 (entre cuatro y cinco mil quinientos dólares).

Rinoplastia (cirugía de nariz): Alrededor de 165 000 (entre cinco y seis mil dólares).

Ritidectomía (cirugía para corregir las arrugas): Alrededor de 155 000 (entre siete y nueve mil dólares).

Piel dura

El estiramiento rompe la piel al nivel de la dermis, que es el nivel más bajo de tu piel y que produce células nuevas, no el nivel superior llamado epidermis. (Por desgracia, las estrías asociadas con el incremento de peso que ocurren en el nivel más profundo aparecen en el nivel exterior).

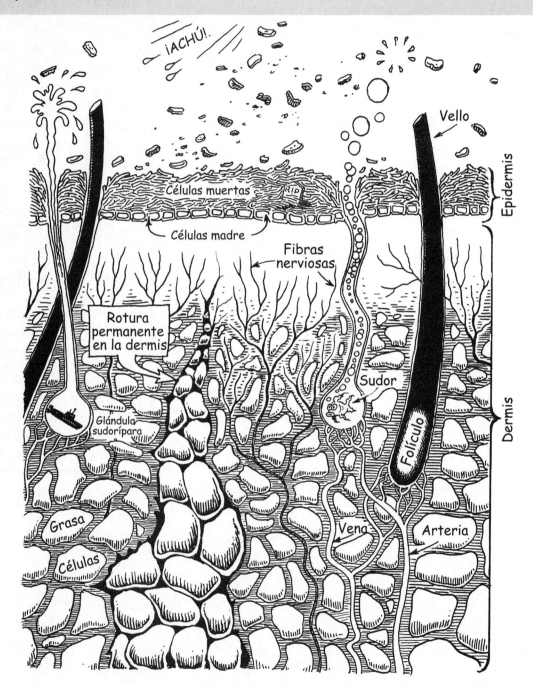

figura B.1). Se romperá al nivel de la dermis, que es el nivel más bajo de la piel que produce nuevas células, no el nivel más externo, llamado epidermis, aunque las estrías asociadas con el incremento de peso aparecen en el nivel exterior.

Justo como la bolsa de basura se estira hasta el punto de romperse, a la piel le sucede lo mismo y, llegado ese punto, es demasiado tarde para recuperar su forma original. Así que incluso si sacas la basura de la bolsa (al perder peso), no podrás regresar la bolsa a su forma original (de piel lisa y dura), de manera que es posible que conserves la piel de un cuerpo de 250 libras aunque ahora peses 150.

Las posibilidades plásticas

Si has perdido peso, poco o mucho, puedes tonificar tu piel con procedimientos a pequeña escala una vez que has adelgazado. Éstas son las soluciones más comunes y razonables para problemas muy específicos, siempre y cuando las utilices para los propósitos adecuados:

Abdominoplastia: Dado el número de programas de televisión sobre cirugías plásticas en la actualidad, los abdómenes planos están por doquier. Ahora, las abdominoplastias no son para personas que hayan perdido mucho peso sino en especial para aquéllas que han desarrollado un balón de futbol debajo del ombligo (en su mayoría se practican en mujeres que desarrollan panza después de dar a luz a sus hijos). Así es como funcionan: La piel sobrante se pellizca y esa capa se corta. Sobre el músculo recto mayor del abdomen (el músculo del *six-pack*), tienes una cubierta de textura parecida al celofán. Es un saco duro y resistente que contiene tus vísceras, un poco como la envoltura de una salchicha. Cuando engordas, no sólo tu piel se estira; ese saco se estira también. En la abdominoplastia, además de cortar y unir la piel, los médicos

 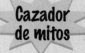

también reconstruyen ese saco de manera que quede plano y ajustado. Las mujeres que han tenido bebés grandes pueden tener músculos abdominales que se han debilitado y separado durante el proceso, así que ninguna cantidad de ejercicios abdominales podrá mejorar esa apariencia, pero la cirugía plástica sí lo hará. Bono adicional: Dado que el músculo recto mayor está unido a los oblicuos externos (los músculos que están en los costados de tu torso), este procedimiento mejorará el tono general de tus músculos abdominales, lo cual puede disminuir el dolor de espalda, mejorar la postura corporal y la fuerza del cuerpo inferior.

Ritidectomía de cara y cuello: La realidad genética es que algunas personas tienen más papada que Elvis discos de platino. Si, gracias a tus ancestros, tú almacenas grasa en tu cuello incluso si el resto de tu cuerpo es tan esbelto como el de un jaguar, entonces puedes eliminar los rollos de morsa de tu cuello. Para estirar la piel de tu rostro, el cirujano hará cortes detrás de la línea de tu cabello a los lados de tu frente, paralelos a la línea de tu cabello en las sienes, en el nacimiento del cabello sobre tus orejas, después irá al frente de tus orejas, debajo de tus lóbulos, y hacia el nacimiento del cabello detrás de tus orejas. El cirujano también puede cortar debajo del mentón para trabajar con tu cuello. A continuación, separará tu piel del tejido y músculo debajo de ella (en muchos casos esas capas también se estiran). Después el cirujano podrá eliminar el exceso de grasa en tu rostro con liposucción (mira más adelante), jalar tu piel hacia arriba y hacia atrás, recortar la piel sobrante y coserla de nuevo a la línea donde se hizo el corte original. Si tu cabello es abundante y cuentas con un buen cirujano, será difícil que se vea la cicatriz (a diferencia de la abdominoplastia).

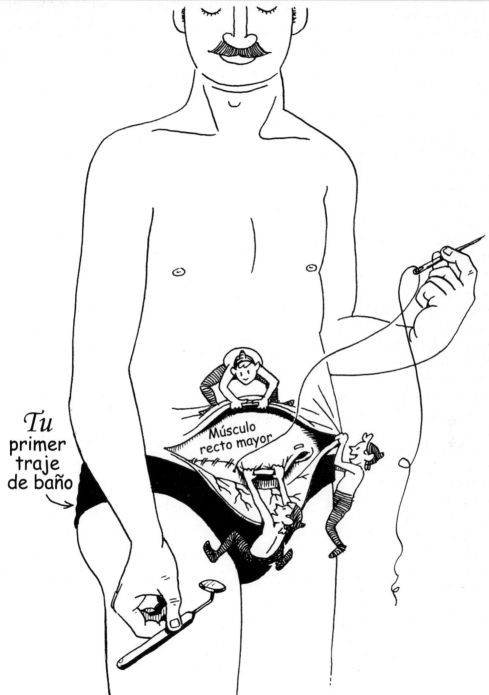

Tu primer traje de baño

Músculo recto mayor

Liposucción: Las esponjas podrán desgastar el pegamento de nuestras tazas y las aspiradoras podrán absorber las migajas de entre las fibras de la alfombra, pero cuando se trata del proceso de eliminación de grasa, la liposucción absorbe muchísimo. Es un procedimiento más o menos seguro (con un tiempo de recuperación de entre tres y cinco días) y tiene su lugar en el plan de administración de cintura. **¡Eureka!** Pero tienes que saber que la liposucción, como técnica para adelgazar, no es mejor que una amputación. La liposucción es una técnica de escultura que ayuda a eliminar la grasa de las áreas problemáticas, pero no garantiza que pierdas un número significativo de libras. De manera que la pregunta que debes hacerte antes de considerarla como opción es la siguiente: ¿existe algún elemento intolerable en tu cuerpo que, si pudieras cambiarlo, te haría feliz? Por ejemplo, ¿estás desproporcionado (talla cuatro en el cuerpo superior y talla 10 en el cuerpo inferior)? ¿O llevas tu exceso de peso sólo en un área en particular (como los michelines, los hombres)?

La liposucción tiene muy pocos efectos en el peso porque la grasa es ligera. Recuerda el viejo dicho que dice que "la grasa flota". Un litro de grasa pesa alrededor de 2 libras (y lo máximo que pueden quitarte en una liposucción son cinco litros de grasa). El paciente ideal tiene alrededor de 10 por ciento de exceso de su peso ideal, con grasa aislada en una sola área (y esa área por lo general recibe fuerte influencia genética; es decir, la forma corporal de todos los miembros de una familia tiene exceso de grasa en el mismo lugar). La gente que pierde mucho peso también puede someterse a una liposucción, pero deberá ser en combinación con otros procedimientos para lograr que su cuerpo tenga las proporciones que desea.

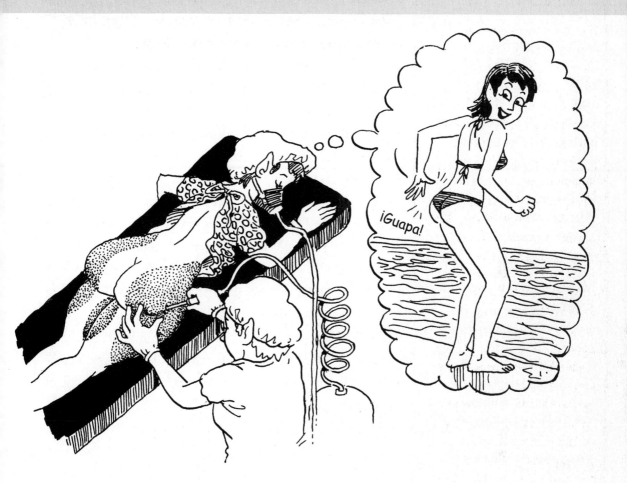

Así es como funciona: Alrededor de quince minutos antes del procedimiento de absorción, pero mientras estás anestesiado, te bombean fluidos en el área a trabajar. El fluido contiene una solución salina, epinefrina (para controlar la hemorragia al hacer que las arterias en la grasa se contraigan o cierren), y lidocaína (para minimizar el dolor). Si te realizan el procedimiento con anestesia general, te pondrán diferentes cantidades de esos medicamentos, lo cual es importante porque una abundante administración de lidocaína causa muchas de las complicaciones asociadas con la liposucción. Cuando te bombean el fluido, te inflarás como el hombre Michelín porque te administrarán una cantidad de fluidos similar a la cantidad de grasa que te extraerán (alrededor de un litro de fluido por un litro de grasa retirada, según la técnica que se utilice).

El médico absorberá el fluido y la grasa a través de una de dos maneras. En el primer procedimiento, los médicos toman un tubo de metal en forma de paja, lo colocan debajo de la piel y lo empujan hacia donde necesita ir. Lo sacan y lo meten, lo sacan y lo meten, y cortan pequeños túneles de grasa que se elimina. En el segundo procedimiento, los médicos utilizan un poderoso instrumento que parece una cafetera. Con una vibración de alrededor de 4 000 veces por minuto, este instrumento separa las células de grasa y las absorbe hacia arriba y hacia afuera. Ambos son procedimientos aceptables en las manos adecuadas y permiten una escultura precisa. La frase clave es "en las manos adecuadas". Consulta "Haz tu propio chequeo" para encontrar a tu cirujano plástico.

¡CONSEJOS TÚ!

Mantén tus patrones. Antes de someterte a cualquier tipo de cirugía plástica para tu piel, tu médico debe insistir en que tengas un estado de nutrición saludable con el fin de que te recuperes de manera adecuada después de la cirugía (es decir, que mantengas una dieta con ingredientes saludables). También obtendrás resultados mucho mejores si te entrenas para la cirugía como lo harías para una carrera, con ejercicio. Necesitarás permanecer en reposo después de la cirugía, así que estar fuerte de antemano te permitirá recuperarte mejor. Tu médico también deberá utilizar la dieta y el ejercicio para asegurar tu capacidad de conservar tu nivel actual de peso. El médico querrá saber si tu peso ha sido estable a lo largo de los últimos seis o doce meses. Si has fluctuado hacia arriba o hacia abajo, la intervención quirúrgica no tiene caso. Si eres proclive a aumentar de peso después, lo más probable es que te estires de nuevo y arruines el propósito de la cirugía. Y si aún pierdes peso, la cirugía será un mayor desperdicio de dinero que los teléfonos de los psíquicos, porque corres el riesgo de tener exceso de piel después de la cirugía.

Revisa la realidad. Suena más paradisiaco que una piña colada junto al océano: no más grasa, no más piel flácida, iah!, iel cuerpo ideal! Pero para mucha gente resulta difícil ajustarse a la era plástica. ¿Por qué? Existen razones psicológicas: el aumento de peso es paulatino y la mayoría de las veces, a excepción de algunos procedimientos quirúrgicos, la pérdida de peso también es paulatina. Tienes tiempo para adaptarte psicológicamente a tu cuerpo nuevo, tanto si es más grande como si es más chico. Pero cuando te sometes a una cirugía plástica (en especial alguna que implique que te quiten piel), los cambios son rápidos, drásticos y, en algunos casos, con alto impacto emocional. Te tomó diez años ser gordo y ajustaste tu mente a ese sentido de "tú", pero cuando alguien te quita 20 libras de exceso de grasa y piel y te cose como si fueras el punto de cruz de la abuela, es necesaria una programación mental distinta para enfrentar los efectos.

Sí, la pérdida de peso y del exceso de piel es lo que siempre quisiste, pero necesitas estar preparado para las cicatrices, para los ajustes de tu cuerpo, para la atención que recibirás. Mientras que a algunas personas les complacen los cumplidos que reciben acerca de su nuevo cuerpo, otras se sienten avergonzadas y apenadas ante la retroalimentación positiva porque les recuerda cuán gordas eran antes y cuán notable era. Muchas personas obesas nunca se miran al espejo, de manera que puede tomarte algo de tiempo acostumbrarte a tu cuerpo nuevo. También existen razones físicas para que la gente se sienta decepcionada después de una cirugía plástica. No es como sonarte la nariz. Algunas de estas cirugías son muy invasivas y hay drenajes, inflamación, algo de dolor, inmovilización y otras incomodidades que vienen con el paquete. Algunos pacientes esperan verse de 25 años después de la operación. Eso no es real. La mejor expectativa es una versión de ti diez años menor, en mucha mejor condición.

Haz tu propio chequeo. Con algunos procedimientos que alteran la piel, tal pareciera que todo el mundo y hasta el jardinero de su madre puede hacerlo. Pero para cualquiera de estos procedimientos, necesitas un cirujano plástico certificado por la autoridad competente. Los médicos que realizan la liposucción deben

Cuando pruebas una receta de cocina nueva la prueba está en el sabor. Cuando te sometes a cirugía plástica la prueba está en las fotos antes-después. Las computadoras pueden modificar todo, así que las computadoras generan imágenes o modelos potenciales de cómo los resultados te dejarían. Así que las fotos no deben ser suficiente razón para convencerte de la cirugía. Pueden ser un método de entendimiento entre tu doctor y tú, pero pide ver fotos de pacientes. Todos te dirán que si la casa de un cirujano plástico se quemara lo primero que salvarían sería sus fotos antes-después. Así que busca alguien que tenga más de una docena de casos parecidos al tuyo.

realizar el procedimiento más de 100 veces por año, y deben practicar esas cirugías de eliminación masiva de piel un mínimo de una vez al mes o más, que es lo deseable. El cirujano plástico certificado por la autoridad competente deberá contar con el equipo necesario para solucionar cualquier complicación (recuerda que, en los procedimientos de liposucción, la grasa es perforada y un riesgo potencial es perforar un órgano vital o un órgano que sangre mucho y que se encuentre debajo de la grasa). No importa si te someterás a una liposucción en un hospital o en el quirófano del consultorio del médico; sólo existe una manera de determinar si las instalaciones cumplen con las normas de alta calidad en servicio y limpieza: necesitan estar acreditadas por las autoridades pertinentes de cada ciudad y país, que son las campeonas en procurar la seguridad del paciente. En Estados Unidos puedes buscar instalaciones en la página *web* www.jcaho.org. Es el respaldo y la seguridad que necesitas cuando alguien está a punto de rebanarte algo de piel de la barriga.

Sólo porque el vecino de la esquina ofrezca el "último" o el "mejor" o el "más vanguardista" procedimiento no significa que debas ser el primero de la fila. El campo de la cirugía plástica está lleno de fraudes y no querrás ser la rata del experimento de alguien más. Asegúrate de que el instrumento, la técnica o el procedimiento tengan bases científicas. Un buen lugar para comenzar es que revises el sitio *web* del cirujano para conocer sus resultados o pídele su "libro de recomendaciones" para leer casos similares al tuyo. Algunos cirujanos plásticos se especializan en pacientes con pérdida de peso extrema y pueden mostrarte fotografías en donde ya han desaparecido las alas de murciélago, y con y sin delantales de piel. Pero recuerda que nadie te mostrará fotografías de complicaciones o de casos fallidos, así que pide ver al menos una docena de fotografías. Es útil que el cirujano sea diplomado en alguna sociedad de cirugía plástica como la American Society of Plastic Surgeons —ASPS— (Sociedad Estadounidense de Cirujanos Plásticos, en español), la American Society of Aesthetic Plastic Surgery (Sociedad Estadounidense de Cirugía Plástica Estética, en español), la International Society of Aesthetic Plastic Surgery —ISAPS— (Sociedad Internacional de Cirugía Plástica Estética, en español) o la American Association of Plastic Surgeons —AAPS— (Asociación Estadounidense de Cirujanos Plásticos, en español), lo cual significa que el médico tiene que estar actualizado con lo más nuevo y lo mejor. Después de todo, sólo porque el cirujano plástico de la esquina compre un aparato que vale un cuarto de millón de dólares no significa que tienes que ayudarle a financiarlo.

Ahora detente. Todos hemos visto fotografías de esas personas que se someten a cirugías plásticas como si fueran a darse masajes. Mientras más se hacen, mejor se sienten. Pero la realidad es que esas personas tienen más plástico que un estudiante universitario endeudado. Sí, es tentador someterse a procedimientos adicionales, pero la cirugía plástica puede ser tan adictiva como cualquier droga. La señal de que te encuentras en búsqueda constante de "perfección" (imagínanos con las manos en el aire haciendo la señal de "comillas" con los dedos) es que planees tu próxima cirugía justo después de terminar la que la precede. De manera que, sí, define tus puntos problemáticos y decide qué es lo que te hará feliz. Después elige un punto de llegada según como quieras que sea tu cuerpo y enfréntate a la realidad de cómo será tu apariencia cuando llegues allí. Mírate en el espejo, dile a tu imagen los cambios que te proporcionarán satisfacción y después detente. Si no puedes detenerte; es decir, si todo el tiempo consideras hacerte la liposucción aquí o aplanar acá, entonces no es tu piel lo que necesitas revisar; es tu cabeza. El punto principal es el siguiente: Antes de decidirte por un procedimiento, tienes que aceptar el hecho de que no buscas la perfección sino mejoras en tu cuerpo y en tu felicidad.

CENTRO DE SACIEDAD

¡Oh, sí, primera silla en la banda gástrica!

Apéndice C

El equipo extremo
Qué hacer si tu peso está fuera de control

Maravilloso

Mitos sobre las dietas

❖ La cirugía para perder peso es la solución más fácil.

❖ Si te sometes a una cirugía de *by-pass* gástrico, nunca tendrás que preocuparte de nuevo por hacer dieta.

❖ Una vez que te has sometido a una cirugía y te has recuperado de ella, la parte difícil ha terminado.

Para los jugadores de basquetbol, la desesperación es el tiro a la canasta a una distancia de cancha completa. Para los contadores, la desesperación es el 15 de abril a las 11:59 de la noche. Para los padres de un pequeño hiperactivo, la desesperación es un DVD de Bob Esponja defectuoso. Pero para la gente que lucha contra el sobrepeso, la desesperación es el sentimiento que se hace presente cuando pasan de tener sobrepeso a estar rebosados. Sin embargo, existe una diferencia entre la mayoría de las situaciones desesperadas como éstas: a pesar de que es raro que los jugadores de basquetbol hagan anotaciones a una distancia tan grande y de que las formas fiscales no puedan llenarse en sesenta segundos, la gente en situación de peso extremo sí tiene un salvavidas que puede transformar la desesperación en salvación: la cirugía para perder peso.

La mayoría de la gente percibe a la cirugía para perder peso como a los esteroides en los deportes: eso es trampa, no es natural, es una ventaja injusta, es un engaño. Pero existen muchos individuos, demasiados, de hecho, que padecen de una obesidad de dimensiones mortales con un índice de masa corporal de 35 o superior y con consecuencias como diabetes y presión arterial alta. Y para ese segmento de la población, en especial si ha intentado repetidas veces y ha fallado al someterse a dietas y regímenes de ejercicios, la cirugía para perder peso puede ser una solución efectiva.

Algunas personas no pueden perder peso como todas las demás y con frecuencia se culpan por ser indisciplinadas y estar fuera de control. Muchas son disciplinadas y exitosas, además de que saben controlar otros aspectos de su vida pero tienen una programación distinta en el departamento del peso. A fin de cuentas, existe una alternativa real para la gente que no puede tener éxito sin ayuda, y ésa es la cirugía para perder peso.

En casi todas las demás situaciones médicas de nuestra vida, experimentamos un síntoma, tratamos de atenderlo por nosotros mismos y buscamos atención profesional si no podemos. Necesitamos comenzar a pensar en la obesidad como otro problema de salud que nos lleve a consultar al médico como si fuera una herida de bala, una bolita en el pecho o unos resultados de colesterol que necesitan llevar comas.

La verdad es que mucha gente ha intentado todas las opciones anti-obesidad de venta libre, cuenta con una biblioteca de libros de dietas, tiene una cochera llena de aparatos para hacer ejercicio y las neuronas saturadas de frustración. Sin importar lo que haga para perder peso, esa gente no puede quitarse esas libras de encima o no puede apegarse a un programa. Para esa gente, la respuesta no siempre es la opción de los medicamentos de venta libre porque una vida de obesidad requiere más que un compromiso para ayunar con jugos durante tres días o alguna máquina que promete desaparecer tu barriga a través del uso de electrodos. Los cuerpos grandes requieren de ayuda grande.

Y está bien. Si tú, o alguien a quien amas, corresponden a esta categoría, entonces tienen una condición muy seria que debe motivarlos a hacer lo que tengan que hacer para revertirla. En términos técnicos, la obesidad se define como 100 libras por encima del peso ideal para hombres y 80 libras por encima del peso ideal para mujeres; u hombres con 48 pulgadas de cintura o más y mujeres con 41 pulgadas de cintura o más.

Piénsalo durante un segundo: si tuvieras cáncer de próstata o de mama (ambos tienen el mismo riesgo de muerte por año para personas de más de cincuenta años de edad que la cintura de más de 45 pulgadas en hombres y 38 pulgadas en mujeres con riesgos como la presión arterial alta, apnea del sueño, diabetes y problemas de colesterol), te pondrías en acción. Hablarías con médicos, programarías una cirugía para retirar el tumor y harías algunos cambios en tu estilo de vida para disminuir la probabilidad de contraer la enfermedad de nuevo. No te tomarías una pastilla para la tos ni dejarías caer los brazos en señal de fracaso si el mentol no fuera el mágico asesino de tumores que esperabas. Obtendrías ayuda profesional, incluso drástica. De hecho, permitirías que alguien te abriera por la mitad si la terapia fuera efectiva.

Es un error pensar que eres débil o tonto por considerar la opción de la cirugía. La obesidad mórbida (¡mórbida!) es un problema de salud tan concreto como un esguince en un tobillo, un padecimiento cardiaco o el cáncer. De hecho, al menos 5 por ciento de las personas que padecen obesidad mórbida tienen un problema genético específico que hace que su cerebro sea incapaz de recibir las señales de leptina que indican que ya están saciados. Así que no importa la causa de tu problema de sobrepeso, no hay vergüenza alguna en buscar una de las curas más efectivas para la obesidad que la medicina moderna ha desarrollado. La cirugía para perder peso sí funciona. Y funciona de manera más efectiva y rápida que cualquier método tradicional para hacer dieta para las personas con obesidad mórbida. La cirugía reduce tu exceso de peso a la mitad, mientras las drogas con el mismo objetivo sólo te permiten perder un 5 o 7 por ciento mientras las tomas; los cambios en tu estilo de vida te aportan en promedio otro 7 por ciento de peso total si tu comportamiento es inmejorable.

El éxito de esta cirugía se define con base en la pérdida del exceso de peso; es decir, no cuánto de tu pesos total perdiste sino la diferencia entre tu peso actual y tu peso ideal. (En mujeres, el peso ideal es 105 libras para una estatura de 5 pies, y 5 libras por cada pulgada adicional. Para hombres, el peso ideal es 106 libras para una estatura de 5 pies y 6 libras por cada pulgada adicional. Estas proporciones son para personas de talla media. Se realizan algunos ajustes si tus proporciones son mayores o menores.)

Las opciones quirúrgicas no son para personas que sólo tengan un poco de sobrepeso. No son para personas preocupadas por perder sus carreras como modelos de pasarelas o que no les quede la ropa. Son para personas cuya salud está en riesgo extremo, que están a cuatro papas fritas de encender el motor de alta velocidad de los cavadores de tumbas porque los efectos del exceso de grasa incrementan su riesgo de desarrollar arruinadores de días como enfermedades en las arterias coronarias, hipertensión, apnea del sueño, infertilidad, dolor crónico de espalda, hernias, infecciones, piedras en la vesícula y depresión.

Sin embargo, estas opciones son los fundamentos de los impactantes procedimientos del mañana; es decir, las intervenciones quirúrgicas que podrán ayudar a las personas que no tienen problemas extremos de exceso de peso. Desde luego, aún queremos que adoptes algunos cambios en tu estilo de vida, como las caminatas regulares y el alejamiento de los *hot-dogs* de la esquina (para que tu cirugía sea exitosa, tendrás que adoptar más cambios en tu estilo de vida que nunca). Pero también debes saber que existe ayuda que puede salvarte y mejorar tu calidad de vida si estás fuera de control por completo.

Rutas alternativas: ¿tienes el valor?

Si condujeras tu auto y te encontraras con una señal de advertencia que te avisara que hay un embotellamiento unas millas más adelante, te saldrías en la siguiente salida, conducirías por las vías alternas, te detendrías en las gasolineras y buscarías la manera de rodear el desorden. Harías cualquier cosa para evitar quedarte atorado en el mismo lugar durante horas. No querrías sentir que no vas a ningún lado. Es probable que incluso descubras que las calles aledañas son más efectivas que el estacionamiento de la autopista.

Bueno, si estás en una situación de sobrepeso extremo, estás en el estacionamiento. Estás atorado. No avanzas. Incluso es posible que se te termine la gasolina y no has encontrado ese helicóptero mágico que levanta automóviles y que puede liberarte de la desesperación de sentirte como un refrigerador para llevarte a ese sentimiento feliz y saludable que no siempre anda cerca del refrigerador. Pero algunas rutas alternativas agradables pueden sacarte de ese desastroso embotellamiento de las dietas yo-yo y de la obesidad mórbida. Incluso mejor, son los fundamentos de los futuros procedimientos de administración de cintura que pueden cambiar nuestra manera de vivir.

Lo más importante es que esas soluciones son opciones reales con resultados que pueden cambiar vidas. Considera las siguientes estadísticas:

1. Un hombre obeso de 25 años de edad (con 40 pulgadas de medida de cintura o más) tiene una reducción en su longevidad de 22 por ciento (es decir; perderá 12 años de su vida).

2. Una disminución de 20 libras de peso corresponde a una reducción de 53 por ciento en muertes relacionadas con esta condición, y la mayoría de estos procedimientos está diseñado para ayudar a la gente a perder cinco veces ese peso.

3. La cirugía para perder peso reduce las muertes relacionadas con la diabetes en 80 por ciento, y algunos procedimientos incluso pueden curar la diabetes en más de 90 por ciento de los casos.

Lo más sorprendente es que los cambios en tus factores de riesgo, como la hipertensión y el colesterol, pero en especial la diabetes, comienzan incluso antes de que inicie la pérdida significativa de peso, durante los primeros días después de la cirugía. (Sí, sabemos que suena como encabezado de tabloide: "¡Baja tu colesterol a la mitad! ¡A las 3 de la tarde!") Tu cuerpo, el pequeño y sagaz demonio que es, siente que la tendencia de aumento o disminución de peso y medida de cintura es más importante que tu actual peso y medida de cintura; por lo que respecta a los factores de riesgo, no necesariamente es la medida de tu cintura o cuánto pesas lo que influye en los riesgos sino cuál es la dirección que seguirá tu cuerpo. Una y otra vez, los pacientes dejan la insulina y los medicamentos para controlar la hipertensión un mes o menos después de la cirugía, que es cuando tu cuerpo comienza a comportarse del mismo modo que debe hacerlo un cuerpo normal, regula el ciclo de la ghrelina y la leptina y las demás maneras de tu tracto gastrointestinal de indicar hambre o saciedad. Una paciente le dijo a su cirujano que estaba segura de que la habían operado del cerebro, no del estómago, porque la voz que todo el tiempo le decía que tenía hambre se había apagado desde el principio por primera vez. La cirugía para perder peso también puede disminuir los indicativos de inflamación en tu sangre (como la proteína C-reactiva) casi de inmediato. Sin importar los mecanismos, el efecto es claro y rápido.

De manera que, si la obesidad te ha obligado a poner un pie en la tumba (y diez dedos en el pastel), no existe razón alguna para ignorar a la cirugía como ignorarías a un vagabundo con dos dientes. No es cosa de magia ni tendrá un éxito permanente sin cambios en el estilo de vida, pero en definitiva sí representará un gran cambio en casi cualquier persona que se someta a ella. Nuestra comprensión acerca del funcionamiento del estómago nos ha permitido desarrollar procedimientos que manipulan su fisiología y el proceso de digestión para ayudar a la gente a controlar su peso. A pesar de la existencia de muchos procedimientos quirúrgicos, todos pertenecen a una de dos categorías: Unos son restrictivos, lo cual significa que el procedimiento limita el espacio en tu estómago y, por tanto, la cantidad de comida que puede caber en él. (Es como decir que no puedes meter a más gente dentro de una cabina telefónica; existe un número limitado de personas que caben allí). Otros son limitantes de absorción, lo cual significa que cambian tu cuerpo de manera que no pueda absorber todas las calorías excedentes. Casi todos ellos pueden realizarse con un instrumento delgado y flexible o con técnicas laparoscópicas, sin cortar tu pared muscular. Algunos procedimientos combinan lo mejor de ambas tácticas. Más adelante describiremos cómo funcionan. Para más detalles logísticos y específicos acerca de las opciones de cirugías para perder peso y su preparación, visita la página *web* www.realage.com

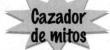

Pero seamos claros: Éstas son cirugías mayores que, como el paracaidismo y los autos chocones, tienen tantos riesgos como recompensas. Lo más importante es que sepas que tienes que comprometerte a prepararte para los procedimientos y a cambiar tu estilo de vida postoperatorio con una dieta y un comportamiento apropiados. Hazlo y los procedimientos resultarán ser efectivos; no sólo mejorarán tu aspecto o te permitirán cambiar el sillón de tu escritorio; son procedimientos cuyo fin es mejorar tu salud de manera dramática.

También tienes que estar preparado para definir qué es el éxito. El éxito no se define a partir de cuán feliz o cuán delgado eres. Se define a través de una pérdida continua de peso de 50 por ciento de tu exceso de peso. En esos términos, las cirugías tienen un índice de éxito de 90 por ciento al año, con un promedio de entre 55 y 70 por ciento a los cinco años.

Por otra parte, necesitas comprender que dos de estos procedimientos son permanentes e irreversibles, y tendrás que comprometerte a cumplir con ciertas rutinas (como tomar un multivitamínico y vitamina B12 a diario; beber mucha agua; tomártelo con calma respecto del alcohol, la cafeína, los refrescos y los alimentos ácidos, y no beber durante las comidas) para permanecer sano durante el resto de tu vida. También necesitas saber que cada paciente reacciona de manera distinta, así que, mientras para algunos pacientes es una transición suave, otros tienen ciertas dificultades para hacer ajustes y recuperar su vitalidad.

Bandas gástricas: restrictivas

En este procedimiento, el cirujano coloca una banda parecida a un cinturón alrededor del estómago (en su parte alta). Cuando se aprieta el cinturón, constriñe el estómago para darle forma de reloj de arena (consulta la figura C.1) y deja una pequeña bolsa en la parte superior del estómago para almacenar la comida que llega desde el esófago. La banda crea un camino de una sola vía que necesita acomodar docenas de carriles de tránsito, un cuello de botella que hace más lento el movimiento de la comida a través de tu sistema gastrointestinal para que no haya forma de que, físicamente, puedas aceptar más tránsito hacia la mitad inferior de tu estómago. Cuando tu comida tiene que pasar a través de ese reloj de arena apretado por el cinturón hacia el intestino, significa que permaneces lleno durante mucho tiempo y literalmente ingieres poca comida (este procedimiento también te obliga a comer más lento y a masticar bien la comida).

El efecto de la banda es que limita tu ingesta de comida de manera que no puedas comer ni almacenar calorías en exceso. Los médicos también pueden apretar o

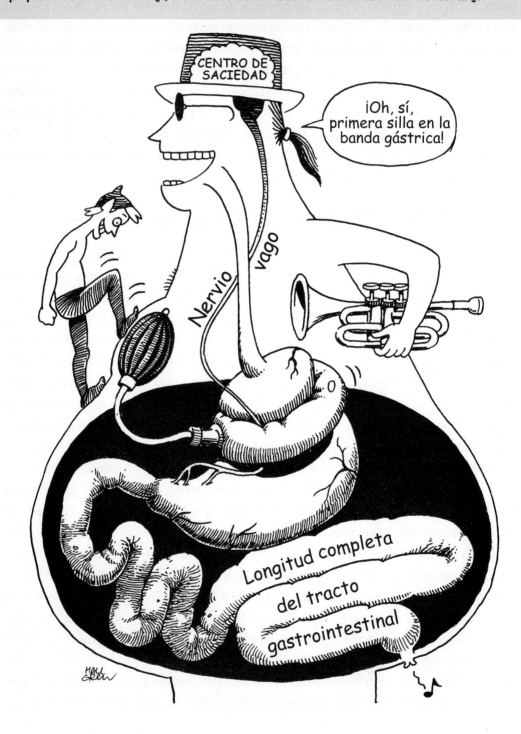

soltar la banda según seas capaz de tolerarlo, de modo que éste es un procedimiento con cierto grado de flexibilidad. (Piensa en cuando Popeye aprieta el cuello de Brutus. Cuando aprieta, la cabeza de Brutus se hace más grande. Cuando se aprieta la banda, crea más bulto en el estómago y un agujero más estrecho en el centro del reloj de arena.) Las ventajas son que, como la camiseta de un equipo escolar, es reversible y ofrece el menor riesgo de todas las opciones quirúrgicas. Lo malo es que, dado que tu estómago se encoge, tienes que cortar la comida en pedazos menores a la uña de tu dedo meñique, lo cual significa que es más probable que te atasques con comida chatarra que con comida voluminosa, como la espinaca.

Interruptor duodenal: limitante de absorción

Da un paseo en auto de cualquier distancia y sabrás la diferencia entre la ruta 1 y la ruta alternativa 1. La ruta 1 puede llevarte justo al centro de la ciudad, de manera que puedes detenerte en las tiendas, ver las casas de los registros históricos y perder tiempo en los 35 semáforos en un recorrido de media milla. Está bien, en algunos casos. Pero si sólo pretendes llegar al otro lado de la ciudad, entonces tomarás la ruta alternativa 1; es decir, circuito que rodea a la ciudad, evita los semáforos y te lleva desde la oficina de correos hasta el salón de belleza para mascotas sin tener que formarte en el tránsito que avanza más lento que una babosa sedada. Un procedimiento que limita la absorción es la ruta alternativa 1: corta la calle principal del tracto gastrointestinal de manera que la comida vaya hasta la rampa de salida sin tener que detenerse en los semáforos que almacenan grasa a lo largo del camino.

En este procedimiento de interruptor duodenal (consulta la figura C.2) se cortan los intestinos y se unen de nuevo para acelerar el tiempo que le toma a la comida atravesar el sistema de modo que no todos los nutrientes puedan ser absorbidos. (Se corta alrededor de 80 por ciento de la distancia que recorre la comida en los intestinos, de 6 metros a un metro, o de 19 pies a 3 pies.) El interruptor permite que los intestinos separen el flujo de comida del flujo de jugos gástricos como la bilis, y eso es lo que te ayuda a evitar la absorción de todas las calorías. Más abajo en la línea intestinal, los dos caminos vuelven a unirse donde la comida y los jugos de grasa se mezclan como un coctel margarita antes de que tú los liberes al sistema municipal de drenaje. Durante el tiempo en que las dos vías están separadas, el torrente sanguíneo absorberá menos grasa y, con el tiempo, tampoco se almacenará en tu tejido graso

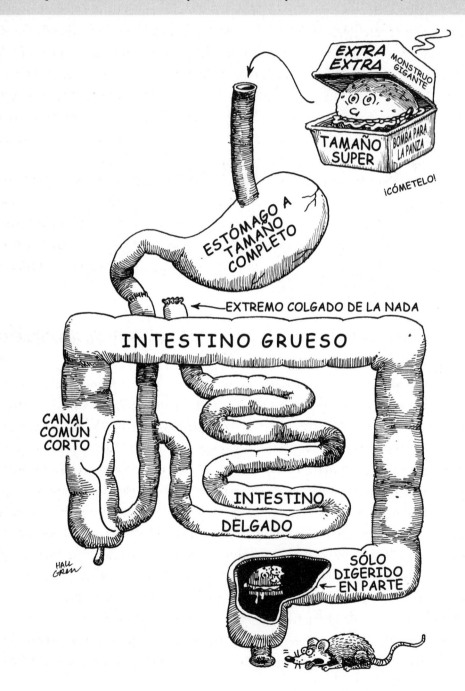

abdominal. Es un principio fisiológico simple: si no puedes absorber el exceso de calorías, no puedes almacenarlo.

De cierto modo, los procedimientos restrictivos como la banda son un poco como tener un menor tanque de gasolina. Si tú cortas el tamaño de tu tanque de combustible a una décima parte de su tamaño original, queda claro que no puedes llevar mucha gasolina en él. Pero este tipo de procedimientos son como tener una fuga en tu tanque. Con una fuga, tu motor no podría siquiera recibir el combustible sin importar cuánto le pongas. En los procedimientos que limitan la absorción, tu cuerpo no recibe las calorías excedentes para almacenarlas como grasa y, de alguna manera, tiene una fuga que las conduce al exterior de tu cuerpo (por tu callejón trasero).

El interruptor es el procedimiento más efectivo que permite a la gente ingerir porciones normales de comida. Pero es probable que tengas que tomar suplementos durante el resto de tu vida (consulta www.realage.com para conocer detalles específicos), porque tu cuerpo no digerirá los nutrientes que comas. Además, la naturaleza draconiana de esta operación le confiere la calificación más alta en complicaciones que cualquier otro procedimiento bariátrico.

By-pass gástrico: restrictivo y limitante de absorción

Como un buen equipo de dos personas, un matrimonio armonioso o la avena con fruta, el *by-pass* gástrico tiene la fortaleza de dos partes unidas en una. La cirugía tradicional de *by-pass* combina lo mejor de los métodos tanto restrictivos como limitantes de absorción y eso la convierte en la respuesta correcta para muchas personas que desean someterse a una cirugía. En el *by-pass* gástrico, los cirujanos engrapan una pequeña bolsa del estómago (de tamaño similar al de un huevo) para aceptar la comida que ingieres (consulta la figura C.3). Ése es el elemento restrictivo pues no puedes ingerir demasiada comida a la vez sin sentirte enfermo. El resto del estómago drena hacia la primera sección del intestino delgado, pero por esta sección no pasa comida, de modo que no puede haber absorción alguna. Para permitir un poco de absorción, una parte descendente del intestino se cose a la parte superior del estómago. Así, la comida entra al estómago pequeño y después pasa a un punto medio del intestino delgado, desde donde continúa a través del camino regular por dos metros (alrededor de seis pies) antes de llegar al intestino grueso. Al final, cerca de un

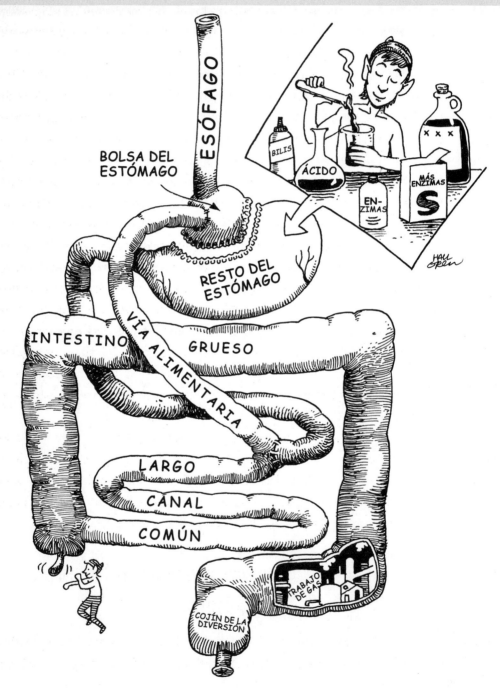

tercio del intestino delgado es desviado, pero no tanto como con el interruptor duo-denal. Ése es el elemento limitante de absorción. Además de impedir que absorbas grandes cantidades de calorías en exceso porque los elementos clave de la digestión de la comida son eliminados del proceso, existe un cambio en la respuesta hormonal a la comida que conduce a la saciedad.

¿Cómo fue que los cirujanos concibieron esta loca idea para bajar de peso? Tu-vieron las ideas fundamentales para este procedimiento al extirpar estómagos de personas con úlceras (antes de los antiácidos, los bloqueadores H2 o los inhibidores de bomba de protones). Los cirujanos se introducían allí como agentes de fuerzas es-peciales y sacaban lo que causaba el problema. Sin embargo, descubrieron que los pacientes desarrollaban síntomas y que no podían comer cuando la comida era des-viada del estómago y era arrojada directo a los intestinos; en ese escenario, los nu-trientes entraban demasiado pronto al torrente sanguíneo pues eran enviados a las áreas absorbentes y sensibles de los intestinos. Esta situación se ganó el título de sín-drome de desecho, y los pobres pacientes sufrían de náuseas, inquietud y sudoracio-nes. Todo lo anterior suena tan tentador como una taza de cerveza caliente, a menos que intentes que tu figura cambie de ser un roble a ser una varita. Los cirujanos des-cubrieron que aquellos pacientes que no experimentaban problemas digestivos co-mían porciones más pequeñas y alimentos más saludables, pues los altos contenidos de azúcar disparaban el síndrome de desecho. Eso hizo llevó a los investigadores a creer que podían controlar el apetito con técnicas quirúrgicas al desviar el estómago durante el proceso de digestión.

El obligar a la comida a obviar una parte de tu intestino delgado resolverá tu pro-blema metabólico casi de inmediato porque producirá cambios químicos que corrigen el nivel de azúcar en la sangre y la hipertensión. A pesar de que la reducción de peso es rápida (entre 4 y 7 libras por semana, al principio), el procedimiento también tiene un índice más alto de complicaciones que la banda gástrica, más popular.

Pacificador gástrico: ¿el procedimiento del futuro para todos nosotros?

A lo largo del día recibimos muchas señales que nos inducen a comer: comerciales de hamburguesas, cupones especiales de descuento para buffets, bolsas sin abrir de pastelillos con azúcar que coquetean con nosotros cada vez que pasamos junto a la alacena. Pero el futuro de los procedimientos quirúrgicos para perder peso podría presentarse como un sistema de envío de mensajes que envía señales que nos ayuden a sentirnos llenos. Este sistema fue desarrollado como el procedimiento del *bypass*: por cirujanos que trabajaban con las úlceras. Ellos descubrieron que cuando cortaban el nervio vago, el cerebro dejaba de estimular al estómago para que secretara ácidos y las contracciones intestinales se hacían más lentas. En efecto, el corte en el nervio vago enviaba un mensaje que hacía dormir a los intestinos y los médicos se dieron cuenta de que, si podían controlar el mensaje, entonces podían controlar la sensación de saciedad.

Para hacerlo, los científicos desarrollaron un accesorio pacificador gástrico que puede ser colocado en el estómago, cerca del nervio vago. Ese pacificador envía señales al cerebro de que siempre estás satisfecho al imitar las acciones del CCQ. Eso significa que te llenarás con menos pastel de calabaza y no comerás tantas calorías porque el pacificador enviará la señal de que se siente como en cena de Navidad incluso si sólo te has comido un palito de pretzel. En la actualidad se realizan pruebas clínicas y lo emocionante acerca de los pacificadores gástricos es que pueden convertirse en la opción para aquellas personas que sufren los problemas intermedios; es decir, personas con una medida de cintura lo bastante grande como para frustrarse por el estancamiento en la dieta, pero no lo bastante grande como para arriesgarse a someterse a la banda gástrica o a la cirugía de *by-pass*. Mejor aún, el voltaje del pacificador podría ajustarse para controlar las señales de acuerdo con tus necesidades. ¿Qué tal funciona? No lo sabemos aún, pero los primeros reportes afirman que no funciona con tanta efectividad como los procedimientos restrictivos; sin embargo, es menos invasivo porque no se manipula ningún órgano y, con el tiempo, tal vez pueda colocarse mediante un endoscopio, sin ningún corte. Lo más probable es que sus descendientes sirvan como base para híbridos y nuevas tecnologías que serán desarrolladas para personas con cualquier tipo de problemas con su cintura.

¡CONSEJOS TÚ!

Cuestiónate. No tenemos nada en contra de utilizar muletas cuando nos rompemos un tobillo o el ligamento de una rodilla o cuando necesitamos atajar a un ladrón de bolsos, así que no hay razón alguna para no tomar en consideración a las cirugías para perder peso si calificas para ello. Son efectivas, rápidas y tienen el potencial para convertir un cuerpo de globo dirigible en un automóvil de carreras. Pero no carecen de riesgos y complicaciones potenciales, además de que necesitan cambios de conducta de largo plazo.

La cirugía para perder peso hará mucho más que sólo devolverte la confianza necesaria para incluir de nuevo las camisetas ajustadas a tu guardarropa. También puede salvar tu vida. Sin embargo, es importante que sepas que no es para toda la gente y puede ser un desafío. Así que, cuando investigues las opciones, aprende lo necesario para disminuir los riesgos e incrementar tus probabilidades de éxito. Lo primero que debes hacer es preguntarte lo siguiente:

¿Eres candidato?

Tú calificas para cirugía si correspondes a alguna de las siguientes categorías:

* ❖ Si tienes 100 libras o más por encima de tu peso ideal.
* ❖ Si tienes un índice de masa corporal de más de 40.
* ❖ Si tienes un índice de masa corporal de más de 35 con hipertensión, diabetes, artritis, apnea del sueño, anormalidades serias en los lípidos o una imagen corporal alterada.

Para todas las anteriores necesitas querer hacer los cambios de estilo de vida —ejercicio y dieta— que harán que estos procedimientos funcionen. Sin ellos, los procedimientos no serán exitosos. Después de un "rebote" inicial hacia abajo, podrías regresar al maratón de la comida antes de que te des cuenta. También necesitarás ser realista acerca de los efectos secundarios potenciales, como pérdida de cabello, defecaciones, diarrea y vómito.

¿En quién confío para que me realice una intervención quirúrgica de interruptor, coloque una banda en mi estómago o me haga un *by-pass* gástrico?

No querrías que un ortodoncista extirpe un tumor, que un ortopedista haga un transplante de corazón o que un urólogo practique una cirugía plástica de nariz. Las mismas reglas aplican aquí: busca a un especialista. En términos ideales, utilizarás unas instalaciones y un equipo que realice el procedimiento con técnica de laparoscopía en lugar de abrirte. Laparoscopía significa que los cirujanos te harán pequeñas incisiones y realizarán el procedimiento a través de tubos (parecerá que trabajan con palitos chinos). La cirugía laparoscópica significa que tu recuperación es más rápida y con menos dolor, pero a veces el cirujano debe recurrir al estilo anticuado.

Querrás acudir a un hospital que practique al menos 150 procedimientos por año; esos hospitales tienen índices más bajos de complicaciones que los que no alcanzan esa cantidad de procedimientos por año. Sin importar quién sea tu cirujano, asegúrate de que cuente con un equipo entero de respaldo tanto para la etapa pre-operatoria (para minimizar las complicaciones) como la post-operatoria (para proporcionarte las mejores probabilidades de éxito), incluso un nutriólogo y un psiquiatra. Puedes seguir comiendo y, por tanto, destruir cualquiera de estos procedimientos. Un equipo de respaldo puede ayudarte a impedir los arranques post-operatorios de atasque de pudín y darte recursos para recurrir a ellos mientras te adaptas a tus nuevos hábitos alimenticios y a tu nuevo cuerpo. Deberás elegir un hospital certificado por la American Society of Bariatric Surgery —ASBS— (Sociedad Estadounidense de Cirugía Bariátrica, en español).

Reconocimientos

Ted, Ted, Ted, Ted. No podemos repetir este nombre lo suficiente. Ted Spiker juntó todas las complicadas piezas de una manera accesible y humorística que es atrevida pero no condescendiente. Gary Hallgren continúa sorprendiéndonos con su ingenio y su natural talento artístico. Él tomó los desafiantes conceptos y los transformó en caricaturas cautivantes que representan un contenido de importancia crítica. Observa sus ilustraciones con gran atención para detectar cada detalle. Craig Wynett es un visionario y tuvo la visión de juntarnos. Él siempre irrumpe en el caos con las grandes ideas que cambian nuestra manera de pensar (y la tuya). Esas ideas masivas están entretejidas a lo largo del texto y constituyen muchos de los momentos **¡Eureka!** El brillante intelecto y el dedicado deseo de la doctora Ellen Rome, de contribuir con información que podría beneficiar a los jóvenes lectores, la convirtieron en una aliada crucial. La notable habilidad de Jeff Roizen para reunir datos e interpretarlos a veces disparatados resultados nos ayudaron a enseñarle a Estados Unidos acerca de la ciencia dura de la investigación sobre la obesidad. Agradecemos a Joel Harper por sus incansables esfuerzos para hacer del programa de acondicionamiento físico Tú la herramienta perfecta para hacer que los vagos quieran ejercitarse. Los conocimientos clínicos del doctor Keith Roach mantuvieron concentrados nuestros propósitos. A pesar de que las horas de llamadas, investigaciones y escritura fueron exhaustivas algunas veces, este poderoso equipo siempre jaló hacia la misma dirección para resolver los conflictos de contenido y estilo. Steve Phillips nos ayudó con su muy sofisticada comprensión del acto de comer de manera emocional. Finalmente, las formidables reflexiones y los honestos comentarios de nuestra agente, Candy Fuhrman, le permitió a este libro desarrollarse como el manuscrito que Estados Unidos merece, y las revisiones invaluables de Linda Kahn del manuscrito nos permitieron afinar el documento final.

También queremos agradecer al grupo en Free Press (Simon & Schuster) que apoyó este material con tanto entusiasmo y se dedicó a llevar nuestras ideas al mundo. Gracias especiales a nuestro intuitivo editor, Dominick Anfuso, y a su asistente, Wylie O'Sullivan. Agradecemos el valiente liderazgo de Martha Levin y el incansable apoyo de Jill Siegel, Carisa Hays, Linda Dingler y Suzanne Donahue.

Estamos en deuda con nuestros maravillosos colaboradores en RealAge.com, incluyendo a Charlie Silver, Shelly Bowen, Jennifer Perciballi y en especial con Val Weaver para darnos fuerza al final (y por las dos recetas del Vegetarian Times), y con *Discovery Health*, incluyendo a Eileen O'Neil, Donald Thoms, John Grassie y, desde luego, Billy Campbell.

En un libro con esta cobertura basado en la ciencia, ningún ser humano cuenta con todo el conocimiento necesario, de manera que solicitamos la asesoría de muchos expertos mundiales quienes compartieron con nosotros sus conocimientos en la verdadera tradición académica y de manera generosa. Los mencionamos a todos aquí sin detallar sus contribuciones con el fin de reservar espacio para el contenido del libro, pero agradecemos profundamente su dedicación a sus especialidades y su deseo de sacrificar su tiempo para ayudar a dar forma al libro más exacto en términos científicos que existe. Agradecemos a la doctora Linda Bartoshuk, doctor Mark Bessler, John Campodonico, Jason Conviser, Kathy Chambers, Irwin Davis, Ruth Davis, doctora Lisa DeRosimo, Mark Eldaief, doctor Kevin Fickenscher, Michael Gershon, Donoyan Green, Tracy Hafen, doctor Byron Hoogwerf, doctor William Inabnet, Gail Jolly, Evan Johnson, Paul Katz, Judith Korner, Ivan Kronenfeld, doctor Jon Lapook, Karen Levin, doctor Ben Lewis, Chris Malcom, doctora Beth Mintzer, doctor Michael O'Donnell, doctor Arthur Perry, Susan Petre, doctor S. Sethu Reddy, doctor Paul Rosenberg, Sean Shilinsky, Nancy Unobskey, Sidney Unobskey, Meredith Uran-Skuro, doctor Bernard Walsh, Jim Wharton y doctor Jim Zins.

—Michael F. Roizen y Mehmet C. Oz

La mayoría de las dietas y de los libros de dietas fallan porque recuperas más de lo que perdiste, y ésa es una tragedia épica de esfuerzos perdidos. Necesito agradecer a las muchas personas especiales que me ayudaron a hacer de este libro una guía hacia tu medida de cintura ideal. De manera que estoy agradecido con las muchas personas que hicieron mucho más que borrar los mensajes por correo electrónico cuando les pedimos (a veces con desesperación) que nos ayudaran a explicar lo que no se sabía incluso cinco años atrás acerca del hambre y la saciedad. John La Puma, un médico que también trabaja como chef en los restaurantes Rick Bayless´s Chicago, me enseñó más de lo que sé acerca de la comida y de cocinar. Y Donna Szymanski tuvo la paciencia necesaria para corregirme y hacer las recetas más veces de las que pueden contarse con los dedos de las manos y de los pies.

Necesito agradecer a los veintitantos estudiantes de cuarto año de medicina que cada año tomaron el curso de diez días, diez horas al día, que impartimos Dan Zakri y yo; ustedes me enseñaron más de lo que yo les enseñé a ustedes. También agradezco a los numerosos degustadores voluntarios que visitaron nuestro hogar para participar en la búsqueda de un año de duración de las recetas perfectas que tuvieran gran sabor, fueran fáciles de preparar y contuvieran los alimentos que te hacen más saludable. Y los Wattels of Lettuce Entertain You fueron indulgentes y motivadores incluso cuando sus patrones evitaron la comida y la hicieron a un lado a finales de los años noventa ("los tiempos cambiarán"). Nuestra familia estuvo muy comprometida, con Jeff como nuestro médico y estudiante de doctorado asistente de investigación, y Jennifer y Nancy como degustadoras y lectoras críticas; a veces junto a la "familia extendida" de los Unobskey y Campodonico, y el doctor Axel Goetz, Ruth Klein e Irwin Davis. En especial, Ruth hizo más fácil de seguir el capítulo de la dieta y ayudó a crear la lista de compras. También necesito agradecer a Tracy Hafen, que me enseñó una magnífica cantidad acerca del ejercicio; a Sukie Miller y Anita Shreve por decir que los primeros capítulos eran justo lo que ellas querían leer; a los muchos gerontólogos e internistas que leyeron secciones del libro para revisar su precisión; a otros en el equipo de RealAge que validaron y verificaron el contenido y contribuyeron al mismo con su experiencia; y a Shivani Chadha y Kate Poneta, los asociados en investigación que trabajaron de manera incansable para analizar los nutrientes de todas las recetas que probamos.

También quiero dar reconocimiento a la pasión y amor del personal del Center of Partnership Medicine en el Nortwestern Memorial Hospital en Chicago, en especial al doctor Dan Dermann, Drew Palumbo y Dean Harrison. Y a mis socios por concederme el tiempo para terminar la obra: el doctor Aaron Gerber y Mike Kessel.

Mi asistente administrativa, Beth Grubb, hizo posible esta obra: ella se aseguró de que los fines de semana (y las noches) estuvieran libres de juegos de los CAV para trabajar en Tú, Vueltas en U y momentos ¡Eureka! No lo hubiera logrado si la división de anestesiología, medicina de cuidados críticos y manejo del dolor de la Clínica Cleveland y su personal no fueran lo mejor del mundo. Pero lo es y lo son. No es casualidad que la Clínica Cleveland ocupe el primer lugar en cuidados cardiacos durante doce años consecutivos por el U.S. News & World Report: Toby Cosgrove, Joe Hahn, Mike O'Boyle, Roberto Llamas y Jim Blazer son los mejores en sus puestos e insisten en la innovación y en la simple excelencia; ellos comprenden la necesidad de prevenir la enfermedad y promover el bienestar. Y gracias a todos los formidables colegas en la clínica que respondieron a nuestras muchas preguntas. Y a mis previos y actuales asociados: Anne-Marie Ruthrauff, Michelle Lewis y Candy Lawrence, cada una de ellas merece un agradecimiento especial, así como algunos de los compañeros en RealAge: Martin Rom y Charlie Silver; y Diane Reverand, quien me dijo que no me preocupara por ofender a algunos colegas médicos: siempre y cuando la ciencia fuera sólida, ellos entenderían que nosotros intentábamos motivarte a comprender que puedes controlar tus genes y la talla de tus jeans.

Nancy y nuestros hijos, Jeffrey y Jennifer: quiero agradecerles por mucho más que sus revisiones críticas y su experiencia científica. Su motivación y paciencia, constante amor y apoyo en verdad son de santos. Gracias, Santa Nancy.

Espero y creo que este libro te ayude a tomar control sobre tu cintura. Ésa será la mejor recompensa que cualquier médico puede desear.

—Michael F. Roizen

Agradezco a mis colegas en cirugía cardiotorácica por apoyar la creencia de que los cirujanos podemos curar con nuestras plumas tanto como con el frío acero del filo de un escalpelo. Ellos me dieron libertad para escribir y aportaron lluvias de ideas, en especial el doctor Eric Rose, doctor Craig Smith, doctor Yoshifuma Naka, doctor Mike Argenziano, doctor Henry Spotnitz, doctor Allan Stewart, doctor Barry Esrig y los demás maravillosos cirujanos de nuestro equipo. Las asistentes médicas, en especial Laura Baer, y las enfermeras en el quirófano, en la unidad de cuidados intensivos y en piso cuidaron de manera tan meticulosa a mis pacientes que en mi tiempo libre pude dedicar mi mente por completo a este libro sin necesidad de "levantar los restos" de mi trabajo clínico. Mi directora clínica, Lidia Nieves, tiene una mente (y una memoria) muy afilada que impidió que el cuidado de cualquier paciente estuviera comprometido. Mi coordinadora administrativa, Michelle Washburn, no sólo se aseguró de que todas las tareas alrededor de este libro se realizaran a tiempo, sino que leyó incontables borradores del texto y proporcionó comentarios muy relevantes. Finalmente, nuestra administradora de división, Diane Amato, compartió su precioso intelecto conmigo sin preocuparse por su tiempo y proporcionó comentarios y opiniones de importancia crítica acerca de la dirección de nuestra obra. Hubiéramos producido un libro de inferior calidad de no ser por sus consejos y apoyo.

Gracias a todos mis colegas en otras especialidades que aportaron control de calidad al ofrecernos una cuidadosa retroalimentación sobre nuestros escritos. Ya los mencionamos por nombre en nuestros reconocimientos conjuntos, pero sus incansables respuestas a mis a veces tediosas preguntas siempre serán agradecidas. Gracias al maravillosamente talentoso (y ocupado) grupo de asuntos públicos en el New York Presbiterian, incluyendo a Bryan Dotson, Alicia Park y Myrna Manners, quienes me han enseñado a comunicar mensajes complejos de manera accesible. Gracias Ivan Kronenfeld por toda tu guía.

Mis padres, Mustafa y Suna Oz, me enseñaron a trabajar duro por las metas de mi vida y a nunca darme por vencido, incluso cuando el éxito parece una esperanza que se desvanece. Mis suegros, Gerald y Emily Jane Lemole, compartieron conmigo su poderoso sistema de valores y su deseo por encontrar las respuestas más profundas en la búsqueda de la verdad. Gracias a mi esposa y coautora, Lisa, sobre quien todos nuestros amigos concuerdan que es el "cerebro" de la familia. Es divertido casarme y trabajar con mi alma gemela. Nuestros hermanos, Seval, Nazlim, Laura, Emily, Michael, Samantha y Christopher, ofrecieron sus honestos y generosos comentarios sobre nuestra obra. Nuestros cuatro hijos, Daphne, quien heredó el gusanito y ya ha escrito su primer libro, Arabella, Zoe y Oliver dan gozo a nuestras vidas en cada una de sus respiraciones. Gracias por sacrificar numerosos fines de semana en nombre de "la administración de cintura".

—Mehmet C. Oz

índice

Michael F. Roizen y Mehmet C. Oz

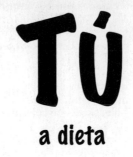

Tú
a dieta

Michael F. Roizen es professor de anestesiología y medicina interna, y director de la División de Anestesiología, Cuidados Críticos y Atención al Dolor en la Clínica de Cleveland.

Mehmet C. Oz es profesor y vicedirector de cirugía, así como director del Instituto Cardiovascular y Centro Médico Integrado de New York Presbyterian/Universidad Columbia. Aparece frecuentemente en el show de Oprah Winfrey y otros programas de televisión.